浙江省普通本科高校"十四五"重点教材

U0221572

朱　峰 ◎主编

医药人工智能

ARTIFICIAL INTELLIGENCE

IN MEDICINE

ZHEJIANG UNIVERSITY PRESS
浙江大学出版社
·杭州·

图书在版编目(CIP)数据

医药人工智能 / 朱峰主编. -- 杭州：浙江大学出
版社，2023.2
ISBN 978-7-308-23491-7

Ⅰ.①医… Ⅱ.①朱… Ⅲ.①人工智能—应用—医药
学—高等学校—教材 Ⅳ.①R-39

中国国家版本馆 CIP 数据核字(2023)第006182号

医药人工智能

YIYAO RENGONG ZHINENG

朱　峰　主编

策划编辑	黄娟琴
责任编辑	汪荣丽　黄娟琴
责任校对	沈巧华
封面设计	春天书装
出版发行	浙江大学出版社
	（杭州市天目山路148号　　邮政编码　310007）
	（网址：http://www.zjupress.com）
排　　版	杭州林智广告有限公司
印　　刷	杭州宏雅印刷有限公司
开　　本	787mm×1092mm　1/16
印　　张	17
字　　数	362千
版 印 次	2023年2月第1版　2023年2月第1次印刷
书　　号	ISBN 978-7-308-23491-7
定　　价	68.00元

浙江大学出版社市场运营中心联系方式：0571－88925591；http://zjdxcbs.tmall.com

《医药人工智能》
编委会

近年来，医药人工智能（artificial intelligence in medicine）得到了飞速发展，这得益于先进AI算法的不断开发、海量医药大数据的快速累积以及计算机算力的大幅度提升。多年前，计算机辅助药物设计就已经成为创新药物研发的前沿技术。现如今，新一代AI技术更是被应用于医药领域的方方面面。可以说，我们见证了近些年来在医药人工智能方向上的跨越式发展，并将继续与各位读者一起亲历这个前沿领域的未来。

创新药物研发领域面临研发成本高、临床试验成功率有限和周期长等诸多挑战，而产生这些问题的一个重要原因是，相关数据存在数据量大、复杂度高等特点。在这样的背景下，将医药大数据的复杂推理交给人工智能是一个令人期待的解决方案。机器学习和领域特定的弱人工智能已经为药物研发提供了新的机会。近年来，以深度学习为代表的AI技术被认为是新一轮科技革命和产业变革的驱动力量。在经历了20世纪90年代的缓慢发展之后，深度学习在2010年左右已经发展成为一个更具体的概念，并被应用于图像识别、自动驾驶、机器翻译、人类智力游戏等诸多领域，且都获得了巨大的成功。深度学习的发展为加快创新药物研发带来了新的希望，推动了药物研发从传统的以靶点和结构信息为核心，逐渐转变为以数据和算法为核心的模式。尽管如此，由于创新药物研发在分子表征、样本体量等方面的特殊性，故经典的深度学习方法在创新药物研发中的应用受到诸多限制。

基于以上发展现状，亟须储备更多智能医药领域的人才，推动医药人工智能突破当前的发展瓶颈。这本《医药人工智能》教材在现阶段的出版可谓恰逢其时。教材的编写团队在医药人工智能领域有突出的研究成果，尤其是在药物靶标发现、药物设计以及生物信息学等方向，构建了多个国际知名的医药数据体系，并开发了多种药物研发的人工智能新技术和新工具。此外，本教材编写团队地组建充分考虑了成员在医药学和计算机科学两大领域的专业知识储备。编写团队成员长期致力于AI辅助的药靶发现、组学数据分析、药理功能评估、小分子药物设计、抗癌药物研发

FOREWORD

和肿瘤新抗原识别等方向的研究，涵盖了医药人工智能的诸多方面，保障了本教材的专业性和全面性。

本教材以深入浅出的方式向医药学科背景的学生介绍医药人工智能的理论知识和成功应用案例。从该领域的发展历程出发，本教材首先介绍了机器学习方法的基础知识，再根据各种机器学习算法原理对其进行分类，细致地描述了每种算法或模型的原理及其在医药领域中的应用，并提供了一些示例代码以促进理论与实践相结合。

我衷心期待本教材的出版能激发更多年轻人对医药人工智能的兴趣，投身医药人工智能领域的研究中，推动AI在更多新兴医药领域中的实际应用，为医药行业的发展寻找更多潜在的突破方向。

杨胜勇

四川大学生物治疗国家重点实验室

2022年11月

在当前的大数据时代，研究者能够获取比以往任何时候都多的信息。数据规模大、数据流转快、数据类型多和价值密度低，是大数据时代的主要特征。大数据的发展为人工智能奠定了一个重要的发展基础。由于生物学和医学数据丰富且复杂，因此，医药领域是人工智能技术应用的最重要场景之一。在我的研究领域中，人工智能已经证明了其巨大作用，促成了大量医学成像和分子成像领域的创新性研究，诸如计算机辅助癌症诊断、医疗大数据分析、放射治疗方案、细胞影像和分子影像的计算机辅助分析等。

医学和药学是来自同一个系统下的两个领域。相比于人工智能医学，人工智能药学的发展仍处于起步阶段。在当前制药行业的药物研发生产率持续下降的情况下，大量研究人员将目光转向人工智能领域。许多制药公司已经加入了人工智能制药的队伍，纷纷与人工智能公司宣布了大规模合作项目。这些项目涉及人工智能制药的各个环节，主要包括靶点识别、药物分子设计、制剂配方优化以及临床试验设计优化等。同时，学术界的大批优秀中青年学者也开始聚焦于人工智能药学领域面临的挑战和局限性，期望借助人工智能的力量解决药物研发过程从基础科学转化为早期临床试验的固有困难。

本教材的编写团队正是这批优秀学者中的佼佼者，他们在医药人工智能领域卓有建树，利用先进的人工智能算法在药物研发的多个关键环节中做出了重要贡献，尤其是在新型药物靶标发现的研究方向上，发展了多种新颖的药靶发现工具，推动了药靶成药性分析这一"卡脖子"关键技术的发展。

目前，市面上已有一些医学人工智能的相关书籍，诸如《医学人工智能时间与探索》《智能医学概论》《超声医学与人工智能》等，却没有任何一本书关注药学人工智能，这令我费解。本教材编委团队中的各位青年才俊及时发现了这一关键需求，并组织编写了这本教材，系统介绍了人工智能在药学领域的应用理论。在翻阅这本教材时，我最大的感触就是，其对读者的严格定位。教材内容囊括了一些经典的机器学习算法，也不乏对各种先进的深度学习技术的介绍，摒弃了复杂的数学推导过程，代之以形象的比喻和案例讲解，让医药学科的学生能比较容易地掌握人工智能的基础理论知识，做到了真正意义上的深入浅出。此外，教材中介绍的生成模型和强化学习用于从头药物设计，是当前人工智能药学中最具实际应用价值的子方向之一。这一方向的关键技术突破，无疑会为人工智能在医药领域的落地应用产生积极的影响。

　　人工智能发展为医药领域开辟了一个全新的时代。将人工智能技术深入地、有机地结合到医药研究领域，构建可持续发展的医药人工智能生态系统，这个过程需要凝结大量优秀人才的智慧与汗水，望这本教材能在其中起到推动作用，促进智能医药技术的应用和推广。

美国得克萨斯大学（The University of Texas）

2022 年 12 月

P R E F A C E　E .... 前言

　　人工智能在医学和药学领域的应用已经成为当前科学研究的热点，正在逐渐改变医药领域的研究范式。为了培养相关学科的复合型高素质拔尖人才，加强我国智能医药科研领域的人才储备，急需一本面向医学和药学专业的人工智能教材。针对上述需求，本教材构建了医药人工智能的新逻辑体系和知识结构，以医药应用为载体，以人工智能算法为内核，适合用于针对医药相关学科本科生的教学工作，对从事医药人工智能前沿研究的科研工作者也有一定的借鉴意义。

　　本教材具有以下特点。第一，以人工智能方法分类为主逻辑线索，阐述各方法在主流医药人工智能方向上的应用。依托对方法分类的层层深入，深入浅出地介绍分类体系中各算法的原理，摒弃了复杂的数学推导过程，代之以形象的比喻和案例讲解，让医药学科的学生也能轻松掌握。第二，以人工智能方法的实践为主，构建用于医药研究的简化科学问题，引导学生开展实战。在教材编写过程中，强调针对主流医药方向，构建简化的科学问题，提供了针对简化问题的人工智能源代码下载，方便学生的实践应用，既保留了原汁原味的科研体验，又保证了相关人工智能方法应用的针对性和可实施性。

　　本教材的编写得到了浙江大学出版社和各有关院校的大力支持与帮助。感谢本教材各位副主编和编委的辛苦付出，使本教材最终得以付梓出版。感谢潘子祺、张维、路明坤、黄诗洁、陈桢、史水洋、郑玲燕、张瀚毓、罗永超、廉希晨、张洪宁、刘金等在书稿资料整理过程中付出的努力。感谢所有关心、支持本教材编写工作的领导、同事和朋友。

　　谨以此书致敬著名药物学家，尊敬的蒋华良院士。蒋院士生前认为，新药研发是一个系统化、工程化的科技创新活动，需要化学、生物学、数理科学和计算机科学的交叉融合。他将全部精力奉献于药物科学基础研究和新药研发，极大地推动了中国药物科学的发展，做出了不可磨灭的贡献。谨此为蒋院士献上一份悼念和一份崇仰。先生之风，山高水长！

作者水平有限，教材中存在的疏漏、错误和不足之处，希望读者批评指正。

朱　峰

2023年元旦于浙大紫金港

C O N T E N T S ·············· 目录

CONTENTS

CHAPTER ① 第一章 医药人工智能导论

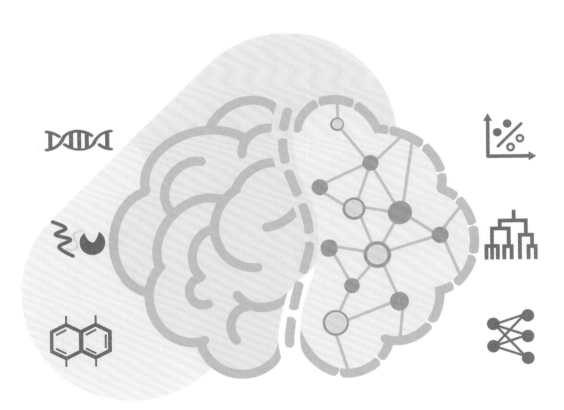

人工智能是当前的一大研究热点。人工智能技术的应用对推动医药产业发展具有重要意义。本章从人工智能的概念和发展历史出发，介绍医药人工智能的应用现状和医药大数据，并针对药物研发中的靶标发现和药物设计两个阶段，重点阐述医药人工智能领域的前沿科学问题。

第一节 · 人工智能

进入21世纪，越来越多的智能化服务惠及了人们的日常生活，比如搜索引擎能够自动补全用户想要搜索的词条，并根据用户喜好对搜索结果进行个性化排序；无人驾驶技术蓬勃发展，校园里出现了无人快递车，公路上出现了自动驾驶车辆；超市购物结算时可以刷脸支付；手机能将语音自动转化为文字等。这一切皆得益于一项技术的发展——人工智能。

人工智能（artificial intelligence，AI）是计算机学科领域的一个分支，是指利用计算机程序赋予机器智能的一类技术。其最终目标是制造能够以人类思考的方式做出反应的智能机器。

人工智能自20世纪中期问世以来，已经被应用于人们生活的方方面面，小到图像识别，大到医疗机器人。人工智能被用于执行人类难以执行或无法执行的复杂任务，其中涉及的学科众多，是一门前沿的交叉学科。AI被誉为21世纪世界三大尖端技术之一。从其被提出到如今的广泛应用，这期间人工智能技术的发展可谓日新月异。

一、人工智能的发展历史

在人工智能的概念正式诞生以前，古代的神话传说中就已经有了"人造人"的故事。"人造人"具有人类工匠所赋予的智能和意识。现代社会讨论的人工智能概念萌生于1950年"计算科学与人工智能之父"艾伦·图灵（Alan Turing）发表的论文"Computing Machinery and Intelligence"。

AI发展史

该论文首次预言了创造具有真正智慧的机器的可能性，并提出了著名的"图灵测试"，认为一台机器如果能够与人类进行对话且不会被人类发现其机器身份，则这台机器具有智能。"图灵测试"从哲学层面严格定义了机器智能。

而后在1956年举办的达特茅斯会议上，"人工智能"的术语由约翰·麦卡锡（John McCarthy）第一次提出，用来描述"制造智能机器的科学和工程"。在该会议上，人工智能的概念和任务得以确定，因此，1956年的达特茅斯会议被公认为是人工智能诞生的标志。达特茅斯会议的与会者大多成了AI领域的重要领导者和创新者，且1956年也被称为"人工智能元年"。

自人工智能的概念被提出以来，AI的发展经历了两次高峰和两次低谷。人工智能的概念和目标被确立的最初十年，出现了AI发展史上的第一次高峰。这期间涌现了大量全新的AI应用领域和成功的AI程序，出现了能够使机器运用人类语言进行交流的自然语言处理（natural language processing，NLP）技术。例如，1964年，丹尼尔·鲍勃罗（Daniel Bobrow）开发的"STUDENT"程序，能够进行简单数学定理的证明和语句的逻辑推论，可以解答高中代数难度的数学题；1965年，约瑟夫·维森鲍姆（Joseph Weizenbaum）开发了"ELIZA"程序，其实现了简单的人机交互，能够就任何话题展开对话，是最早的聊天机器人。此外，搜索式推理算法也在这一时期诞生。搜索式推理即走迷宫式地进行运算推理，不断回溯并去掉错误的支路，从而减少运算量。值得一提的是，如今被广泛应用的AI分支——机器学习（machine learning，ML）也在这一时期诞生，由阿瑟·萨缪尔（Arthur Samuel）在1959年发表的论文"Some Studies in Machine Learning Using the Game of Checkers"中提出。在此期间，研究人员对AI的发展普遍持有十分乐观的态度，认为短期内部分人工工作将被AI取代。

20世纪70年代，AI的发展受到了巨大的限制。社会上出现了对AI研究的质疑和批评。1973年，詹姆斯·莱特希尔（James Lighthill）在给英国相关机构的报告中称："目前，人工智能研究没有产生任何重要影响。"这使得政府大幅度削减了AI研究的投入资金。究其本质原因，是当时的AI发展受限于计算机的运算能力，处理的问题一旦变得复杂，计算机便会不堪重负。因此，AI程序在当时被很多人认为是"玩具"。这一阶段AI发展缓慢，直至20世纪80年代，人工智能的商业价值被发现，才迎来AI研究的第二次高峰。1980年，卡内基梅隆大学开发了XCON专家系统，其能够根据用户需求为计算机系统自动选择组件，这一技术可以为公司节省大量成本。同时，机器学习开始兴起，各种专注于小任务的专家系统开始得到广泛应用。每一种专家系统仅涉及比较狭窄的知识领域，能够根据逻辑规则在特定领域解决问题，其设计简单，编程或修改均较为容易。无人驾驶汽车、机器人等研发方向以及反向传播算法也在这一高峰期得到了发展。

在20世纪80年代的发展高峰期，日本斥巨资用于支持第五代计算机的研究项目，期望制造出能像人类一样进行对话等智能活动的计算机。然而好景不长，该项目于1992年宣告失败，伴随着AI硬件的市场需求骤降、专家系统的维护费用居高不下等问题的暴露，AI发展再一次陷入了低谷。直到20世纪90年代末期，AI的发展才逐渐走出困境，迎来了21世纪的"爆发期"。1997年，IBM公司研发出了"深蓝"超级计算机，其利用两百多万次国际象棋对局情况进行训练，击败了人类国际象棋冠军，这是人工智能发展史上的一个重要里程碑。2006年，杰弗里·辛顿（Geoffrey Hinton）第一次提出了深度学习（deep learning，DL）的概念以及相应的模型训练方法，并首次赋予了神经网络"深度"的概念。自此，深度学习得到了学术界和工业界的广泛关注。2017年，谷歌公司开发的AlphaGo程序在对阵围棋世界冠军柯洁的人机大战中胜出，再次掀起了各领域对人工智能的研究狂潮。此后，人工智能飞速发展，各种新颖的深度学习算法和模型框架相继被开发，人工智能也一跃成了前沿研究领域。

二、人工智能发展现状

AI发展现状

AI的发展过程可以分为弱人工智能、强人工智能和超人工智能三个阶段。在弱人工智能时代，AI只能解决特定领域中、既定规则下的问题，其不具备真正的推理和解决问题的能力。当前正处于弱人工智能时代，强如AlphaGO程序也只能在围棋领域胜过人类，而并不具备其他领域的智能。强人工智能时代下的AI，理论上能够胜任人能胜任的一切工作，不受领域限制，是真正的人工智能。超人工智能的概念则涉及了人工智能的伦理，该阶段的AI具有自我意识和自主学习能力，因而具有超越人类的智力，其在科幻电影中多有刻画，然而没人能够断言该时代是否会真正到来。

当前尚处于弱人工智能时代，人们对AI研究还局限于软件与硬件层面。在软件层面，Python、R、Java、C++等计算机编程语言已相对成熟，创新深度学习模型不断涌现，且向全世界研究者开源共享，供相关领域的研究者应用和借鉴。在硬件层面，图形处理器（graphics processing unit，GPU）被广泛应用于加速深度学习模型的训练过程，GPU在浮点矩阵运算能力上优势明显，极大地提升了机器学习效率。同时，显卡、CPU等硬件高速迭代更新，不同厂商之间形成的良性市场竞争加速了硬件功能的提升。此外，超级计算机的开发不断突破，例如我国于2016年开发的神威·太湖之光超级计算机的峰值性能达到了每秒12.54亿亿次浮点运算。

21世纪，各行业数据的爆炸式累积也是促进人工智能高速发展的重要原因。Cisco公司统计，1992年全球互联网流量是每天100GB，而2015年的流量已经达到了每秒20,235GB。国际数据公司IDC发布的《数据时代2025》报告显示，预计2025年全球范围内产生的数据量将增长到175ZB，平均每天产生491EB的数据。大数据是训练深度神经网络中上百万参数的前提。例如，谷歌公司所构建的猫脸识别神经网络模型，使用了1,000万张图片进行训练，这种规模的图片数据量在21世纪初是难以想象的。

如果说技术进步和数据量爆炸式增长是AI发展的内部动力，那么宏观层面的政策和经济支持就是助推AI发展的外部动力。为了紧紧抓住AI发展的重大战略机遇，2017年7月，国务院印发了《新一代人工智能发展规划》。同年12月，工信部发布了《促进新一代人工智能产业发展三年行动计划（2018—2020年）》，提出"力争到2020年，一系列AI标志性产品取得重大突破"。2018年，美国宣布投资20亿美元专门用于推动AI的前沿技术研究。中国华为公司自2019年起将每年10%~15%的销售额用于研发投入，相当于每年投入150亿~200亿美元用于前沿技术领域的探索，其中很大一部分资金主要用于AI技术的研究。

当前人工智能的研究范畴包括自然语言处理、模式识别、推荐系统、数据挖掘、机器学习等。自然语言处理是一类针对人机交互的研究，其目的是开发出能够与人类用自然语言进行有效交流的系统，通常被应用于机器翻译、语音识别、舆情监测等任务。模式识别是指利用计算方法识别出样本的本质特征，多用于计算机视觉、类脑智能等研究。推荐系统通过分析用户行为实现个性化推荐，例如购物软件和视频网站主页的内容推荐。数据挖掘是利用机器从大规模的数据中挖掘、提取有效信息的研究。机器学习是让机器模拟人类学习行为，通过学习大量数据以完成预测和分类等任务。机器学习被誉为人工智能的核心，大多数AI研究都避不开机器学习算法的使用。

人工智能是一个宽泛的概念，涉及的领域和技术众多。当前尚处于弱人工智能时代，纵然AI实现了爆发式的发展，但其仍然是一个非常年轻的领域，还需要有更多的人才和资源投入AI领域研究中。

第二节 · 医药人工智能与医药大数据

一、医药人工智能

（一）医药人工智能概述

随着AI技术在计算机视觉、自然语言处理、推荐引擎等领域的成功应用，研究人员也逐渐开始关注利用AI技术解决医药领域中复杂问题的可行性。一方面，医药领域存在的诸多问题系统性强、复杂度高，AI凭借其强大的信息处理能力和学习能力，能够帮助解决目前人类无法解决的一些问题，其需求量较大；另一方面，医药领域的数据量巨大，AI的应用正是基于大量数据，比如上亿个小分子化合物的信息、上百万的分子活性数据、海量的医学图像数据等，庞大的数据量保证了人工智能在医药领域应用的可行性。

生物的发育和疾病的发生发展过程十分复杂，涉及生物系统中众多相互联系或者相互作用的组分。近些年来出现的各种高通量的生物学和疾病研究方法，尤其是各种组学研究技术给医药领域的发展带来了机遇和挑战。这些前沿技术正以前所未有的速度挖掘出复杂的生物学信息，完善生物系统中的相互作用网络。此外，还有众多其他类型的医药大数据，包括分子序列或结构数据、医学图像数据、医药文本数据和生物特征数据等。如何高效地存储并整理这些快速累积的数据是医药人工智能研究中的一个重要挑战。研究人员开发了多种硬件和软件用于这些大规模数据的存储和共享，这使得相关领域的研究人员能够轻易地访问并获取更多类型、更大体量的数据。医药人工智能从理论研究转向实际应用，得益于技术层面的突破，它不仅与新型计算机硬件的广泛使用有关，还与AI算法的不断革新有关。

AI技术在医药领域的广泛应用为整个医药行业带来了巨大的变革。AI技术已经与医药领域产生了深切的交叉融合。医药领域中几乎每个环节都可以利用AI技术来解决问题。医药人工智能的具体应用场景众多，目前比较成功的应用方向包括医学影像分析、疾病风险预测、医学机器人、临床诊断与分析、药物研发等。其中，药物研发方向最早使用AI技术，以下将重点介绍药物研发领域的人工智能发展史和应用现状。

（二）药物研发领域的人工智能发展史

从20世纪70年代开始，就已经有研究人员尝试将AI技术运用于药物研发领域。1972年，在美国国立卫生研究院的支持下，斯坦福大学团队利用共享的医疗卫生资源开发了MYCIN专家系统，该系统能够识别感染细菌的种类并推荐合适的抗生素，是AI应用于药物研发领域的重要里程碑。为了评估分子的生物效应，研究人员开始使用模式识别方法来识别化合物分子的结构模式与理化性质之间的关系。20世纪90年代，神经网络因其强大的模式识别能力，开始被应用于药物研发领域。典型的例子是，1992年的一项研究是基于神经网络模型预测癌症治疗药物的作用机制[1]。1994年，第一个基于神经网络和进化算法的全自动分子设计方法被开发出来[2]。除了上述方法外，多种机器学习方法也被应用于辅助药物设计。为了准确预测分子特征与分子性质之间的复杂关系，一些深度学习模型相继被开发出来。比如在2012年的Kaggle化合物活性预测挑战和2014年的NIH Tox21毒性预测挑战中，基于深度学习的模型均获得了冠军。深度学习凭借其强大的模式识别和预测能力在药物研发领域发挥出越来越重要的作用，其应用前景广阔，促使越来越多的制药公司和AI公司纷纷加入人工智能辅助药物设计的行列，以期加速药物的研发进程。

AlphaGo使用了强化学习算法，其在围棋领域的成功，使药物研发领域的研究人员获得了灵感。强化学习算法与近十年来提出的多种深度生成模型相结合，使人工智能辅助的从头药物设计成为可能，实现了从先导化合物筛选到自动生成活性分子的药物研发模式转变。各种基于AI方法进行药物设计的研究不断涌现，其中比较典型的例子是，2019年，Insilico Medicine公司的研究人员，使用强化学习结合深度生成模型在短时间内发现了盘状结构域受体1（discoid domain receptor 1，DDR1）的有效抑制剂，且在小鼠体内又具有良好的活性[3]。该研究成果发表后引起了药物研发领域内的巨大反响，许多研究人员纷纷投入AI辅助从头药物设计的研究工作中。2021年，AlphaFold2[4]和RoseTTAFold[5]的开发与公布使准确预测蛋白质单体或者复合体的结构成为现实，其预测准确性可与实验结果相媲美。这一技术突破极大地拓展了蛋白质结构与功能研究范围，使基于蛋白质三维结构开展药物研发的时代提前到来。

（三）药物研发领域的人工智能应用现状

药物研发是医药领域的重点研究方向之一，是一个高投入低产出的行业，其一直面临着周期长、成本高、成功率低的困境。一个新药从分子设计到药物获批上市，通常需要耗费十余年的时间和数十亿美元的成本。全球范围内的众多医药公司每年在新药研发中投入的资金巨大，但是每年被美国食品与药品管理局（Food and Drug Administration，FDA）批准的药物数量却屈指可数。在新药研发的漫长历程中，诸多影响因素错综复杂，同时，由于各种市场压力以及药品的安全问题，故全球医药行业发展的增速趋缓，亟须利用新技术为医药市场注入新活力。

在过去的十余年中，随着人工智能技术的快速发展，世界上许多国家开始致力于依托人工智能技术进行新药研发。AI技术可以加速药物研发进程，大幅度减少药物研发所需的时间和经济成本[6]。目前，人工智能已被应用于药物研发流程中的各个关键阶段，包括新药靶发现、先导化合物发现及优化、临床前研究与临床试验等，如图1-1所示。具体来说，各种机器学习算法已经被应用于多肽合成、基于结构或配体的虚拟筛选、分子毒性预测、药物监测与释放、药效团建模、定量构效关系、药物重定位、多重药理学和从头药物设计等方面[7]。

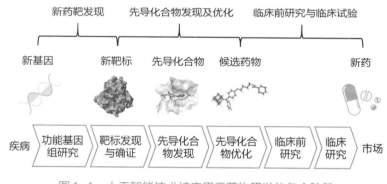

图1-1　人工智能技术被应用于药物研发的各个阶段

制药公司常使用AI技术来降低总体研发成本。AI技术能够加速新靶标的发现，为靶点与疾病的关联提供有力证据。AI技术能增强人们对疾病机制和表型的理解，它能识别有效的新型生物标记，改进小分子化合物设计和优化的方案，从多个角度为药物研发提供全新的思路和手段。

目前，世界范围内的知名医药公司均已经和AI公司合作，以期加速药物研发进程。AI创新药企Exscientia是其中的典型代表，其是第一家实现药物设计自动化的公司，并且是第一家将AI设计的分子投入临床试验的公司。Exscientia开发了Centaur AI平台，在机器学习模型中结合遗传数据和文献数据来预测和确认疾病和靶标之间的关联，并且能够自动设计出满足多种临床需求的药物分子。2017年，Exscientia与葛兰素史克公司（GSK）达成战略合作，Exscientia利用其AI平台针对GSK的10个重要靶点开发新型药物。同年，Exscientia与赛诺菲进行合作，共同开发能够治疗糖尿病及其并发症的双特异性小分子药物，选择了45种代谢疾病的靶点，形成了约1,000种双靶点组合。2021年，Exscientia将全球首个由AI设计的肿瘤免疫分子投入临床试验，用于治疗晚期实体瘤。目前，Exscientia已经与众多国际知名药物研发公司建立了合作关系，包括强生公司、默克公司等。

英国Benevolent AI生物科技公司开发的判断加强认知系统（judgement augmented cognition system，JACS），具备强大的自然语言处理能力，能够在短时间内集中处理大量的非结构化数据。该系统能从海量的学术文献、专利等数据中提取有用信息，为新药研发提供多种依据。2017年，该公司借助JACS平台确定了5个可用于治疗肌萎缩性侧索硬化症的潜在化合物。2020年，该公司还通过知识图谱技术进行药物重定位研究，发现巴瑞替尼或可用于治疗新型冠状病毒感染。

Atomwise公司的核心产品为AtomNet。AtomNet是一个基于深度卷积神经网络的虚拟药物研发平台。其使用先进的深度学习算法来识别分子中的重要化学基团，进而分析化合物的构效关系，辅助新药研发。2015年，AtomNet仅用一周时间就发现了两种有潜力抑制埃博拉病毒的化合物。目前，Atomwise正与全球知名药企和高校合作开展药物研发，其中包括辉瑞公司、默克公司、哈佛大学等。

在AI辅助药物研发方面，国内相比于国外起步较晚，但是近些年仍然有许多药企致力于利用AI技术推动我国创新药物研发。晶泰科技公司开发的智能药物研发平台（intelligence digital drug discovery and development，ID4），整合了数据驱动的人工智能模型和基于物理的计算方法，能够快速地从百万级的化学空间中筛选出少量的高质量化合物。晶泰科技与PhoreMost公司合作，将先进的靶点发现技术与其快速识别高活性、高成药性候选分子的能力深度结合，针对"不可成药"靶点设计潜在药物分子，为缺乏针对性药物的癌症疾病开发新药物。此外，许多制药公司已经开始在数据资源累积和AI技术开发等方面进行投资，以期获得大量高质量的数据和前沿的AI算法来支持AI制药的相关研究。

随着大量人力和物力的投入，人工智能技术在药物研发领域已取得了一些优秀成果，AI正在改变传统的药物研发范式。但是，AI在医药领域的应用总体上还停留在初级阶段，其中仍存在诸多不足之处。例如，大量非结构化的医药数据使AI算法在应用时受到了极大的限制；许多AI方法是一个"黑匣子"，缺乏可解释性，即研究人员无法得知AI是如何挖掘出数据中的有效信息的。即便如此，AI仍将在药物研发领域中扮演越来越重要的角色。对现有数据进行结构化整理，开发可解释的AI模型，可以扩大AI在药物研发领域的应用范围，进一步推动医药领域的发展。

二、医药大数据

医药大数据是人工智能在医药领域成功应用的前提，基于诸多成熟的医药数据库的支持，AI技术被成功应用于药物研发的多个环节。部分医药领域的数据规模不够、质量低下是限制制药行业AI发展的主要障碍，拥有结构化数据的数据库能在一定程度上解决该问题。以下将介绍医药领域中的常用数据库。

医药大数据

（一）药物及药物靶点数据库

1. DrugBank数据库

DrugBank数据库涵盖了药物、作用机理、相互作用、临床试验、靶点等综合信息。自2006年初次报道以来，该数据库于2018年已更新至DrugBank 5.0版本（见图1-2）。DrugBank数据库包含的药物信息全面，目前收录了2,725个已批准的小分子药物，1,518个批准的生物制剂，6,677个处于研究中或者临床试验中的药物[8]。DrugBank数据库的网址为：http://go.drugbank.com/。

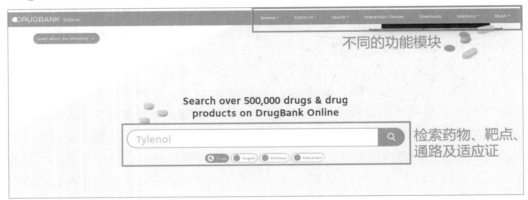

图1-2　DrugBank数据库

2. TTD数据库

疗效靶点数据库（therapeutic target database，TTD）以药物靶点为核心，涵盖了已批准的、临床试验中的和研究中的药物靶点信息，严格确证了药物—靶点—适应证三者之间的关联，提供了已知的有疗效的蛋白质类和核酸类靶点，以及靶点相关的适应证、通路和相应的药物信息[9]（见图1-3）。TTD数据库的网址为：http://db.idrblab.net/ttd/。

TTD数据库简介

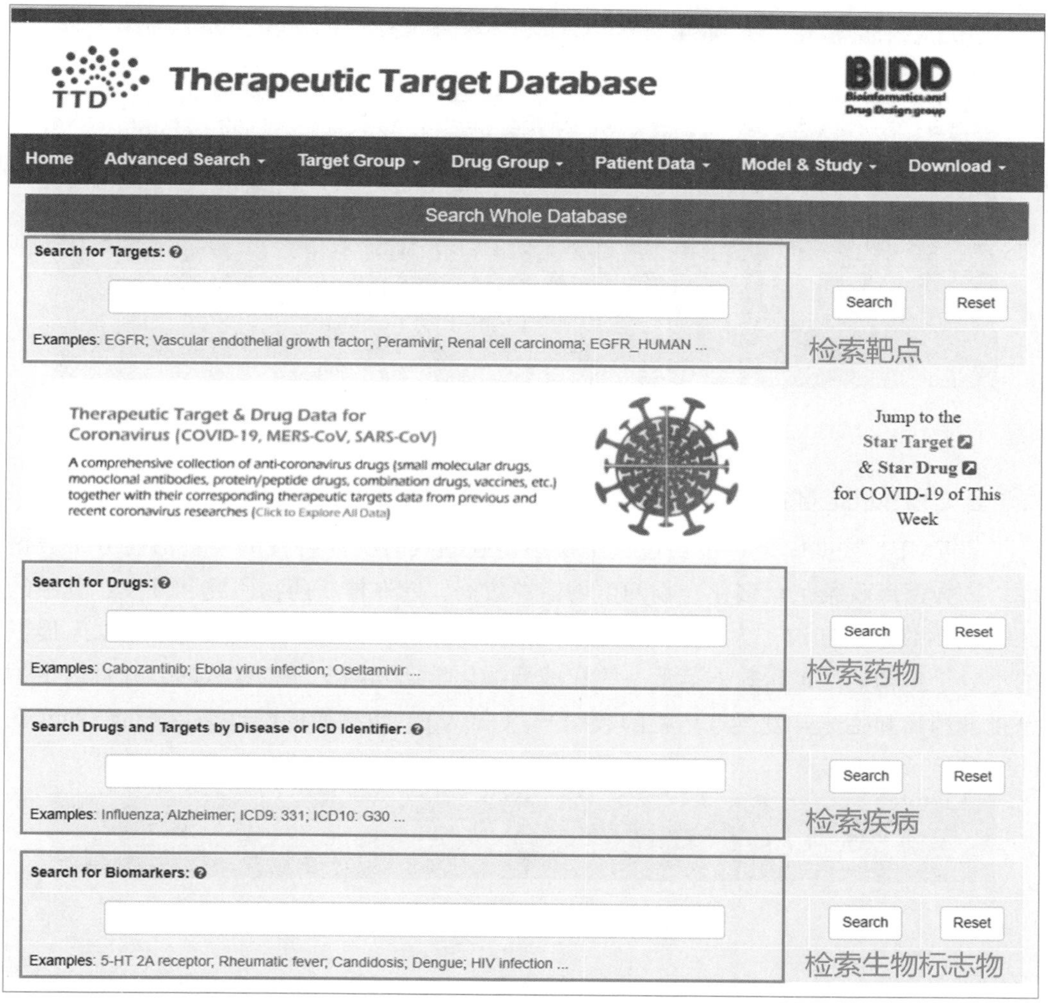

图1-3　TTD数据库

（二）化合物数据库

1. PubChem数据库

PubChem数据库是由美国国立卫生研究院（National Institutes of Health，NIH）构建的公开数据库，其提供了化合物的标识符、化学结构、物化性质、生物活性、毒性等方面的信息（见图1-4）。PubChem数据库目前包含1亿多个小分子信息，其数据来源十分广泛[10]。PubChem数据库的网址为：https://pubchem.ncbi.nlm.nih.gov/。

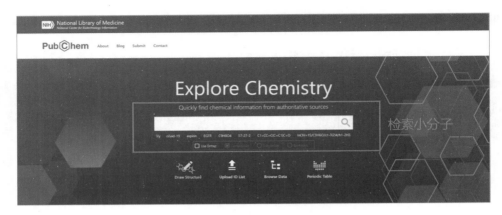

图1-4　PubChem 数据库

2. ChEMBL 数据库

ChEMBL 数据库是一个通过人工挑选得到的具有类药特性的生物活性分子数据库。该数据库收录了众多化合物的生物活性数据，旨在捕获药物研究和开发过程中的药物化学数据和知识，为药物研发提供数据支持（见图1-5）。ChEMBL 数据库提供的小分子生物活性定量数据是从一些权威药物化学期刊的文章中获取的，并且提供了已批准药物和临床开发候选药物的数据[11]。ChEMBL 数据库的网址为：https://www.ebi.ac.uk/chembl/。

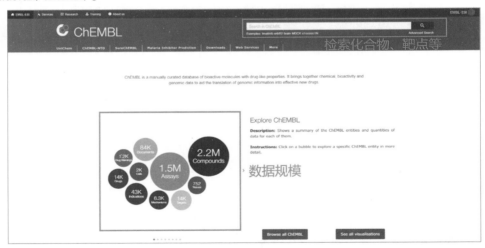

图1-5　ChEMBL 数据库

（三）蛋白质数据库

1. UniProt 数据库

UniProt 数据库包含蛋白质序列、功能、类别、物种来源等相关信息，其整合了欧洲生物信息学研究所（European Bioinformatics Institute，EBI）、瑞士生物信息学研究所

（The Swiss Institute of Bioinformatics，SIB）等机构开发的数据库和蛋白质信息资源（protein information resource，PIR）数据库的数据（见图1-6）。UniProt主要分为UniProtKB、UniRef、UniParc和Proteomes四个子数据库，其中UniProtKB还分为Swiss-Prot和TrEMBL，分别用于收录可靠的、经人工注释的蛋白质和由核酸序列翻译得到、未经人工注释的蛋白质[12]。UniProt数据库的网址为：https://www.uniprot.org/。

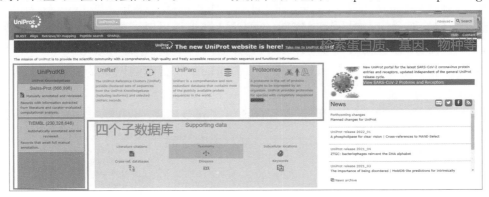

图1-6　UniProt数据库

2. RCSB PDB数据库

蛋白质结构数据库（protein data bank，PDB）是一个生物大分子（如蛋白质、核酸等）结构数据库，其中，结构信息通过X射线单晶衍射、核磁共振、电子衍射等实验手段测定得到。RCSB PDB数据库提供了生物大分子的原子空间坐标和各种注释信息（见图1-7）。截至2022年4月，RCSB PDB收录了16万多条蛋白质结构信息[13]。RCSB PDB数据库的网址为：https://www.rcsb.org/。

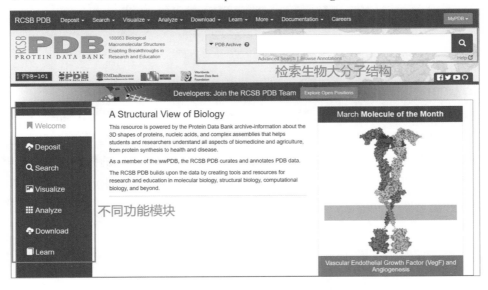

图1-7　RCSB PDB数据库

（四）基因数据库

1. GenBank 数据库

GenBank 数据库是 NIH 的 DNA 序列数据库，包含 165,000 多个物种的 DNA 序列（见图 1-8）。GenBank 数据库与日本 DNA 数据库（DNA Data Bank of Japan，DDBJ）、欧洲分子生物学实验室（European Molecular Biology Laboratory，EMBL）的核苷酸数据库合作，相互交换数据，使 DNA 数据尽可能完整。在 GenBank 数据库中，可以使用基于局部对齐算法的搜索工具（basic local alignment search tool，BLAST）进行 DNA 序列相似性搜索[14]。GenBank 数据库的网址为：https://www.ncbi.nlm.nih.gov/genbank/。

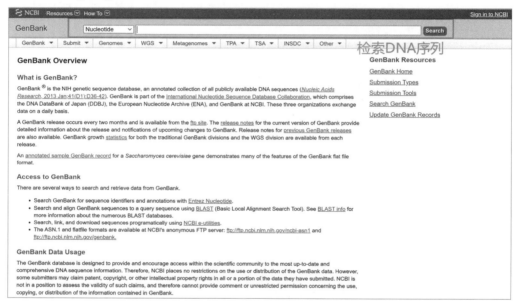

图 1-8　GenBank 数据库

2. Ensembl 数据库

Ensembl 数据库主要提供了脊椎动物和模式生物的基因组数据（见图 1-9）。在 Ensembl 数据库中，序列信息经过基因注释系统的处理，得到一组预测的基因位置信息，并储存在数据库中。Ensembl 数据库还可以用于不同基因组的信息比对，能够生成基因与参考基因组比对的图形视图[15]。Ensembl 数据库的网址为：https://asia.ensembl.org/index.html。

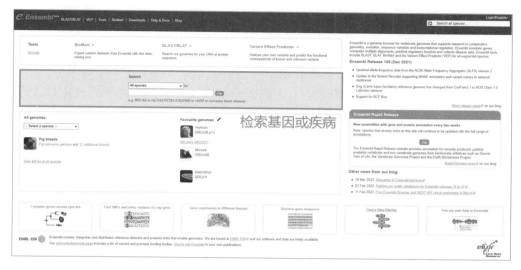

图1-9　Ensembl数据库

3. RefSeq 数据库

RefSeq 数据库由 NIH 建立，提供非冗余的、经过注释且提供参考标准的序列数据，包括染色体、基因组、蛋白质、RNA 等数据（见图1-10）。RefSeq 数据库为每个人类基因位点挑选了一个代表序列，为基因突变识别、基因表达分析和基因多态性发现提供参考标准[16]。RefSeq 数据库的网址为：https://www.ncbi.nlm.nih.gov/refseq/。

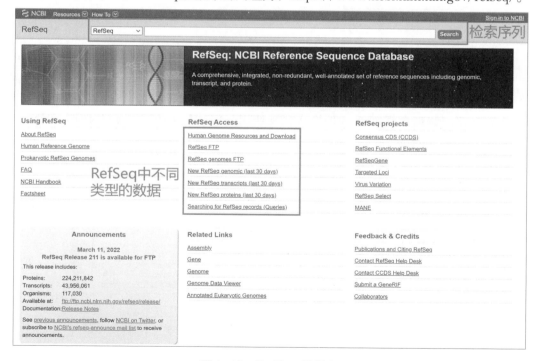

图1-10　RefSeq数据库

（五）RNA数据库

1. NONCODE数据库

NONCODE数据库是一个综合的非编码RNA（non-coding RNA，ncRNA）数据库，提供了全面的ncRNA注释数据。该数据库目前收录了多个物种的ncRNA数据，包括人、小鼠、斑马鱼、果蝇、酵母、拟南芥等多种模式生物（见图1-11）。NONCODE数据库包含的信息丰富，包括ncRNA的功能、表达量、所处染色体位置、序列保守性、与疾病的关系等信息，并可使用BLAST进行序列搜索[17]。NONCODE数据库的网址为：http://www.noncode.org/。

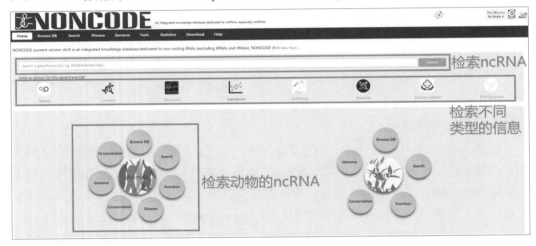

图1-11　NONCODE数据库

2. RNAInter数据库

RNAInter数据库从文献及30多个RNA相关数据库中收录了超过4,100万条的RNA相互作用数据，提供了5种RNA相互作用，包括RNA-RNA相互作用、RNA-DNA相互作用、RNA-蛋白质相互作用、RNA-化合物相互作用、RNA-组蛋白修饰相互作用（见图1-12）。RNAInter数据库内嵌四个RNA互作组工具：RIscoper、IntaRNA、PRIdictor和DeepBind，通过资源整合为使用者提供更全面细致的数据资源[18]。RNAInter数据库的网址为：http://rnainter.org/。

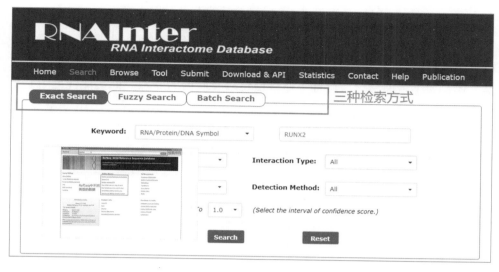

图 1-12　RNAInter 数据库

（六）组学数据库

1. GEO 数据库

GEO 数据库是目前世界上最大的、公开的基因表达数据库。截至 2022 年 4 月，GEO 数据库共收录了 4,348 个数据集，其中包含了近 400 万个样本的基因表达数据。这些数据涵盖了疾病、发育、进化、代谢、毒理学等研究领域（见图 1-13）。此外，GEO 还提供了一系列应用程序，以方便用户查询和下载 GEO 中的基因表达数据[19]。GEO 数据库的网址为：https://www.ncbi.nlm.nih.gov/geo/。

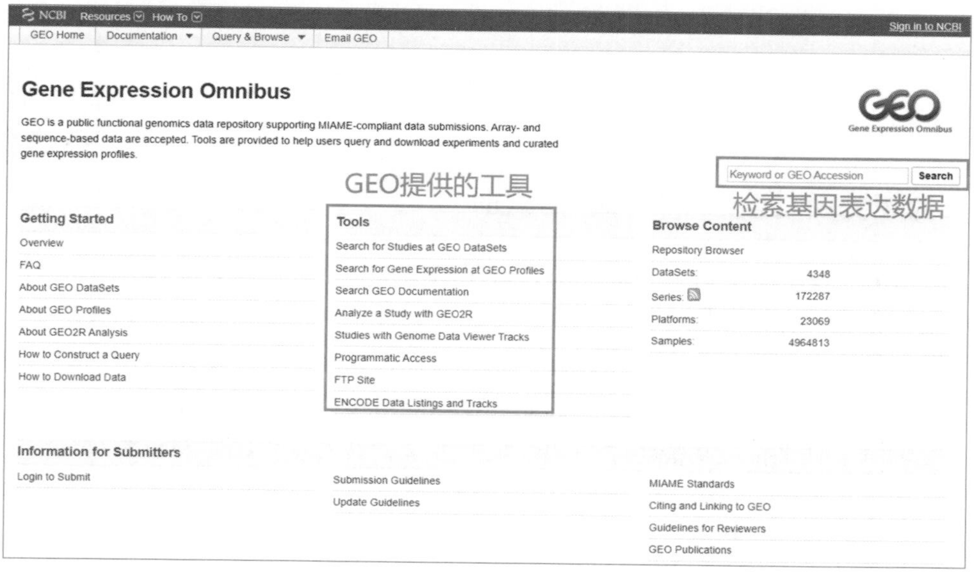

图 1-13　GEO 数据库

2. PRIDE 数据库

PRIDE 数据库是 ProteomeXchange 联盟旗下的一个数据库，也是世界上最大的蛋白质组学数据库。PRIDE 数据库不仅提供了不同疾病、不同物种的蛋白质表达水平数据，还包含了蛋白翻译后修饰等质谱信息以及质谱的原始数据文件（见图 1-14）。截至 2022 年 4 月，PRIDE 数据库已经收录了 17,000 多个蛋白质组学数据集[20]。PRIDE 数据库的网址为：https://www.ebi.ac.uk/pride。

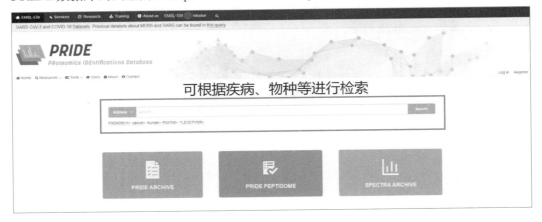

图 1-14　PRIDE 数据库

第三节 · 医药人工智能领域的前沿科学问题

本节重点介绍医药人工智能领域中药物研发方向的一系列前沿科学问题。

医药人工智能
前沿科学问题

一、药物靶点发现与生物标志物识别

药物靶点发现是药物研发的源头，对新药研发有重大意义，通过发现、识别药物作用的靶点，有针对性地设计药物，可以大大提升药物研发的效率和成功率。目前，国内外许多药物研发团队正在进行相关研究，希望能在药物靶点发现的关键阶段利用新的方法来解决现有问题。例如，在功能组学研究与靶标发现过程中，开发药靶发现新工具来拓展功能组学药靶发现的方法；在系统生物学与可药靶性分析过程中，构建基于机器学习的可药靶性识别新方法来对候选靶标的可药靶性进行深度分析；在靶标确证过程中，尝试揭示药物与药靶的复杂结合模式。机器学习在上述研究中均起到了重要的作用。例如，可以利用机器学习方法进行多组学数据整合分

析，揭示复杂的生物分子调控网络；利用深度学习预测生物大分子的相互作用、蛋白质的二级与三级结构，推动新型药物靶标的发现。

通过发现新的生物分子之间相互作用的关系，人们可以更深入地认识疾病发生和治疗系统的生物学原理，有助于识别新的疾病生物标志物（biomarker）。生物标志物可作为衡量特定疾病发生发展程度的指标。然而，以癌症、阿尔茨海默病等为代表的疾病的病理机制复杂，人们对疾病的发生发展机制认知仍十分有限，因此，同样可以利用 AI 方法来挖掘这些复杂疾病的生物标志物。

（一）生物大分子相互作用研究

生物大分子包括 DNA、RNA、蛋白质等，在疾病的发生发展和药物作用过程中发挥了重要的作用。研究这些生物大分子之间的相互作用有助于揭示疾病发生发展机制，进而为新型生物标志物或药物靶点的发现提供依据。

随着高通量测序技术的发展，DNA、RNA、蛋白质的相关数据库不断被完善，研究人员可以基于这些数据训练得到机器学习模型以预测生物大分子间的相互作用，为药靶发现提供新线索。常见的相互作用类型包括蛋白质-蛋白质相互作用（protein-protein interaction，PPI）、RNA-蛋白质相互作用（RNA-protein interaction，RPI）以及 RNA-RNA 相互作用（RNA-RNA interaction，RRI）等。

蛋白质-蛋白质相互作用几乎发生在所有生命过程中，其在部分疾病的发生发展中起到关键作用。预测 PPI 并进行实验验证，可以发现蛋白质之间的调控关系，发现疾病发生发展机制中的关键蛋白质，为药靶和生物标志物的发现提供线索。此外，设计特异性 PPI 抑制剂也是一种新的疾病治疗思路。目前，已经存在许多用于预测 PPI 的计算方法，可以根据蛋白质序列、比较基因组学、蛋白质结构域、蛋白质三级结构和 PPI 网络实现准确预测。

ncRNA 在许多生命过程中起着重要作用。ncRNA 通过与蛋白质相互作用来调控相关生命过程。通过实验技术鉴定 ncRNA 与蛋白质相互作用的实验方法昂贵且耗时，因此，有许多基于机器学习的计算方法被开发，并用于 RPI 预测。例如，利用 RNA 和蛋白质的序列信息训练模型来预测 RPI[21, 22]。此外，不同类型的 RNA 间的相互作用有助于全面认识生物大分子调控网络，也推动了疾病的发生发展机制研究和生物标志物的发现。

（二）蛋白质结构预测

蛋白质的三维结构决定了其功能，获得蛋白质结构的准确描述是药物靶点研究的重要步骤。虽然蛋白质结构的实验测定方法（包括 X 射线晶体学、核磁共振谱学、低温电子显微镜等）在不断进步，但是已知序列的蛋白质数量和已知结构数量之间的差距仍然巨大。PCSB PDB 数据库中存储的蛋白质结构总数远远小于 Uniprot 数据库中已知氨基酸序列的蛋白质数量。因此，蛋白质三维结构预测是结构生物学研究的重要研究方向之一。

蛋白质结构预测一般有两种方法：一种是模板建模，在这种建模方法中，使用先前确定的相关蛋白质结构来构建未知蛋白质结构，需要借助蛋白质相关数据库的信息，如 PCSB PDB 数据库等；另一种是无模板建模，它不依赖于 PCSB PDB 数据库中任何相似蛋白质的结构，可以直接基于氨基酸序列预测蛋白质的三维空间结构。基于深度学习方法构建蛋白质结构预测模型是当前的一个前沿科学问题。

（三）组学数据分析

海量的基因组学、转录组学、蛋白质组学和代谢组学数据为疾病的认识提供了新线索，挖掘这些组学数据中的信息需要使用高效的分析方法。例如，癌症的基因组序列有助于癌症基因的鉴定，但是许多癌症发生是因为一些关键基因发生了 DNA 甲基化等变化，其基因序列并未改变，因此，可以借助机器学习算法优化组学数据的分析方法，利用多组学数据对癌症进行全面系统的描述和分析。德国慕尼黑环境卫生研究中心的研究团队构建了 EMOGI 机器学习方法，将基因突变、拷贝数变化、DNA 甲基化水平和基因表达量等多组学泛癌数据与蛋白质-蛋白质相互作用网络相结合，来预测癌症的关键基因[23]。机器学习方法还可以用于消除组学数据的批次效应[24]、对组学数据进行特征选择来识别生物标志物[25]等。

二、药物设计与药物重定位

人工智能技术能直接应用于药物研发与药物设计，包括药物虚拟筛选、从头药物设计和药物重定位等研究方向。

（一）药物虚拟筛选

虚拟筛选是指用计算方法从化合物库中筛选出对特定靶标有活性的候选分子，包括基于结构和基于配体的筛选模式。AI 技术用于虚拟筛选的过程，实际上是模型学习化合物分子和靶点特征，并直接识别药物-靶点相互作用（drug-target interaction，DTI）模式的过程。应用 AI 技术进行虚拟筛选的策略已经在多种疾病中得到应用，极大地缩短了药物研发的时间。

AI 技术能够基于分子结构特征预测分子的理化性质与生物活性，为先导化合物的结构优化提供重要依据。近年来，深度神经网络被频繁地应用于化合物性质与活性预测，各种定量构效关系 AI 模型被开发。此外，基于 AI 技术预测药物与蛋白质的结合位点，不仅能使研究人员深入了解药物分子的作用机制，也为蛋白质变构调节剂类药物的设计提供了巨大的帮助。

（二）从头药物设计

传统从头药物设计可以通过组合现有化合物的片段来生成具有新颖结构的分子，

或使用遗传算法等对分子进行优化。近年来，机器学习方法被广泛应用于从头药物设计。生成模型通过学习训练数据的概率分布，提取数据的代表性特征，并从学习到的数据分布中采样生成新的数据，用于生成具有特定属性的分子。生成模型的发展为药物设计带来了新思路，被认为是最有前途的药物设计方法之一。应用于分子生成任务时，生成模型的本质是学习训练集中分子的分布，从而得到与训练集中分子性质相似但结构不同的新分子。通过结合强化学习，可以进一步优化生成分子的特定属性。当前AI辅助的从头药物设计相关研究层出不穷，其克服了基于经验的传统药物设计方法的一系列弊端[26]。

（三）药物重定位

药物重定位是将现有药物应用于新的疾病治疗过程的方法，即识别现有药物的新适应证。药物从头开发成本高、耗时长、失败率高，这使得对现有药物进行重定位成为研究热点之一。

利用计算方法在海量数据中进行推理演算，用AI方法模拟成本昂贵、规模庞大和历程冗长的临床试验，可以快速、有效地发现能够被重定位的候选药物。多种机器学习方法已经被应用于药物重定位研究，两者的有机结合一定是未来药物研发的重点研究方向。例如，有研究人员利用支持向量机（support vector machines，SVM）构建了药物重定位模型，用于预测药物对疾病的疗效。该模型考量了化学结构相似程度、靶点在蛋白质-蛋白质相互作用网络中的距离以及基因表达模式的相关性等，获得了良好的预测结果[27]。此外，以色列的研究团队应用因果推理方法模拟数百种药物对延缓帕金森病患者痴呆发作的作用，发现用于治疗失眠症的唑吡坦能够重定位用于治疗帕金森病[28]。

结　语

本章从人工智能的概念、发展史和发展现状出发，介绍了医药人工智能的应用现状和医药大数据，并阐述了医药人工智能领域中药物研发方向的一系列前沿科学问题。人工智能技术的应用为医药领域的科学研究注入了新的活力，使医药行业的发展充满了无限的可能性。人工智能赋能医药研究是未来医药领域发展的必然选择。

参考文献

[1] Weinstein J N, Kohn K W, Grever M R, et al. Neural computing in cancer drug development: predicting mechanism of action[J]. Science, 1992, 258(5081): 447-451.

[2] Schneider G, Schuchhardt J, Wrede P. Artificial neural networks and simulated molecular evolution are potential tools for sequence-oriented protein design[J]. Computer Applications in the Biosciences, 1994, 10(6): 635-645.

[3] Zhavoronkov A, Ivanenkov Y A, Aliper A, et al. Deep learning enables rapid identification of potent DDR1 kinase inhibitors[J]. Nature Biotechnology, 2019, 37(9): 1038-1040.

[4] Tunyasuvunakool K, Adler J, Wu Z, et al. Highly accurate protein structure prediction for the human proteome[J]. Nature, 2021, 596(7873): 590-596.

[5] Humphreys I R, Pei J, Baek M, et al. Computed structures of core eukaryotic protein complexes[J]. Science, 2021, 374(6573): eabm4805.

[6] Rashid M. Artificial intelligence effecting a paradigm shift in drug development[J]. SLAS Technology, 2021, 26(1): 3-15.

[7] Gupta R, Srivastava D, Sahu M, et al. Artificial intelligence to deep learning: machine intelligence approach for drug discovery[J]. Molecular Diversity, 2021, 25(3): 1315-1360.

[8] Wishart D S, Feunang Y D, Guo A C, et al. DrugBank 5.0: a major update to the DrugBank database for 2018[J]. Nucleic Acids Research, 2018, 46(D1): D1074-D1082.

[9] Zhou Y, Zhang Y, Lian X, et al. Therapeutic target database update 2022: facilitating drug discovery with enriched comparative data of targeted agents[J]. Nucleic Acids Research, 2022, 50(D1): D1398-D1407.

[10] Li Q, Cheng T, Wang Y, et al. PubChem as a public resource for drug discovery[J]. Drug Discovery Today, 2010, 15(23-24): 1052-1057.

[11] Mendez D, Gaulton A, Bento A P, et al. ChEMBL: towards direct deposition of bioassay data[J]. Nucleic Acids Research, 2019, 47(D1): D930-D940.

[12] UniProt C. UniProt: the universal protein knowledgebase in 2021[J]. Nucleic Acids Research, 2021, 49(D1): D480-D489.

[13] Burley S K, Berman H M, Kleywegt G J, et al. Protein data bank (PDB): the single global macromolecular structure archive[J]. Methods in Molecular Biology, 2017(1607): 627-641.

[14] Benson D A, Cavanaugh M, Clark K, et al. GenBank[J]. Nucleic Acids Research, 2013, 41(D1): D36-D42.

[15] Howe K L, Achuthan P, Allen J, et al. Ensembl 2021[J]. Nucleic Acids Research, 2021, 49

(D1): D884-D891.

[16] Li W, O'Neill K R, Haft D H, et al. RefSeq: expanding the prokaryotic genome annotation pipeline reach with protein family model curation[J]. Nucleic Acids Research, 2021, 49 (D1): D1020-D1028.

[17] Zhao L, Wang J, Li Y, et al. NONCODEV6: an updated database dedicated to long noncoding RNA annotation in both animals and plants[J]. Nucleic Acids Research, 2021, 49(D1): D165-D171.

[18] Lin Y, Liu T, Cui T, et al. RNAInter in 2020: RNA interactome repository with increased coverage and annotation[J]. Nucleic Acids Research, 2020, 48(D1): D189-D197.

[19] Barrett T, Wilhite S E, Ledoux P, et al. NCBI GEO: archive for functional genomics data setsupdate[J]. Nucleic Acids Research, 2013, 41(D1): D991-D995.

[20] Perez-Riverol Y, Csordas A, Bai J, et al. The PRIDE database and related tools and resources in 2019: improving support for quantification data[J]. Nucleic Acids Research, 2019, 47(D1): D442-D450.

[21] Muppirala U K, Honavar V G, Dobbs D. Predicting RNA-protein interactions using only sequence information[J]. BMC Bioinformatics, 2011(12): 489.

[22] Lu Q, Ren S, Lu M, et al. Computational prediction of associations between long noncoding RNAs and proteins[J]. BMC Genomics, 2013(14): 651.

[23] Schulte-Sasse R, Budach S, Hnisz D, et al. Integration of multiomics data with graph convolutional networks to identify new cancer genes and their associated molecular mechanisms [J]. Nature Machine Intelligence, 2021(3): 513-526.

[24] Wang X, Yi H, Wang J, et al. GDASC: a GPU parallel-based web server for detecting hidden batch factors[J]. Bioinformatics, 2020, 36(14): 4211-4213.

[25] Auslander N, Zhang G, Lee J S, et al. Robust prediction of response to immune checkpoint blockade therapy in metastatic melanoma[J]. Nature Medicine, 2018, 24(10): 1545-1549.

[26] Tong X, Liu X, Tan X, et al. Generative models for de novo drug design[J]. Journal of Medicinal Chemistry, 2021, 64(19): 14011-14027.

[27] Napolitano F, Zhao Y, Moreira V M, et al. Drug repositioning: a machine-learning approach through data integration[J]. Journal of Cheminformatics, 2013, 5(1): 30.

[28] Laifenfeld D, Yanover C, Ozery-Flato M, et al. Emulated clinical trials from longitudinal real-world data efficiently identify candidates for neurological disease modification: examples from Parkinson's disease[J]. Frontiers in Pharmacology, 2021, 12: 631584.

第二章

机器学习之监督学习

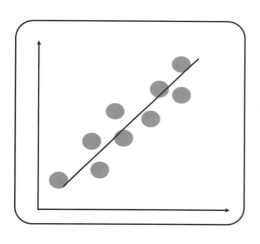

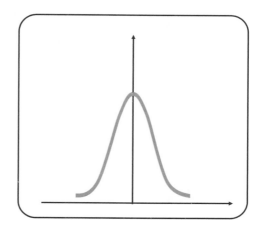

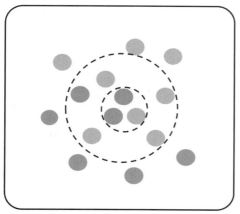

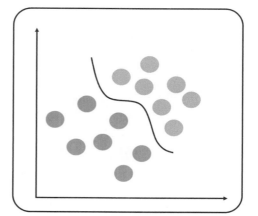

机器学习是人工智能的一个重要分支，机器学习算法可分为监督学习、无监督学习和强化学习三大类。监督学习算法是目前医药领域中使用最广泛的一类算法，已经被应用于医药领域的各个研究方向中。本章将重点介绍监督学习算法的相关知识，包括监督学习的应用流程以及各种常用监督学习算法的原理，并结合医药领域中的应用案例进行算法浅析。

第一节 · 机器学习导论

一、机器学习简介

（一）机器学习的定义

机器学习从属于人工智能，是人工智能领域的一个重要研究范畴。阿瑟·萨缪尔（Arthur Samuel）于1959年第一次提出了"机器学习"这一概念，指出机器学习是用算法指导计算机利用已知的数据样本抽象出有用的知识，并基于此知识对新的情境做出判断。换言之，机器学习即 机器学习

为机器设置自动学习的方式，让机器借助经验进行提升，实际上是令机器从输入的经验数据（样本）中，通过被设定的方法（算法），自己归纳（训练、学习）出一些规律（模型），从而利用总结出的规律对未知的事情进行判断（预测）。机器学习与人工智能的关系如图2-1所示。

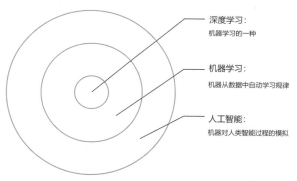

深度学习：
机器学习的一种

机器学习：
机器从数据中自动学习规律

人工智能：
机器对人类智能过程的模拟

图2-1 机器学习与人工智能的关系

（二）机器学习的术语

在进一步了解机器学习之前，需要熟悉一些机器学习中的常见术语。

（1）算法：从数据中归纳规律的一系列方法指令。

（2）模型：使用机器学习算法训练得到的一系列参数集合，可用于后续的预测。

（3）训练数据集：用来训练模型的数据集。

（4）测试数据集：用来测试模型性能的数据集。

（5）特征：被观测对象的独立可观测的属性或特点。

（6）预测变量：用来预测输出的样本特征。

（7）响应变量：需要预测的样本特征。

（三）机器学习的流程

机器学习的流程主要包括确立目标、收集数据、数据预处理、数据分析、模型训练、模型评估与优化、预测，如图2-2所示。

（1）确立目标：首先应明确问题、设立目标，并根据问题的类型选择合适的方法，比如确定当前问题是分类问题还是回归问题；然后设计解决方案，确定训练数据的类型，并确定目标变量和响应变量等。

（2）收集数据：根据第一步中的问题，尽可能全面地收集所需的数据，包括查找数据库和检索文献资料；数据收集工作是一项十分耗时但非常重要的工作，也是后续计算和预测的基石。

（3）数据预处理：数据预处理的目的是方便后续计算，一方面将数据转化为机器可以读懂的形式，比如预测分子是否为某靶点的抑制剂时，可用"0"表示该分子为非抑制剂，用"1"表示抑制剂；另一方面，需完善收集的数据，如删除重复、错误数据和冗余变量，补充缺失数据等。

（4）数据分析：探索数据的基本特征，通过统计学方法或可视化方法挖掘数据的各类指标，比如计算统计量、数据分布情况，分析变量间的相关性，考虑变量设置是否合理等。数据分析对算法的正确使用有一定程度的指导作用。

（5）模型训练：将收集到的数据划分为训练集和测试集，训练集用于训练模型，测试集用于对所构建的模型进行测试，从而检验模型的性能。

（6）模型评估与优化：用测试集评估所建立的模型，计算模型的各类指标，例如准确率、假阳性率等；根据评估结果对模型进行优化。

（7）预测：当模型性能达到预期后，即可用构建的模型进行预测。

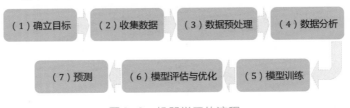

图2-2　机器学习的流程

（四）机器学习的分类

根据学习模式的不同，机器学习方法可以分为监督学习、无监督学习及强化学习三类。

监督学习是一种采用有标签的数据来训练模型的学习模式。标签指的是训练集中的数据样本的类别标识。机器利用样本的特征来判定各种类别，即通过样本数据得到每种类别的特征。因此，监督学习是一种在标签指导下的机器学习模式。监督学习主要包括回归和分类两类任务。回归任务是指机器根据数据特征预测目标变量，目标变量为连续数值，例如分子的油水分配系数（$\log P$）、半抑制浓度（IC50）等；分类任务是机器根据数据特征来判别样本的类别，其目标变量为离散值，比如判断分子是否具有抑制活性（用"是"与"否"表示）。

无监督学习则是一种采用无标签的数据来训练模型的学习模式，主要包括降维和聚类两种任务。降维是指降低数据的特征维度，提取数据的关键特征、去除冗余特征来减少数据的特征数量；聚类是根据整体特征的相似性将样本进行聚集、归类。

与监督学习、无监督学习不同，强化学习不需要预先定义输入数据。强化学习中机器通过与环境的交互，改变环境并获得环境的反馈，然后不断地训练模型并更新参数。所以，强化学习模型是在不断探索中进行学习和优化的。强化学习的过程可概括为智能体监测环境的当前状态，通过行动使环境状态发生变化，再接收环境提供的反馈（惩罚或者奖励），并根据新的环境状态决定下一步行动，其目标是获得更多的奖励。

本章围绕监督学习进行重点介绍，无监督学习和强化学习算法将分别在本书第四章与第八章中进行详细介绍。

二、数据的选择与处理

数据是机器学习模型建立的基础，因此，数据方面的工作是机器学习的重中之重。数据方面的工作主要包括了解数据、数据选择、数据表征和数据预处理。

数据的选择

了解数据不仅要了解数据的属性、类型和量纲，还要进一步分析数据的分布特性等特征。了解数据时尤其要注重数据的可信度，比如从来源、常识方面判断其是否可信，如果数据的可信度较低，那么后期的一切研究都是徒劳的。数据选择对机器学习至关重要，因为机器学习是由数据驱动的，数据的选择范围、数量等对结果的影响很大。数据表征是将原始数据转化为计算机能够有效识别的形式，医药领域中的数据表征主要包括对小分子、蛋白质和核酸的特征数字化方法。数据预处理是指从庞杂、初始和混乱的数据中提取并处理符合后期机器学习的数据，这是机器学习的基本环节。

（一）了解数据

了解数据主要是从数据的来源、内部关系和特征三个方面进行。数据的来源蕴含着数据的意义，对于后期的数据选择以及数据解读至关重要。要了解数据的来源，可以从获取数据的方法上着手，比如数据是由什么试验方法得到的，或者更深层次地挖掘出数据所代表的价值以及该领域相关的知识。了解数据的内部关系，包括数据之间的关系、数据的质量等。充分了解数据的特征有利于把握数据的整体情况，可以运用一些统计学工具对数据的特征进行挖掘。数据的特征可以帮助了解数据的分布特点以及质量水平，其在机器学习的实践中是十分关键的一步。

（二）数据选择

机器学习能够处理大量数据，但是对于医药领域的科学研究和应用项目而言，机器学习方法的使用需要同时考虑其结果和所需成本。在多数情况下，需要从庞大、复杂的临床、药学或化学数据集中选择最具有代表意义的部分数据，这个过程是充满挑战的。总体抽样和随机抽样是两种常用的抽样方法，以下将简要介绍这两种方法。

总体抽取期望将总体作为研究对象。当总体抽样的数据量过于庞大时，存在经济成本高、耗时长、容易遗漏或错误纳入等诸多缺点。

抽样的关键就是通过一部分数据来体现总体数据的情况。当从大规模的数据中选择一部分数据进行研究时，这部分数据之所以被选中是因为其代表性强，而不是研究者主观因素导致的。

随机抽样的原则是不在选择中加入任何人为主观因素，从而消除偏差。在统计学中，有偏采样是对总体样本集进行的非平等采样，相反，通过无偏采样对同一总体样本集进行重复抽取，将会抽取到许多随机样本，这些样本能够如实地反映出总体的特征。

抽样过程中往往存在偏倚（bias）和变异（variability）。偏倚是指抽样结果与总体真实值的偏离，主要由测量者的主观倾向、仪器误差等造成。变异是指一个总体中个体间的差异。变异是天然存在的，而偏倚是后天造成的，但这两者均会对总体特征估计造成影响。

抽样误差是造成偏倚的常见因素，是指不恰当的抽样方法所导致的误差，可以选择随机采样来控制采样误差。此外，随机误差和非抽样误差也会造成数据偏倚。变异主要受抽样样本量的影响，样本量越小，抽样样本间的变异性就越大。只有偏倚小且变异小的抽样样本才是理想的，因此，可以利用随机抽样来降低偏倚，并尽可能多地抽取大样本来降低变异。

（三）数据表征

数据表征是将获得的原始数据（如分子结构、蛋白质氨基酸序列等数据），转化为计算机语言的过程，即数字化过程。在医药领域，常用的表征方法包括了对小分子化合物、蛋白质和核酸类物质的表征，下面具体介绍常用的表征方法。

数据表征

1. 小分子化合物的表征

在药物研发及化学领域，分子描述符有着广泛的应用。通过将分子实体转化为数字，研究人员可以使用数学和统计方法处理分子描述符中包含的化学信息，这大大提高了数据处理效率。计算化学家通常运用领

数据表征
代码介绍

域内特定的专业知识和观察数据的因果关系来设计分子描述符。目前，已有超过5,000种分子描述符被报道和使用。它们从不同的角度总结了对分子结构和性质的认识，在药物的预测和分析方面发挥着重要作用。

（1）分子指纹

分子指纹是一种常见的分子表征方法，在药学领域应用十分广泛。分子指纹一般是通过对分子结构进行编码得到的，通常以比特或计数向量的形式存在。其中，每个向量元素表示某种结构或属性的存在或出现频率。分子指纹计算过程中首先需要提取分子结构特征，然后生成比特向量，每个比特元素对应一种分子片段。目前，已经有十几种分子指纹被开发。直接通过分子结构比较分子的相似性往往是很困难的，但比较两个向量的相似性是很容易的，因此，分子指纹常被用于计算分子之间的相似性。分子指纹的使用，使得分子转化为向量，在比较分子相似性的过程中加入数学或统计方法，使比较的结果更为客观。

Morgan分子指纹编码代码

根据不同的分子指纹生成原理，可以把分子指纹分为基于子结构的分子指纹、基于拓扑或路径的分子指纹、圆形分子指纹和基于药效基团的分子指纹。以基于子结构的分子指纹为例，其比特向量的生成原理如图2-3所示。

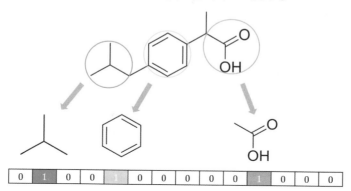

图2-3　基于子结构的分子指纹

基于子结构的分子指纹通常根据分子中是否存在指纹结构集合中的子结构来生成比特向量。因此，一个分子包含指纹结构集合中的子结构越多，则指纹对该分子的描述就越全面、越有效。相反，当分子包含指纹结构集合中的子结构较少时，指纹就不是很有效了，因为分子的许多特征都无法用指纹来表示。分子指纹的位数由其对应的结构集的结构总数决定，向量中的每个元素值表示分子中单个给定特征是否存在。

（2）SMILES

简化分子线性输入规范（simplified molecular input line entry system，SMILES）

是一种分子的"线性表示法",它将化合物结构用单行文本表示。由于其操作简单,至今仍然是使用最广泛的分子线性表示法之一。

SMILES 是一种 ASCII 字符串,它使用从分子图到文本的映射算法,其中的化学结构用严格的语法进行了简化。由于 SMILES 采用单行文本来描述三维化学结构,因此,需要将化学结构转换为生成树,而 SMILES 采用的是纵向优先遍历树算法,转换时,需要去除分子中的氢原子,并打开环状结构。在这种情况下,被移除键末端的原子需被编号,支链信息被写在括号里。将分子的结构转换为 SMILES 文本,有利于计算机的处理,并使其可用于训练机器学习模型。

（3）InChI

国际化合物标识（International Chemical Identifier,InChI）是由国际纯粹与应用化学联合会（International Union of Pure and Applied Chemistry,IUPAC）制定的一种免费、开源的数字化化学标识符。它通过分层符号"/"将表示小分子的字符串进行分层。前三层主要处理简化连接表中的信息,根据需要可以添加额外的层,用于处理复杂的问题,诸如同位素分布、异构体信息等。标准 InChI 有预定义的层数,但非标准 InChI 可以通过向标准 InChI 添加新的层（可扩展层）来满足需要。这些层可以包含与定义相关的额外信息。与 SMILES 不同,InChI 是规范的线性表示法,是基于一组规范命名规则的唯一标识符。

2. 蛋白质的表征

近年来,测序技术突飞猛进,使得蛋白质和核酸的序列信息变得容易获取,这推动了数据驱动的相关研究。蛋白质在机体生理活动和各种疾病中起着重要作用,其序列和结构信息受到研究人员的广泛关注。在以机器学习方法进行蛋白质相关研究时,其关键的一步是将蛋白质相关的生物信息进行数字化表征。蛋白质的表征方法在功能分类、相互作用预测和结构预测等方面发挥着重要作用。

（1）氨基酸组成和二肽组成

氨基酸组成（amino acid composition）和二肽组成（dipeptide composition）都是较基本的蛋白质描述符,它们分别表示各种氨基酸或二肽在整个氨基酸序列中所占的比例。氨基酸组成将蛋白质序列信息转化为一个 20 维的向量来表征蛋白质中各种氨基酸的比例;二肽组成是指蛋白质序列中,两个特定氨基酸残基连接在一起形成的二肽在所有二肽中的占比,它可以将不同长度的蛋白质转化为 400 维的向量。氨基酸组成和二肽组成的计算公式如下:

$$f(k) = \frac{N_k}{N}, \ k = 1, 2, 3, \cdots, 20 \tag{2-1}$$

$$f(k, s) = \frac{N_{ks}}{N-1}, \ k, s = 1, 2, 3, \cdots, 20 \tag{2-2}$$

式（2-1）和式（2-2）中，N_k代表第k种氨基酸的数量，N代表蛋白质的氨基酸序列长度，N_{ks}代表由第k种和第s种氨基酸形成的二肽的数量。

（2）蛋白质独热编码

基于蛋白质序列的独热编码（one-hot encoding）是一种常用的蛋白质表征方法，此方法通过生成一个$20×L$的矩阵来表示蛋白质的序列信息（L为蛋白质的序列长度，20为二十种常见氨基酸）。在实际使用过程中，因为每个蛋白质的序列长度不一致，当蛋白质序列长度超过1,000种氨基酸时，常取序列羧基端的前1,000个氨基酸进行独热编码，生成$20×1,000$的矩阵；当蛋白质序列长度小于1,000个氨基酸时，则采用零向量进行填充。在该$20×1,000$矩阵的每一列中，"0"表示蛋白质序列中该位置的氨基酸不匹配，"1"表示匹配（见图2-4）。当蛋白质序列中出现20种常见氨基酸以外的氨基酸时，该列的每个元素都是零。

蛋白质序列

	M	V	L	S	P	A	D	K	T	N	V	K	A	A	W	G	K	...	R
C	0	0	0	0	0	0	0	0	0	0	0	0	0	0	0	0	0	...	0
E	0	0	0	0	0	0	0	0	0	0	0	0	0	0	0	0	0	...	0
H	0	0	0	0	0	0	0	0	0	0	0	0	0	0	0	0	0	...	0
L	0	0	1	0	0	0	0	0	0	0	0	0	0	0	0	0	0	...	0
M	1	0	0	0	0	0	0	0	0	0	0	0	0	0	0	0	0	...	0
F	0	0	0	0	0	0	0	0	0	0	0	0	0	0	0	0	0	...	0
P	0	0	0	0	1	0	0	0	0	0	0	0	0	0	0	0	0	...	0
T	0	0	0	0	0	0	0	0	1	0	0	0	0	0	0	0	0	...	0
Y	0	0	0	0	0	0	0	0	0	0	0	0	0	0	0	0	0	...	0
V	0	1	0	0	0	0	0	0	0	0	1	0	0	0	0	0	0	...	0
R	0	0	0	0	0	0	0	0	0	0	0	0	0	0	0	0	0	...	1
D	0	0	0	0	0	0	1	0	0	0	0	0	0	0	0	0	0	...	0
Q	0	0	0	0	0	0	0	0	0	0	0	0	0	0	0	0	0	...	0
G	0	0	0	0	0	0	0	0	0	0	0	0	0	0	0	1	0	...	0
I	0	0	0	0	0	0	0	0	0	0	0	0	0	0	0	0	0	...	0
K	0	0	0	0	0	0	0	1	0	0	0	1	0	0	0	0	1	...	0
S	0	0	0	1	0	0	0	0	0	0	0	0	0	0	0	0	0	...	0
W	0	0	0	0	0	0	0	0	0	0	0	0	0	0	1	0	0	...	0
A	0	0	0	0	0	1	0	0	0	0	0	0	1	1	0	0	0	...	0
N	0	0	0	0	0	0	0	0	0	1	0	0	0	0	0	0	0	...	0

20种常见氨基酸

图2-4　蛋白质序列的独热编码

（3）CTD描述符

组成、转换与分布（composition, transition and distribution，CTD）也是一种常见的蛋白质表征方式，它可以根据蛋白质序列中各残基的特性对蛋白质序列进行编码[1]。CTD的具体编码分类方式根据疏水性、范德华体积、极性、可极化性、带电性、表面张力、二级结构、溶剂可及性等性质，可将氨基酸残基分为A、B、C三类。具体分类标准如图2-5所示。

蛋白质CTD
编码代码

性质	疏水性	范德华体积	极性	可极化性	带电性	表面张力	二级结构	溶剂可及性
A 类	亲水	0~2.78	0~0.456	0~0.108	正电	−0.20~0.16	螺旋	包埋
	RKEDQN	GASCTPD	LIFWCMVY	GASDT	KR	GQDNAHR	EALMQKRH	ALFCGIVW
B 类	中性	2.95~4.0	0.6~0.696	0.128~0.186	中性	−0.52~−0.30	折叠	中等
	GASTPHY	NVEQIL	PATGS	CPNVEQIL	ANCQGHILMFPSTWYV	KTSEC	VIYCWFT	MPSTHY
C 类	疏水	4.43~8.08	0.792~1.0	0.219~0.409	负电	−2.46~−0.98	卷曲	暴露
	CVLUMFW	MHKFRYW	HQRKNED	KMHFRYW	DE	ILMFPWYV	GNPSD	RKQEND

图2-5　CTD编码中氨基酸残基的分类

　　每个属性下的氨基酸可分为三类：①组成——属性下某类氨基酸残基占序列残基总数的比例；②转换——属性下某种二肽占所有二肽的比例；③分布——假设某种属性下某类氨基酸残基的总数为N，则将其中第一个、第$N/4$个、第$N/2$个、第$3N/4$个和最后一个该类氨基酸在整段序列中所处的位置序号分别除以蛋白质序列总长度。

　　（4）蛋白质二级结构及蛋白质溶剂可及性

　　蛋白质二级结构（protein secondary structure，PSS）及蛋白质溶剂可及性（protein solvent accessibility，PSA）是两种基于结构性质的蛋白质表征方式。蛋白质二级结构（PSS）及蛋白质溶剂可及性（PSA）两种方法常结合使用，后文涉及结合使用之处用PSSSA表示。可将任意长度的蛋白质序列转换为$L×5$的矩阵[2]，具体计算方法如下。

　　首先，计算蛋白质序列中氨基酸的二级结构和溶剂可及性，通过这两种性质将原始的氨基酸序列转化为两个新的序列（见图2-6）。在二级结构中，用H、E和C分别代表α螺旋、β折叠和其他结构。在溶剂可及性中，用b和e分别代表被包埋的（buried）和暴露的（exposed）。然后，分别用三维向量（1，0，0）、（0，1，0）和（0，0，1）代表二级结构中的描述符E、H和C。将溶剂可及性描述符b和e分别使用二维向量（1，0）和（0，1）表示。最后，将这两种性质的向量进行组合，使序列中的每个氨基酸都由一个5维向量表示。与独热编码类似，PSS和PSA编码在使用过程中也常取序列羧基端的前1,000个氨基酸进行编码，当序列长度小于1,000时，则使用零向量补齐。

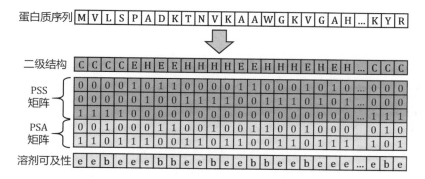

图2-6　蛋白质二级结构及溶剂可及性编码

3. 核酸类物质的表征

在用机器学习方法处理核酸序列时，如何才能准确地对核酸序列进行表征是一个很重要的问题。下面是常见的几种核酸表征方式。

（1）K-mer

K-mer是一种基于核苷酸出现频率的核酸序列表征方法，其中"K"表示DNA序列或RNA序列中长度为K的短序列。具体的计算方法是：以K个相邻的核苷酸组成的子序列为整体，将一个RNA序列进行划分，再以一个核苷酸为增量计算整个核酸序列中每种子序列出现的频率。对于某个RNA序列，如果序列长度为L，则长度为K的K-mer子序列个数为：$L-K+1$。该序列一般由A、T、C、G四种碱基组成（可将RNA中的U替换为T）。长度为K的K-mer子序列种类有4^K种可能，通常每一条RNA都能用一个4^K维的向量表示，其中的每一个元素数值都是某一种K-mer的出现频率（见图2-7）。

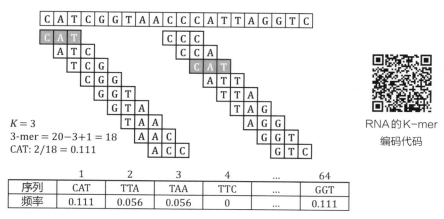

RNA的K-mer
编码代码

序列	CAT	TTA	TAA	TTC	...	GGT
	1	2	3	4	...	64
频率	0.111	0.056	0.056	0	...	0.111

图2-7　RNA的K-mer编码

（2）开放阅读框相关的特征

开放阅读框（open reading frame，ORF）是指整个基因中用于蛋白质翻译的区域。它是分子遗传学和生物信息学的一个重要术语。ORF 检测是基于高度分散的序列片段进行基因分析的重要步骤，是指在整个基因组序列中寻找蛋白质编码基因。

核酸ORF的相关特征包括ORF长度、ORF覆盖率、ORF完整性和ORF方差。ORF长度是指最长ORF的长度，ORF覆盖率是指最长ORF长度与整个序列长度的比值，ORF完整性是指RNA序列是否同时具有起始密码子和终止密码子，ORF方差是序列中的三种阅读框的最大ORF长度之间的方差[3]。

（3）核酸独热编码

核酸独热编码与蛋白质独热编码相似，均不需要任何相关知识，可以基于序列进行直接转换。与蛋白质不同，由于核酸主要由A、T（U）、C和G四种核苷酸组成，因此，以长度为L的核酸序列为例，通过独热编码进行表征，最终将得到$4 \times L$的矩阵。具体的方法为：以长度为18bp的RNA序列为例，分别用（1，0，0，0），（0，1，0，0），（0，0，1，0）和（0，0，0，1）来编码A、U、C、G，得到一个大小为4×18的矩阵（见图2-8）。

	A	C	U	C	U	U	C	U	G	G	U	C	C	C	C	A	C	A
A	1	0	0	0	0	0	0	0	0	0	0	0	0	0	0	1	0	1
U	0	0	1	0	1	1	0	1	0	0	1	0	0	0	0	0	0	0
C	0	1	0	1	0	0	1	0	0	0	0	1	1	1	1	0	1	0
G	0	0	0	0	0	0	0	0	1	1	0	0	0	0	0	0	0	0

图2-8　RNA独热编码

（四）数据预处理

数据预处理指的是通过对数据进行解析、处理，使原始数据满足相应机器学习算法的要求。常用的数据预处理方法包括数据标准化、缺失值处理等。

数据预处理

1. 数据标准化

数据标准化是为了消除数据间的量纲差异和变异程度对数据分析的影响。数据标准化的方法众多，常用的有变量离差标准化和变量标准差标准化。

（1）变量离差标准化（最小值—最大值标准化）

离差标准化是最简单的标准化方法。经过离差标准化后，各变量数值的范围都在[0，1]，并且都是没有单位的纯数字。其标准化过程如下：

$$y_i = \frac{x_i - x_{\min}}{x_{\max} - x_{\min}} \qquad\qquad (2\text{-}3)$$

式（2-3）中，x 表示特定变量，i 表示第 i 个样本，x_i 表示第 i 个样本中该特定变量 x 的值，y_i 为 x_i 经过离差标准化后的值。

（2）变量标准差标准化（Z-score 标准化）

经过 Z-score 标准化后，变量的平均值为 0，标准差为 1。Z-score 标准化的过程如下：

$$z_i = \frac{x_i - \overline{x}}{s} \qquad\qquad (2\text{-}4)$$

其中：

$$s = \sqrt{\frac{1}{n-1}\sum_{i=1}^{n}(x_i - \overline{x})^2}$$

式（2-4）中，x_i 表示第 i 个样本中变量 x 的值，z_i 表示 x_i 经过 Z-score 标准化后的值，s 表示变量 x 的标准差，n 表示样本数量。

数据标准化是数据处理中的关键一环，对后续的模型性能具有重要影响。例如，有研究者发现，在基于代谢组学数据分析中，组合使用不同的数据标准化处理方法，得到的分析结果具有显著差异[4]。

2. 缺失值处理

原始数据中某些变量可能存在一些缺失数值，如何有效处理缺失值是一个较为复杂的问题。数据缺失值产生的原因有很多，具体包括：①信息的滞后性导致某些数据暂时无法获取；②数据没有被记录或丢失；③数据采集设备、存储介质、传输媒体故障造成数据丢失；④数据获取难度大；⑤有些样本不具有特定属性。

如果数据集中只有几个样本数据的某几个特征存在缺失值，那么可以直接删除这几条数据。对于高维数据而言，可以通过删除缺失率较高的特征来减少噪声信息对模型的干扰。但是在很多应用中，直接删除缺失严重的特征，可能会误删一些对模型性能有贡献的特征，因此，不能直接将数据整行删除，而是需要采用其他办法进行处理。除了上述直接删除含有缺失值数据的策略以外，还可以采用"缺失值插补"策略。该策略在机器学习中应用广泛，常见的缺失值插补方法如下。

（1）均值插补

变量一般包括数值型变量和离散型变量。若变量是数值型的，就采用所有样本中该变量的平均值对缺失值进行插补；若变量为离散型的，则可用该变量的众数进行插补。

（2）同类均值插补

同类均值插补需要先用层次聚类方法将含缺失值的样本进行归类，再以该类别中所有样本的特征均值对缺失值进行插补。

（3）KNN缺失值插补

利用K-近邻算法（K-nearest neighbor，KNN）（具体原理将在本章第二节中介绍）找到与含缺失值样本相似的K个样本，进而求出这K个样本在该缺失变量上的均值（有时使用众数，有时使用中位数）进行填充。

此外，还有随机森林（random forests，RF）等机器学习方法也可用于缺失值填充，不同的缺失值填充方法对后续数据分析结果也会有不同的影响。除了上述几种数据预处理方法外，在实际数据分析过程中还有许多其他预处理方法可以使用。以代谢组学数据分析为例，其数据预处理主要包括数据筛选、缺失值填充、数据转化、数据归一化等步骤，具体方法见表2-1。

代谢组学数据
预处理源代码

表2-1　代谢组学数据预处理方法[5]

方法名称	方法简介
数据筛选	
可接受的缺失值百分比 （tolerable percent of missing values）	这种方法计算了每种代谢物的缺失值百分比，并且舍弃所有缺失值百分比超过阈值的代谢物特征
相对标准偏差限差 （tolerance of relative standard deviation）	这种方法删除了所有相对标准偏差（RSD）高于阈值的样本，因为更低的RSD意味着更好的复现性
缺失值填充	
半最小值填充值 （half of the minimum imputation）	这种方法采用相应代谢物的未缺失值中最小值的一半来替代缺失值，从而减少实验组之间的差异
K-近邻填充 （K-nearest neighbor imputation）	这种方法识别出和数据缺失的代谢物相似的K个代谢物，并采用这K个相近代谢物的加权平均值代替缺失值
列中值填充 （column median imputation）	这种方法使用相应代谢物的未缺失值的中位数来推算出缺失值，且不易受到异常值的影响
列均值填充 （column mean imputation）	这种方法用相应代谢物的未缺失值的平均值代替缺失值
数据转化	
立方根转化 （cube root transformation）	这种方法能缩小低浓度和高浓度代谢物之间的差距，使数据近似正态分布
对数转化 （log transformation）	这种方法通过最小化极端丰度的代谢物，从而使代谢物丰度比值更加符合正态分布
基于样本的归一化	
对比 （contrast）	作为一种常用的标准化方法，这种方法选择一个基线样本，再将其他样本根据基线归一化拟合成一条非线性平滑曲线
均值归一化 （mean normalization）	这种方法通过计算每一种代谢物在所有样本中的均值，将给定样本中每个代谢物的浓度进行归一化

续表

方法名称	方法简介
中位数归一化 (median normalization)	这种方法通过计算每一种代谢物在所有样本中的中位数，将给定样本中每个代谢物的浓度进行归一化
总和归一化 (total sum normalization)	这种方法为了减小样品之间的差异，通过为每个样本分配适当的权重来归一化代谢物的浓度
基于代谢物的归一化	
自动缩放 (auto scaling)	这种方法是调整代谢组学数据方差最简单的方法之一，它基于代谢组学数据的标准差来归一化代谢物的浓度
范围缩放 (range scaling)	这种方法根据所有样本的代谢物的浓度范围，得到缩放因子，并对代谢物的浓度进行归一化

三、模型的训练与优化

数据预处理完成之后，可以将处理得到的数据作为训练数据用于模型训练。以监督学习中的分类问题为例，机器学习模型的训练可类比成以下过程：假设一位母亲正在教孩子认识水果，首先给他几个苹果，告诉他苹果是圆的、甜的、红色的；然后再给孩子一些梨，告诉他梨也是圆的、甜的，但不是红色的。经过反复教学，孩子就会产生一种认知模式，会区分苹果和梨。这里孩子的认知模式即可理解为机器学习中的"模型"，苹果和梨就是前期准备好的不同类别的"训练数据"。母亲教孩子认识苹果和梨的过程就是"模型训练"。产生这种认知模式后，再给孩子一个新的苹果或者梨让他进行辨认，就相当于用已训练好的模型对未知样本进行"预测"。孩子认知模式的准确程度直接关系到辨认结果的正确性，即模型训练的效果直接影响后续模型的应用价值。因此，模型训练步骤是机器学习中十分关键的一环。

从数学的角度来理解，模型本质上是一种从输入到输出的映射关系 $f(x)=y$，每种可能的映射关系被称为一种假设（hypothesis），因此，可以将训练过程视为在所有假设组成的空间中搜索的过程，其目标是找到与训练集"匹配"（fit）的假设，即找到 x 到 y 的正确映射关系。

寻找最优映射关系的过程，就是模型的优化。最终得到的假设能正确判断绝大部分训练样本，这就是模型训练和优化的结果。训练模型的过程实际上是更新模型参数（parameter）的过程，而根据模型的性能对模型进行优化的过程是人为调整模型超参数（hyper-parameter）的过程。参数是指模型内部的量，可以用训练数据来估计模型参数值；超参数是在模型训练之前预先设置值的参数，其数值是模型外部的配置，必须手动设置，如随机森林中树的个数、K-近邻算法中的 K 值、神经网络中的学习率等。机器学习模型的超参数调优是一个必要且十分关键的步骤，不同超参数的模型性能往往存在巨大差异。

四、模型的评估与性能度量

（一）模型的评估

机器学习的总体工作流程如图2-9所示。首先，将研究的问题抽象，然后收集相关数据，并对原始数据进行多种处理。处理得到的数据便可用于机器学习模型的训练，训练完成后对模型进行性能评估和误差分析，根据评估结果对模型进行改进，即模型优化，不断重复评估-优化的过程，直至模型达到预期标准。

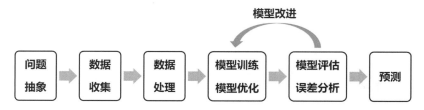

图2-9　机器学习的总体工作流程

模型评估需要使用一个"测试集"（test set）来测试模型对新样本的预测能力，以此评估模型的泛化能力。测试集必须与训练集互斥，即测试集中的样本没有在训练集中出现过或使用过，否则会使评估结果偏高。如果只有一个原始数据集 D，则需要对其进行合理划分，生成训练集 S 和测试集 T，分别用于模型的训练和评估。常用的数据划分方法有留出法、交叉验证法等。

1. 留出法

留出法（hold-out）直接将原始数据集 D 划分为两个互斥的子集，其中一个子集作为训练集 S，另一个子集作为测试集 T，即 $D＝S\cup T$，且 $S\cap T＝\varnothing$。假定 D 共包含1,000个样本，可将其中800个样本放进训练集 S，剩余200个样本放进测试集 T，用训练集 S 的数据训练模型后，用测试集 T 来评估模型性能。

若训练集 S 和测试集 T 的数据分布差别很大，会导致模型的评估结果不准确。在分类任务中，要尽量保证 S 和 T 中的样本类别比例相似，可以采取"分层采样"（stratified sampling）的划分方式，其过程如图2-10所示。通过对原始数据集 D 进行分层采样，可以随机将80％的样本划分到训练集 S，剩余20％划分到测试集 T，若原始数据集 D 包含1,000个阳性样本和2,000个阴性样本，则分层采样得到的训练集 S 应包含800个阳性样本和1,600个阴性样本，测试集 T 则包含200个阳性样本和400个阴性样本。值得注意的是，训练集和测试集的比例需要在一定的范围内，一般将2/3～4/5的样本用于模型训练。此外，单次数据划分具有很强的随机性，可能导致模型性能不稳定，所以需要采用多次随机划分，重复进行实验，并取测试结果的平均值作为评估结果。

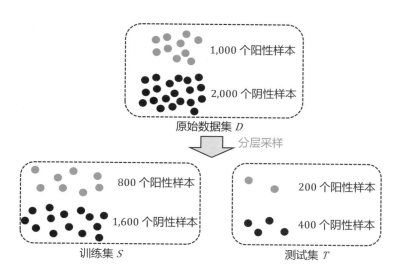

图2-10　分层采样法划分数据集示意

2. 交叉验证法

交叉验证法（cross validation）是把原始数据集D划分为k个大小相近的互斥子集，即$D = D_1 \cup D_2 \cup D_3 \cup \cdots \cup D_k$，且$D_i \cap D_j = \varnothing$（$i \neq j$），每个子集均通过分层采样得到。每次用$k-1$个子集的并集作为训练集，剩下的一个子集作为测试集，对模型进行训练和测试，可获得k组训练集-测试集，得到k个评估结果，将k个评估结果的均值作为模型的评估性能。通常把交叉验证法又称为"k折交叉验证"（k-fold cross validation），k常用的数值为5、10、20等。k折交叉验证也需要重复多次并对结果求平均值。图2-11为五折交叉验证数据划分示意。

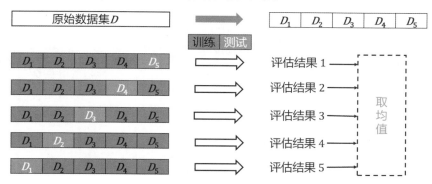

图2-11　五折交叉验证数据划分示意

假设原始数据集D中共包含m个样本，若令$k = m$，则得到了交叉验证法的一个特例，即留一法（leave one out，LOO）。留一法之所以不受随机样本划分方式的影响，是因为每个子集都只有一个样本。留一法使用的训练集与原始数据集D相比只少了一个样本，评估结果更加准确。然而，当数据集较大时，训练m个模型的计算成本是巨大的，此时留一法就不适用了。

（二）模型性能度量

性能度量是指评估模型时用于衡量模型泛化能力的评价标准。不同类型的任务需要选用不同的性能度量，比如分类任务中要把模型预测类别与真实标签进行比较，回归任务中则是比较模型的预测值与样本真实值的差异。

1. 错误率与准确率

错误率（error rate，E）是指机器学习模型在进行类比预测时，分类错误的样本数占样本总数的比例；准确率（accuracy，Acc）是指分类正确的样本数占样本总数的比例，两者计算公式如下。

$$E=\frac{1}{m}N(f(x_i)\neq y_i) \tag{2-5}$$

$$Acc=\frac{1}{m}N(f(x_i)=y_i) \tag{2-6}$$

式（2-5）和式（2-6）中m为样本总数，N表示符合条件的样本数量，x_i为第i个样本的特征，y_i为第i个样本的标签。

对于二分类问题，可根据样本的真实类别与模型预测的类别将所有样本划分为四类，即真阳性（true positive，TP）、假阳性（false positive，FP）、真阴性（true negative，TN）、假阴性（false negative，FN）。若令TP、FP、TN、FN分别表示四类样本的数量，则可得TP＋FP＋TN＋FN＝样本总数，可以矩阵的形式将样本的真实类别与模型预测结果进行汇总，能得到混淆矩阵（confusion matrix），其结果如表2-2所示。

表2-2　二分类结果混淆矩阵

分类	预测:阳性	预测:阴性
真实：阳性	TP（真阳性）	FN（假阴性）
真实：阴性	FP（假阳性）	TN（真阴性）

根据混淆矩阵，准确率的计算公式为：

$$Acc=\frac{TP+TN}{TP+TN+FP+FN} \tag{2-7}$$

2. 马修斯相关系数

马修斯相关系数（Matthews correlation coefficient，MCC）也可评估模型的准确率，而且在表征模型的性能优劣时，MCC比Acc更加全面，尤其是在正负数据集不平衡的情况下。马修斯相关系数公式为：

$$MCC = \frac{TP \times TN - FP \times FN}{\sqrt{(TP + FP)(TP + FN)(TN + FP)(TN + FN)}} \tag{2-8}$$

MCC的数值范围为[-1, 1]，当FP＝FN＝0时，MCC＝1，模型预测结果完全准确，为完美模型；当TP＝TN＝0时，MCC＝-1，模型预测结果完全错误，为最差模型；当MCC＝0时，为随机模型。可通过以下分析来了解MCC在正负数据集不平衡情况下的优势：若测试数据集中有50个阳性样本和50个阴性样本，其预测结果如表2-3所示。此时，根据式（2-7）和式（2-8），可以计算得到Acc＝0.9，MCC＝0.8，即在正负数据集的样本量大小相近的情况下，Acc指标和MCC指标均能较好地反映出模型的准确性。若正负数据集不平衡，即如果测试数据集中有90个阳性样本和10个阴性样本，其预测结果如表2-4所示。

表2-3　二分类预测结果（一）

分类	预测：阳性	预测：阴性
真实：阳性	TP = 45	FN = 5
真实：阴性	FP = 5	TN = 45

表2-4　二分类预测结果（二）

分类	预测：阳性	预测：阴性
真实：阳性	TP = 90	FN = 0
真实：阴性	FP = 10	TN = 0

从结果得知，模型正确预测出了90个阳性样本，但将全部阴性数据也都预测为阳性，模型性能很差。此时若在Acc标准下评估模型，则可求得Acc＝0.9。从Acc计算结果来看，模型准确性与上一个模型准确性一致，性能很好，但是这与实际情况不符。因为在正负数据集样本量大小不平衡的情况下，较大数据集的预测结果对Acc指标影响更大，使得Acc在这种情况下并不适用。而在MCC标准下，计算得到MCC＝0，模型性能很差，相比于Acc能更加真实地反映出模型的性能优劣。所以MCC指标比Acc指标更加全面，尤其是在正负数据集不平衡的情况下，MCC是一种更准确的评价指标。

在医药领域中，多数情况下数据集中的正负样本比例都是极度不平衡的，例如，某种蛋白质靶点的抑制剂（正数据集）和非抑制剂（负数据集）相比，前者数量一般远小于后者。所以，MCC在医药领域的机器学习模型性能评价中更常用。

3. 查准率、查全率和F_1度量

查准率（precision，P）也被称为精确率，是指被正确预测的阳性样本数与被预测为阳性的所有样本数之比；查全率（recall，R）也被称为召回率，是指被正确预测的阳性样本数与所有真实类别为阳性的样本数之比。查准率和查全率的计算公式分别为：

$$P = \frac{\mathrm{TP}}{\mathrm{TP} + \mathrm{FP}} \tag{2-9}$$

$$R = \frac{\mathrm{TP}}{\mathrm{TP} + \mathrm{FN}} \tag{2-10}$$

查准率和查全率两个指标是相互矛盾的。在同一个任务下，一般查全率高时，查准率就会偏低；而查准率高时，查全率就会偏低。例如，在预测分子是否为某个蛋白质的抑制剂时，查全率高表明模型希望尽可能将所有实际为抑制剂的分子预测为阳性，为了实现该目标，模型可能会将很多非抑制剂分子也预测为阳性，来保证模型不会遗漏阳性样本，即FP会比较大；而查准率高则表明模型希望预测出的阳性分子尽可能为真实抑制剂，即FP比较小，因此，两者是相互矛盾的。

在很多情形下，根据模型预测出样本为阳性的概率，可将样本进行排序，排名靠前的是模型认为"最可能"为阳性的样本，排名靠后的则是模型认为"最不可能"为阳性的样本。根据分类阈值和样本的概率值给样本分配预测标签，若概率值大于阈值则预测为阳性，若小于阈值则为阴性。如果依次设置不同的分类阈值（从1到0递减），则每个阈值下可以得知所有样本的预测类别，并可计算出该阈值下的查全率和查准率。不同阈值可得到不同的 (R, P) 数值对，以查准率为纵坐标、查全率为横坐标作图，连接所有点 (R, P)，即可得到查准率-查全率曲线，简称"$P\text{-}R$ 曲线"，显示该曲线的图为"$P\text{-}R$ 图"，如图2-12所示。$P\text{-}R$ 图能够直观地显示出模型在数据集上的查全率、查准率的综合表现。

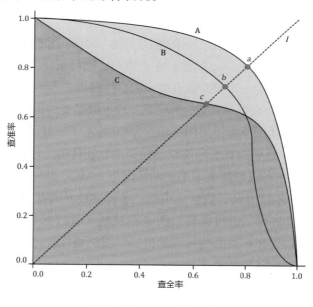

图2-12　$P\text{-}R$曲线示意

若一个模型的 $P\text{-}R$ 曲线被另一个模型的 $P\text{-}R$ 曲线完全"包住"，则认为后者的性能优于前者，如图2-12中模型A的性能优于模型B；如果两个模型的P-R曲线交叉，则难以判断两者孰优孰劣，此时可以比较P-R曲线下面积的大小，它能够表征模型在查准率和查全率上取得相对"双高"的能力。但是曲线下的面积不容易估算，因此，一些能够综合考虑查准率、查全率性能的度量方法被开发出来，比如平衡点（break-even point，BEP），其定义为，P-R曲线中查准率与查全率相等时的取值。图2-12中模型B和模型C的P-R曲线分别与辅助线l相交于b点和c点，b点的坐标值更大，因此，可以认为模型B优于模型C。但是BEP过于简单，更常用的是F_1度量，其计算公式为：

$$F_1 = \frac{2PR}{P+R} \tag{2-11}$$

式（2-11）中的P和R均为某一固定阈值下计算得到的查准率和查全率。

在医药领域的某些特定应用中，研究人员对查准率和查全率的重视程度有所不同。例如，在抑制剂虚拟筛选时，模型希望假阳性率尽可能低，以减少需要进行后续实验验证的分子数量，此时查准率更为重要；而在传染病抗原检测时，模型则希望尽可能避免遗漏阳性样例，此时查全率更为重要。F_1度量的一般形式F_β能让表达出对查准率和查全率的不同重视程度，其计算公式为：

$$F_\beta = \frac{(1+\beta^2)\,PR}{\beta^2 \times P + R} \tag{2-12}$$

式（2-12）中，β数值表示查全率对查准率的相对重要性。当$\beta = 1$时，F_β即为F_1；当$\beta > 1$时，查全率对F_β的影响更大；当$\beta < 1$时，查准率对F_β的影响更大。在实际应用过程中，可根据需要对β数值进行调整。

4. ROC 与 AUC

ROC的全称为受试者工作特征曲线（receiver operating characteristic curve）。与P-R曲线绘制过程类似，模型会预测出每个样本为阳性数据的概率，可以将这些样本根据概率值从大到小进行排序，并设置不同的分类阈值（从1到0递减），每个阈值下可以得到混淆矩阵中的每一个数值。与P-R曲线不同的是，ROC的横坐标为假阳性率（false positive rate，FPR），纵坐标为真阳性率（true positive rate，TPR），FPR和TPR的计算公式分别为：

$$FPR = \frac{FP}{TN+FP} \tag{2-13}$$

$$TPR = \frac{TP}{TP+FN} \tag{2-14}$$

真阳性率的计算公式与查全率的公式相同。在每个阈值下，都可以由混淆矩阵计算出假阳性率和真阳性率，不同阈值可得到不同的（FPR，TPR）数值对，以FPR为横坐标、TPR为纵坐标作图，就可绘制出ROC曲线，绘有ROC曲线的图为

ROC图。如图2-13所示，ROC图中过零点的对角线表示"随机模型"；当曲线下面积为1时，ROC曲线经过点（0，1），此时为"理想模型"，准确率为100％。

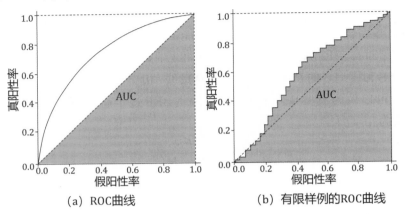

（a）ROC曲线 　　　　　　　（b）有限样例的ROC曲线

图2-13　ROC曲线与AUC示意

用ROC曲线比较两个模型的性能时，其方法与P-R曲线的比较方法类似，可以通过ROC曲线下面积（area under curve，AUC）来比较模型的性能。在实际任务中，样本的个数是有限的，因此（FPR，TPR）坐标对也是有限的，无法得到图2-13（a）中的光滑曲线，只能绘制出如图2-13（b）所示的锯齿状曲线。其绘图过程为：假设有a个阳性样本和b个阴性样本，首先根据模型预测样本为阳性的概率，将样本从大到小进行排序；其次将分类的阈值设定为最大，则所有样本均被预测为阴性，TPR和FPR都为0，得到坐标点（0，0）；再次根据样本预测值将阈值从大到小依次降低，即每次多将一个样本划分为阳性（概率值相同的多个样本会被一同划分为阳性），重新计算FPR和TPR，得到新的坐标并在图上标出对应的点；最后，将阈值降到最小值，所有样本均被预测为阳性，得到坐标点（1，1），将所有相邻点连接起来就可绘制出有限样例的ROC曲线。

第二节 · 监督学习算法

一、监督学习

监督学习是以有标签样本为训练数据，从中学习得到预测模型的一类机器学习方法。有标签数据蕴含了输入、输出的对应关系，监督学习方法希望将给定的输入通过预测模型后产生相应的输出。监督学习的本质是学习这种输入到输出的映射关系，是一类有目标变量或预测目标的机器学习方法，主要包括回归和分类两类问题。回归问题需要对连续值进行预测，机器通过学习训练样本特征拟合出一条曲线（一个函数）来预测样本的标签值；分类问题中，机器学习的目标变量是样本所属的类别，机器根据样本特征对样本进行类别判定。回归问题和分类问题的区别如图2-14所示。

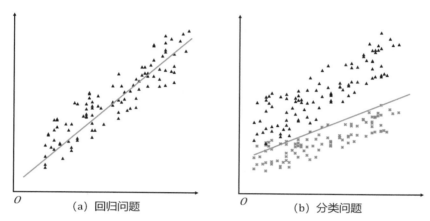

图2-14　监督学习的两类问题

　　监督学习的工作流程如图2-15所示。回归问题的输出是连续变量，分类问题的输出则是有限个数的离散变量。

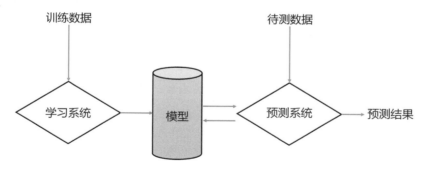

图2-15　监督学习的工作流程

　　监督学习任务的执行需要经历学习和预测（分类预测或回归预测）两个环节。在执行监督学习任务之前，首先要获取训练数据集 $T=\{(x_1, y_1),(x_2, y_2),\cdots,(x_n, y_n)\}$，其中 (x_i, y_i) 是不同的训练样本。x_i 表示第 i 个样本的输入特征；y_i 是目标变量，表示第 i 个样本的标签。学习过程中，学习系统通过学习训练样本的特征得到模型，通常是条件概率分布 $P(y|x)$（分类问题的模型）或决策函数 $y=f(x)$（回归问题的模型）。得到模型后，向预测系统中输入待测数据，经过计算输出预测结果。

二、回归

回归（regression）问题的本质是找到输入和输出变量之间的函数关系，回归模型就是将输入变量映射到输出变量的函数，其输出值为连续值。如图2-16所示，回归任务的执行包括学习和预测两个环节。

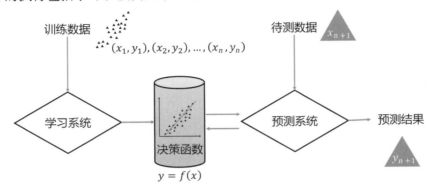

图2-16 回归问题的流程

按输入变量的个数分类，回归分析方法可以分为一元回归和多元回归，复杂问题的解决通常需要采用多元回归方法以确保预测的准确度。常用的回归分析方法包括线性回归（linear regression）、对数几率回归（logistic regression）、多项式回归（polynomial regression）、岭回归（ridge regression）、套索回归（lasso regression）等。部分回归分析方法可用于解决监督学习的分类问题，例如对数几率回归就是经典的分类模型。以下主要介绍线性回归。

线性回归是一种最简单的回归算法，即假设输入变量 x 和输出变量 y 呈简单的线性关系，因此，只要学习得到具体的线性关系函数，就可以根据输入变量 x 预测输出值 y。

给定数据集 $D=\left\{(\boldsymbol{x}_1, y_1),(\boldsymbol{x}_2, y_2),\cdots,(\boldsymbol{x}_n, y_n)\right\}$，假设第 i 个输入特征向量 $\boldsymbol{x}_i$ 为 m 维，表示为 $\boldsymbol{x}_i=\left(x_i^{(1)}, x_i^{(2)}, \cdots, x_i^{(m)}\right)^{\mathrm{T}}$。先考虑输入特征数量只有一个的情况，即 $\boldsymbol{x}_i=x_i^{(1)}$，为了方便表示，可忽略 $x_i^{(1)}$ 的上标，则线性回归希望学习得到：

$$f(\boldsymbol{x}_i)=\boldsymbol{w}\boldsymbol{x}_i+b \tag{2-15}$$

其目标是使 $f(\boldsymbol{x}_i)\approx y_i$，那么问题就可以转化为如何找到合适的参数 $\boldsymbol{w}$ 和 b，使 $f(\boldsymbol{x}_i)$ 和 y_i 尽可能接近。

回归任务中常以均方误差（mean square error，MSE）为指标来评价预测模型性能，因此，线性回归分析就是求解均方误差最小时的参数 $\boldsymbol{w}$ 和 b，求解方法为最小二乘法，公式如下：

$$E_{(\boldsymbol{w}, b)} = \underset{(\boldsymbol{w}, b)}{\arg\min} \sum_{i=1}^{m} \big(f(\boldsymbol{x}_i) - y_i\big)^2 = \underset{(\boldsymbol{w}, b)}{\arg\min} \sum_{i=1}^{m} \big(\boldsymbol{w}\boldsymbol{x}_i + b - y_i\big)^2 \qquad (2\text{-}16)$$

求解 $\boldsymbol{w}$ 和 b 使 $E_{(\boldsymbol{w}, b)} = \sum_{i=1}^{m} \big(\boldsymbol{w}\boldsymbol{x}_i + b - y_i\big)^2$ 最小的过程，称为线性回归。用 $E_{(\boldsymbol{w}, b)}$ 分别对 $\boldsymbol{w}$ 和 b 求导：

$$\frac{\partial E_{(\boldsymbol{w}, b)}}{\partial \boldsymbol{w}} = 2\left[\boldsymbol{w}\sum_{i=1}^{m}\boldsymbol{x}_i^2 - \sum_{i=1}^{m}(y_i - b)\boldsymbol{x}_i\right] \qquad (2\text{-}17)$$

$$\frac{\partial E_{(\boldsymbol{w}, b)}}{\partial b} = 2\left[mb - \sum_{i=1}^{m}(y_i - \boldsymbol{w}\boldsymbol{x}_i)\right] \qquad (2\text{-}18)$$

令式（2-17）和式（2-18）导数为零，即可求得 $\boldsymbol{w}$ 和 b 的最优解。现实任务中样本可能有 m 个特征，即特征向量 $\boldsymbol{x}_i$ 为 m 维，表示为 $\boldsymbol{x}_i = \big(x_i^{(1)}, x_i^{(2)}, \cdots, x_i^{(m)}\big)^{\mathrm{T}}$，此时机器试图学习到：

$$f(\boldsymbol{x}_i) = \boldsymbol{w}^{\mathrm{T}}\boldsymbol{x}_i + b \qquad (2\text{-}19)$$

为了使 $f(\boldsymbol{x}_i) \approx y_i$，同样可以采用最小二乘法求解最优参数 $\boldsymbol{w}$ 和 b。可以将 $\boldsymbol{w}$ 和 b 表示为统一的向量形式 $\hat{\boldsymbol{w}} = (\boldsymbol{w}; b)$，并将数据集 D 表示为一个 $n \times (m+1)$ 的矩阵 $\boldsymbol{X}$，矩阵的每一行为一个样本，每一列为一个特征，行中前 m 个元素对应样本的 m 个特征值，最后一个元素恒为 1，即：

$$\boldsymbol{X} = \begin{pmatrix} x_1^{(1)} & x_1^{(2)} & \cdots & x_1^{(m)} & 1 \\ x_2^{(1)} & x_2^{(2)} & \cdots & x_2^{(m)} & 1 \\ \vdots & \vdots & \ddots & \vdots & \vdots \\ x_n^{(1)} & x_n^{(2)} & \cdots & x_n^{(m)} & 1 \end{pmatrix} = \begin{pmatrix} \boldsymbol{x}_1^{\mathrm{T}} & 1 \\ \boldsymbol{x}_2^{\mathrm{T}} & 1 \\ \vdots & \vdots \\ \boldsymbol{x}_n^{\mathrm{T}} & 1 \end{pmatrix}$$

同样地，将样本标签也可以表示为向量形式 $\boldsymbol{y} = (y_1, y_2, \cdots, y_n)$，则有：

$$E_{\hat{\boldsymbol{w}}} = \underset{\hat{\boldsymbol{w}}}{\arg\min}\,(\boldsymbol{y} - \boldsymbol{X}\hat{\boldsymbol{w}})^{\mathrm{T}}(\boldsymbol{y} - \boldsymbol{X}\hat{\boldsymbol{w}}) \qquad (2\text{-}20)$$

用 $E_{\hat{\boldsymbol{w}}}$ 对 $\hat{\boldsymbol{w}}$ 求导得到：

$$\frac{\partial E_{\hat{\boldsymbol{w}}}}{\partial \hat{\boldsymbol{w}}} = 2\boldsymbol{X}^{\mathrm{T}}(\boldsymbol{X}\hat{\boldsymbol{w}} - \boldsymbol{y}) \qquad (2\text{-}21)$$

根据最小二乘法原理，令式（2-21）为零可得到 $\hat{\boldsymbol{w}}$ 的解，即得到 $\boldsymbol{w}$ 和 b 的最优解。得到最优参数 $\boldsymbol{w}$ 和 b 后，就得到了训练数据中每一维度的输入与输出特征之间的最优线性关系，从而实现对未知样本的回归预测。

三、分类

分类（classification）是监督学习中的另一类重要问题。分类问题的输出变量 y 是有限个数的离散值。分类的目标是从数据中学习一个分类器来预测待测样本所属的类别。输出变量的个数可以是两个或者多个，分别对应二分类问题和多分类问题。以下内容将以二分类问题为主介绍相关分类算法。

如图2-17所示，学习系统根据训练样本特征学习得到分类器$P(y|x)$，将待测数据x_{n+1}输入分类系统，计算得到不同类别的概率，并输出概率最高的类别作为预测结果y_{n+1}。

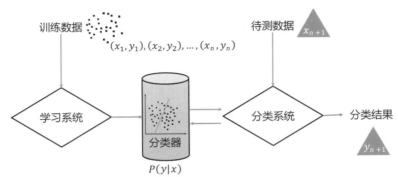

图2-17　分类问题的流程

常用的分类算法包括K-近邻算法、朴素贝叶斯算法、决策树、支持向量机等，这些算法基于不同的原理构建分类器，以应对各种场景的分类问题。

（一）对数几率回归

对数几率回归是一种概率模型，也被称为逻辑斯蒂回归。对数几率回归虽然命名中含有"回归"二字，但它实际上是一种经典的分类模型。如前文所述，线性回归通过训练输入变量与输出变量间的线性函数关系实现对未知样本某一指标的预测，但无法实现对该样本的分类。若要实现分类的目的，则需将连续数值转化为有限个数的离散值，对数几率回归正是通过将线性回归中样本（$-\infty$，$+\infty$）的预测值通过Sigmoid函数映射到（0，1）区间内，从而将连续数值预测转变为类别预测。

对数几率回归
代码

二分类问题中，对于输入样本x，其类别$y\in\{0,1\}$。对数几率回归模型用条件概率分布$P(y|x)$表示，其计算过程如下：

$$P(y=1|x)=\frac{\exp(wx+b)}{1+\exp(wx+b)} \tag{2-22}$$

$$P(y=0|x)=\frac{1}{1+\exp(wx+b)} \tag{2-23}$$

其中，$x\in\mathbf{R}^n$是输入，为n维的向量，$y\in\{0,1\}$是输出，$w\in\mathbf{R}^n$和$b\in\mathbf{R}$是参数，w称为权重，b称为偏置。对数几率回归根据$P(y=1|x)$和$P(y=0|x)$这两个条件概

率值，将样本 $\boldsymbol{x}$ 划分到概率值较大的一类。将权重向量偏置进行整合，并对输入向量进行扩充，即 $\boldsymbol{w}=\left(w^{(1)}, w^{(2)}, \cdots, w^{(n)}, b\right)^{\mathrm{T}}$，$\boldsymbol{x}=\left(x^{(1)}, x^{(2)}, \cdots, x^{(n)}, 1\right)^{\mathrm{T}}$，则逻辑斯蒂回归模型变为：

$$P\left(y=1 | \boldsymbol{x}\right)=\frac{\exp\left(\boldsymbol{w}\boldsymbol{x}\right)}{1+\exp\left(\boldsymbol{w}\boldsymbol{x}\right)} \tag{2-24}$$

$$P\left(y=0 | \boldsymbol{x}\right)=\frac{1}{1+\exp\left(\boldsymbol{w}\boldsymbol{x}\right)} \tag{2-25}$$

一个事件的几率（odds）是指该事件发生的概率和该事件不发生概率的比值。如果一个事件发生的概率为 m，那么该事件的几率为 $\frac{m}{1-m}$，对数几率为 $\ln\frac{m}{1-m}$，logit 函数可以表示对数几率：

$$\mathrm{logit}\left(m\right)=\ln\frac{m}{1-m} \tag{2-26}$$

则可得：

$$\ln\frac{P\left(y=1|\boldsymbol{x}\right)}{1-P\left(y=1|\boldsymbol{x}\right)}=\boldsymbol{w}\boldsymbol{x} \tag{2-27}$$

由此可见，对数几率回归模型中，事件"输出 $y=1$"的对数几率是关于输入变量 $\boldsymbol{x}$ 的线性函数。由式（2-27）可得，对数回归模型中，$\boldsymbol{w}\boldsymbol{x}$ 的值越接近 $+\infty$，概率值 $P\left(y=1|\boldsymbol{x}\right)$ 就越接近 1；$\boldsymbol{w}\boldsymbol{x}$ 的值越接近 $-\infty$，概率值 $P\left(y=1|\boldsymbol{x}\right)$ 就越接近 0。对数几率回归模型的数值变换如图 2-18 所示。

逻辑斯蒂回归模型的学习过程实际上是求解该模型的最优参数，可用极大似然估计法来估计模型参数。给定训练数据集 $T=\left\{(\boldsymbol{x}_1, y_1), (\boldsymbol{x}_2, y_2), \cdots, (\boldsymbol{x}_n, y_n)\right\}$，$\boldsymbol{x}_i \in \mathbf{R}^n$，$y_i \in \{0, 1\}$，取 $P\left(y=1|\boldsymbol{x}\right)=\pi(\boldsymbol{x})$，$P\left(y=0|\boldsymbol{x}\right)=1-\pi(\boldsymbol{x})$，似然函数为：

$$\prod_{i=1}^{n}\left[\pi\left(\boldsymbol{x}_i\right)\right]^{y_i}\left[1-\pi\left(\boldsymbol{x}_i\right)\right]^{1-y_i} \tag{2-28}$$

对式（2-28）取对数得到对数似然函数为：

$$\begin{aligned} L\left(\boldsymbol{w}\right) &=\sum_{i=1}^{n}\left\{y_i\ln\pi\left[\left(\boldsymbol{x}_i\right)+\left(1-y_i\right)\right]\cdot\ln\left(1-\pi\left(\boldsymbol{x}_i\right)\right)\right\} \\ &=\sum_{i=1}^{n}\left[y_i\ln\frac{\pi\left(\boldsymbol{x}_i\right)}{1-\pi\left(\boldsymbol{x}_i\right)}+\ln\left(1-\pi\left(\boldsymbol{x}_i\right)\right)\right] \\ &=\sum_{i=1}^{n}\left[y_i\left(\boldsymbol{w}\boldsymbol{x}_i\right)-\ln\left(1+\exp\left(\boldsymbol{w}\boldsymbol{x}_i\right)\right)\right] \end{aligned} \tag{2-29}$$

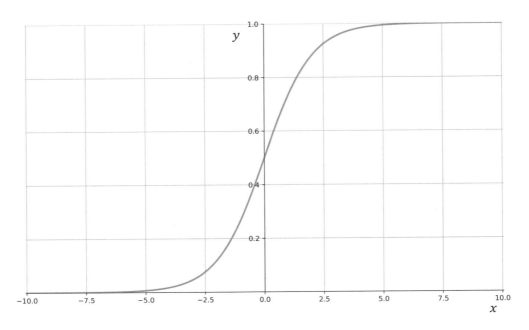

图2-18 对数几率回归模型数值变换示意

对$L(w)$求极大值，即可得到w的估计值，等价于最小化$-L(w)$，则问题转化为以$-L(w)$为目标函数的最优化问题。对数几率回归模型最优参数求解通常采用梯度下降法和牛顿法，感兴趣的读者可自行了解。

（二）贝叶斯分类器

贝叶斯分类器发源于古典数学理论，是一种基于贝叶斯原理和特征条件独立假设的经典分类方法。贝叶斯原理是根据事件的先验知识描述事件的概率，因此，可以被应用于监督学习的分类任务中。贝叶斯分类器的算法原理简单，所需要估计的参数少，预测的准确率比较高。以下将介绍朴素贝叶斯分类器和高斯朴素贝叶斯分类器。

朴素贝叶斯
分类器代码

1. 朴素贝叶斯分类器

要理解朴素贝叶斯分类器，需要先理解其核心算法，即经典的贝叶斯公式：

$$P(A|B)=\frac{P(B|A)P(A)}{P(B)} \tag{2-30}$$

式（2-30）中，$P(A|B)$是在B发生的情况下A发生的概率。

将贝叶斯公式用于分类模型时，其目标是根据给定的输入特征值，分别计算样本属于各个类别的后验概率$P(A|B)$，即$P($类别$|$特征$)$，最终输出后验概率最大的类别作为预测结果。

即
$$P(\text{类别}|\text{特征})=\frac{P(\text{特征}|\text{类别})P(A\text{类别})}{P(\text{特征})}$$

假设有两种类别M和N，新样本特征为x，其x为M和N类的概率分别为：

$$P(M|x)=\frac{P(x|M)P(M)}{P(x)} \tag{2-31}$$

$$P(N|x)=\frac{P(x|N)P(N)}{P(x)} \tag{2-32}$$

通过比较$P(M|x)$和$P(N|x)$可得到样本的预测类别。分析式（2-31）和式（2-32），两者分母一致，所以仅需比较公式中分子的数值大小，即朴素贝叶斯分类器仅需计算并比较样本在不同类别下$P(\text{特征}|\text{类别})P(\text{类别})$的大小。其中，$P(\text{类别})$为各类别出现的概率，即训练数据中各类别样本数占总样本数的比例，只有$P(\text{特征}|\text{类别})$是未知的。

假设样本x有n个相互独立的特征属性，即$x=\{a_1, a_2, \cdots, a_n\}$，则可得：

$$P(x|M)=\prod_{i=1}^{n}P(a_i|M) \tag{2-33}$$

综上所述，朴素贝叶斯分类器的实际计算内容为：

$$P(M)\prod_{i=1}^{n}P(a_i|M) \tag{2-34}$$

为了更形象地描述朴素贝叶斯分类器的分类原理，此处将以简单的示例来说明其具体的计算过程。假设需要使用朴素贝叶斯分类器来辨别分子是否为某个蛋白质的抑制剂，模型可根据分子的多方面性质对其进行预测，比如分子的$\log P$、氢键作用强度、分子量等。表2-5为使用朴素贝叶斯分类器辨别抑制剂分子时的示例数据。

表2-5 朴素贝叶斯分类器的训练数据示例（离散值）

编号	$\log P(A)$	氢键作用强度（B）	分子量（C）	成药性
1	高（A_1）	强（B_1）	大（C_1）	不可成药
2	高（A_1）	强（B_1）	大（C_1）	不可成药
3	中（A_2）	中（B_2）	中（C_2）	不可成药
4	中（A_2）	中（B_2）	中（C_2）	不可成药
5	低（A_3）	弱（B_3）	大（C_1）	可成药
6	低（A_3）	弱（B_3）	小（C_3）	可成药
7	中（A_2）	中（B_2）	小（C_3）	可成药
8	中（A_2）	中（B_2）	中（C_2）	可成药

假设已经通过上述数据训练得到了一个朴素贝叶斯分类模型，此时如果输入一个新分子，其 $\log P$ 为中（A_2）、氢键作用强度为中（B_2）、分子量为大（C_1），则该分子的特征可记为 $A_2B_2C_1$。根据式（2-34）和表（2-5），比较该分子可成药和不可成药的概率，仅需进行以下计算：

$$P(\text{可成药}) = 4 \div 8 = \frac{1}{2}$$

$$P(A_2B_2C_1|\text{可成药}) = P(A_2|\text{可成药})P(B_2|\text{可成药})P(C_1|\text{可成药})$$

$$= \frac{2}{4} \times \frac{2}{4} \times \frac{1}{4} = \frac{1}{2} \times \frac{1}{2} \times \frac{1}{4} = \frac{1}{16}$$

$$P(\text{不可成药}) = 4 \div 8 = \frac{1}{2}$$

$$P(A_2B_2C_1|\text{不可成药}) = P(A_2|\text{不可成药})P(B_2|\text{不可成药})P(C_1|\text{不可成药})$$

$$= \frac{2}{4} \times \frac{2}{4} \times \frac{2}{4} = \frac{1}{2} \times \frac{1}{2} \times \frac{1}{2} = \frac{1}{8}$$

因为 $P(\text{可成药})P(A_2B_2C_1|\text{可成药}) < P(\text{不可成药})P(A_2B_2C_1|\text{不可成药})$，所以根据式（2-34）可得：$P(\text{可成药}|A_2B_2C_1) < P(\text{不可成药}|A_2B_2C_1)$，因此，将该分子被预测为不可成药。

值得注意的是，模型的上述计算过程，是基于 $A_2B_2C_1$ 之间相互独立的假设而得，也就是说只有当 $\log P$、氢键作用强度、分子量这三个特征之间完全相互独立，贝叶斯公式的等式才会成立。然而事实上，这三者的特征值显然并不相互独立，例如分子量大的化合物，其氢键供体和受体的数量通常也会较多，因而会影响分子间的氢键作用强度，当然 $\log P$ 值也会受到影响。在这种情况下，上述基于特征条件独立假设所得到的计算结果与真实值之间会有较大的偏差，即选取这三个指标作为特征属性，利用贝叶斯原理计算得到的类别概率存在较大误差。但是对于简单的二分类问题，概率上的误差通常不妨碍其输出结果的准确性。

推广到一般情况，对于训练数据集 $T = \{(\boldsymbol{x}_1, y_1), (\boldsymbol{x}_2, y_2), \cdots, (\boldsymbol{x}_n, y_n)\}$，每个样本 $\boldsymbol{x} = (x^{(1)}, x^{(2)}, \cdots, x^{(m)})^{\mathrm{T}}$，即每个样本有 m 维特征，基于特征条件独立假设可以得到：

$$P(X = \boldsymbol{x}|Y = C_k) = P(X^{(1)} = x^{(1)}, \cdots, X^{(n)} = x^{(m)}|Y = C_k)$$
$$= \prod_{i=1}^{m} P(X^{(i)} = x^{(i)}|Y = C_k) \tag{2-35}$$

因而朴素贝叶斯的表达式可以推导为：

$$P(Y = C_k|X = \boldsymbol{x}) = \frac{P(Y = C_k)\prod\limits_{i=1}^{m}P(X^{(i)} = x^{(i)}|Y = C_k)}{\sum\limits_{k}P(Y = C_k)\prod\limits_{i=1}^{m}P(X^{(i)} = x^{(i)}|Y = C_k)} \tag{2-36}$$

式（2-35）中，C_k 表示类别 k，$X^{(i)}$ 表示样本 x 的第 i 个特征。$P\left(Y=C_k\middle|X=x\right)$ 表示样本为 x 时，Y 取不同值 C_1，C_2，…，C_k 时的概率。式（2-36）中的分母是固定值，不受 C_k 取值的影响，因而朴素贝叶斯分类器可表示为：

$$P\left(Y=C_k\middle|X=x\right)=P\left(Y=C_k\right)\prod_{i=1}^{m}P\left(X^{(i)}=x^{(i)}\middle|Y=C_k\right) \qquad (2\text{-}37)$$

最大概率值 P 所对应的类别为朴素贝叶斯分类器的预测结果，即：

$$y=\mathop{\mathrm{argmax}}_{k}\left(P\left(Y=C_k\right)\prod_{i=1}^{m}P\left(X^{(i)}=x^{(i)}\middle|Y=C_k\right)\right) \qquad (2\text{-}38)$$

2. 高斯朴素贝叶斯分类器

朴素贝叶斯分类器还能用于特征为连续数据的分类问题中。同样以辨别抑制剂分子为例，表2-6提供了特征为连续数值的示例训练数据，同样选择分子的 $\log P$、氢键作用强度、分子量作为特征，将"高""中""低"的离散值改成连续数值，并以氢键供体数的量化特征取代"氢键作用强度"特征。

表2-6 朴素贝叶斯分类器的训练数据示例（连续值）

编号	$\log P(A)$	氢键供体数(B)	分子量(C)	成药性
1	13.7	12	850	不可成药
2	8.9	9	900	不可成药
3	5.6	6	630	不可成药
4	5.2	5	520	不可成药
5	3.0	3	180	可成药
6	1.6	3	150	可成药
7	4.7	4	200	可成药
8	5.2	5	470	可成药

机器学习中的训练数据通常都具有较大规模以确保训练得到模型的效能，可以认为化合物分子的 $\log P$、氢键供体数、分子量均呈正态分布，并可根据训练样本计算出每种特征分布的均值和方差，即可得到每种特征正态分布的概率密度函数。有了概率密度函数，将样本的特征值代入，即可得到该样本的 P（特征|类别），并根据贝叶斯公式计算得到样本属于各类别的后验概率。

假设以表2-6中的数据训练得到朴素贝叶斯分类器后，需要用该分类器预测一个新分子的成药性，对于不可成药的训练数据或者可成药的训练数据，均可计算出每一类样本中各个特征的均值 μ 与标准差 σ，根据正态分布的密度函数公式：

$$f(x)=\frac{1}{\sigma\sqrt{2\pi}}\mathrm{e}^{-\frac{(x-\mu)^2}{2\sigma^2}} \qquad (2\text{-}39)$$

式（2-39）中，x 表示特征值。

可分别计算出新分子的 P(特征|类别)，即：

$$P(ABC|可成药)=P(A|可成药)P(B|可成药)P(C|可成药)$$

$$P(ABC|不可成药)=P(A|不可成药)P(B|不可成药)P(C|不可成药)$$

再比较 P(可成药)P(ABC|可成药)以及 P(不可成药)P(ABC|不可成药)的大小，得到 P(可成药|ABC)与 P(不可成药|ABC)的大小关系，进而得到新分子的预测类别。

推广到一般的情况下，考虑特征维度大于1的训练数据，例如可用（$\log P$，$\log D$）作为"亲脂性"的特征值，其维度为2，即分子"亲脂性"的分布为多变量正态分布，亦被称为多元高斯分布，如图2-19所示。

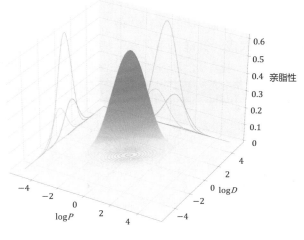

图2-19　多元高斯分布示意

朴素贝叶斯算法原理简单，误差较小，能够处理多分类问题，对缺失数据不敏感。但是其特征条件独立的强假设，导致在数据属性个数较多或彼此相关性较大的情况下，无法获得理想的训练结果。

（三）K-近邻算法

K-近邻算法（K-nearest neighbor，KNN）诞生于1968年，也是常用的分类算法之一，和朴素贝叶斯算法一样，它同样适用于二分类问题和多分类问题。

K-近邻算法代码

1. K-近邻算法原理

K-近邻算法的基本思路是：在已有的庞大训练数据集中找到与新输入的待预测样本最邻近的 K 个样本，并判断这 K 个样本中绝大多数的所属类别作为分类结果进行输出。KNN的样本分类过程如图2-20所示。

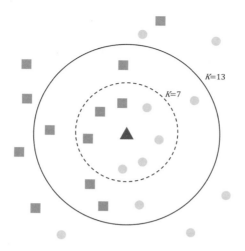

图2-20　K-近邻算法示意

在图2-20中，训练数据中的样本包括两种类别，分别用正方形和圆形表示，位于正中间的三角形表示输入的待分类样本。利用K-近邻算法对该三角形进行分类，当K取不同值时，会得到不同的分类结果。当$K=7$时，三角形周围最邻近的7个数据点分别为3个正方形和4个圆形，圆形更多，因此，模型会将三角形归为圆形的类别；当$K=13$时，三角形周围最邻近的13个数据点分别为7个正方形和6个圆形，正方形更多，因此，模型会将三角形归为正方形的类别。

从上面的例子可以看出，K-近邻算法的原理非常简单，其没有明显的训练过程，只有当收到新样本需要进行预测时才会开始计算。

可以将KNN的工作原理简单理解为对二维特征空间的划分，如图2-21所示。在特征空间中，对于每个训练样本点x_i，距离该样本点比其他样本点更近的所有点组成一个子区域，叫作单元。将x_i的类别y_i作为该空间内所有样本点的类标签，所有样本点的单元组成了整个特征空间。

KNN模型具有3个基本要素——距离度量、K值和分类决策规则。若训练集固定，且这三个要素确定，则KNN对待测样本的预测类别是唯一确定的。

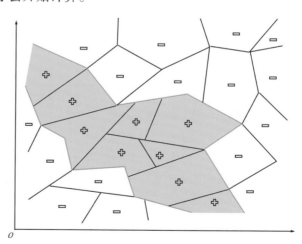

图2-21　KNN算法的特征空间划分

注："＋"和"－"分别代表两种不同的类别。

2. KNN的距离度量

KNN之所以能用于分类，是因为特征空间内样本点间的距离能够反映样本特征的相似程度。样本点之间的距离度量可以是欧氏距离、曼哈顿距离等。以n维实数向量空间作为KNN的特征空间，则点x_i和x_j可表示为：

$$x_i, x_j \in X, x_i = (x_i^1, x_i^2, \cdots, x_i^n), x_j = (x_j^1, x_j^2, \cdots, x_j^n)$$

x_i和x_j的距离L_P可定义为：

$$L_P(x_i, x_j) = \left(\sum_{l=1}^{n} \left| x_i^l - x_j^l \right|^p \right)^{\frac{1}{p}} \tag{2-40}$$

式（2-40）中，$p \geqslant 1$。当$p = 2$时，为欧氏距离（Euclidean distance），即：

$$L_P(x_i, x_j) = \left(\sum_{l=1}^{n} \left| x_i^l - x_j^l \right|^2 \right)^{\frac{1}{2}} \tag{2-41}$$

当$p = 1$时，为曼哈顿距离（Manhattan distance），即：

$$L_P(x_i, x_j) = \sum_{l=1}^{n} \left| x_i^l - x_j^l \right| \tag{2-42}$$

图2-22为二维空间内p取不同值时，与原点的距离L_P为1的点形成的图形。

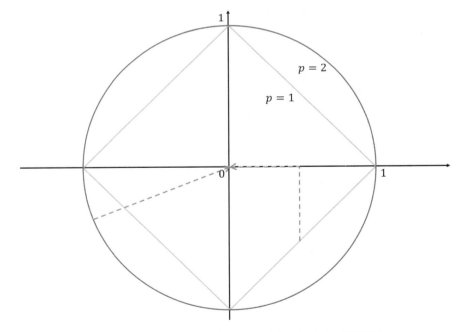

图2-22　p取不同值时与原点距离为1的点形成的图形

3. K值的选择和分类决策规则

KNN的分类结果受 K 值的影响显著。K值较小会导致近似误差（approximation error）较小、估计误差（estimation error）较大，模型容易出现过拟合现象，对邻近的噪声样本点过于敏感；相反地，K值较大会导致近似误差较大、估计误差较小，模型容易出现欠拟合现象，且模型过于简单，分类效果有限。因此，通常采用交叉验证方法确定最合适的 K 值。

KNN算法的分类决策规则往往是多数表决规则（majority voting rule），也就是前文所介绍的由待测样本的 K 个最近邻训练样本中的多数类来决定待测样本的类别。可以使用k-d树来实现KNN算法，感兴趣的读者可自行了解。

（四）支持向量机

支持向量机（SVM）也是一种常用于二分类问题的模型，SVM衍生出了多种新算法，并被广泛应用于包括医药领域在内的多个领域中。

支持向量机

1. 支持向量机的基本模型

对于给定的训练样本集 $D = \{(\boldsymbol{x}_1, y_1), (\boldsymbol{x}_2, y_2), \cdots, (\boldsymbol{x}_m, y_m)\}$，$y_i \in \{-1, +1\}$，SVM对样本进行分类的基本思路是，在样本所在空间中确定一个划分超平面 $\boldsymbol{w}^{\mathrm{T}}\boldsymbol{x} + b = 0$，进行空间划分，以此实现对样本的二分类，简单来说就是，寻找两类样本之间的分类边界。

令与数据样本相切的划分超平面的平行超平面为 $\boldsymbol{w}^{\mathrm{T}}\boldsymbol{x} + b = \pm 1$，则有如下数学关系式：

$$\begin{cases} \boldsymbol{w}^{\mathrm{T}}\boldsymbol{x}_i + b \geqslant 1, & y_i = 1 \\ \boldsymbol{w}^{\mathrm{T}}\boldsymbol{x}_i + b \leqslant -1, & y_i = -1 \end{cases} \tag{2-43}$$

式（2-43）中等号成立的条件是，样本点正好落在平行的超平面上，这些样本点被称为支持向量（support vector），两个平行超平面的距离称为间隔（margin）或硬间隔（hard margin），用 γ 表示。间隔的大小可表示为：

$$\gamma = \frac{2}{\|\boldsymbol{w}\|} \tag{2-44}$$

式（2-44）中，$\|\boldsymbol{w}\|$ 表示 $\boldsymbol{w}$ 的范数。SVM对样本的划分如图2-23所示。

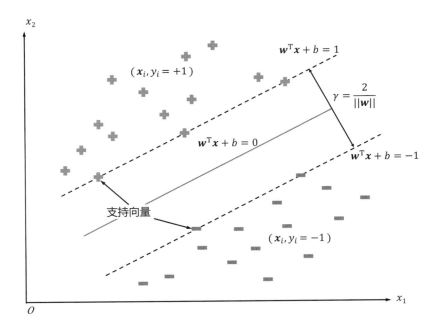

图2-23　支持向量机的划分超平面与间隔

针对特定的样本集，可能存在许多划分超平面可以区分不同类别的样本，但这些划分超平面中间隔最大的划分超平面对样本的区分度最大，泛化性能最强。而划分超平面由参数 $\boldsymbol{w}$ 和 b 定义，因此，SVM训练的目标是，找到使得间隔 γ 最大的参数 $\boldsymbol{w}$ 和 b。由式（2-43）和间隔的定义可得SVM训练目标的数学表达式为：

$$\begin{cases} \max\limits_{\boldsymbol{w},b} \dfrac{2}{\|\boldsymbol{w}\|} \\ y_i(\boldsymbol{w}^{\mathrm{T}}\boldsymbol{x}_i+b)\geqslant 1, i=1,2,3,\cdots,m \end{cases} \tag{2-45}$$

等价于：

$$\begin{cases} \min\limits_{\boldsymbol{w},b} \dfrac{1}{2}\|\boldsymbol{w}\|^2 \\ y_i(\boldsymbol{w}^{\mathrm{T}}\boldsymbol{x}_i+b)\geqslant 1, i=1,2,3,\cdots,m \end{cases} \tag{2-46}$$

通过式（2-46）得到的分类模型就叫作支持向量机。式（2-46）是SVM的基本型，SVM的训练过程就是式（2-46）最小化的过程。值得注意的是，从公式上看间隔大小只与 $\boldsymbol{w}$ 有关，实际上由于不等式的限制，b 值对间隔也有影响。

2. 核函数

上述推导的基本前提是，训练样本在当前样本空间中是线性可分的，但是真实世界中很多分类问题在原始样本空间内是线性不可分的，此时需要将原始数据进行非线性映射，映射到更高维度的特征空间，使得样本在高维空间内线性可分。这一非线性映射的过程如图2-24所示。

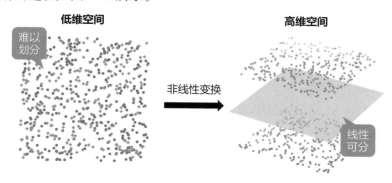

图2-24　非线性映射

假设非线性映射函数为$\phi(\boldsymbol{x})$，则在高维空间内的划分超平面为：

$$f(\boldsymbol{x})=\boldsymbol{w}^{\mathrm{T}}\phi(\boldsymbol{x})+b \tag{2-47}$$

然而，在SVM求解过程中会涉及样本$\boldsymbol{x}_i$和$\boldsymbol{x}_j$在高维特征空间的内积$\phi(\boldsymbol{x}_i)^{\mathrm{T}}\phi(\boldsymbol{x}_j)$，由于维度过高，其计算过程往往过于复杂，给SVM求解带来了极大的困难。为此，引入了核函数（kernel function）进行计算：

$$\kappa(\boldsymbol{x}_i,\boldsymbol{x}_j)=\phi(\boldsymbol{x}_i)^{\mathrm{T}}\phi(\boldsymbol{x}_j) \tag{2-48}$$

原始样本空间内的$\boldsymbol{x}_i$和$\boldsymbol{x}_j$可以经过核函数$\kappa(\boldsymbol{x}_i,\boldsymbol{x}_j)$计算得到高维特征空间的内积。通过引入核函数，SVM避免了在高维特征空间直接计算高维向量内积，提升了计算效率。

常用的核函数如表2-7所示。将已知的核函数进行线性组合、直积等几种函数组合运算获得的新函数也是核函数。在实际模型构建中，可以组合使用常用的核函数得到新的核函数。

表2-7　常用的核函数

名称	表达式
线性核	$\kappa(\boldsymbol{x}_i,\boldsymbol{x}_j)=\boldsymbol{x}_i^{\mathrm{T}}\boldsymbol{x}_j$
多项式核	$\kappa(\boldsymbol{x}_i,\boldsymbol{x}_j)=\left(\boldsymbol{x}_i^{\mathrm{T}}\boldsymbol{x}_j\right)^d,\ d\geqslant 1$
高斯核	$\kappa(\boldsymbol{x}_i,\boldsymbol{x}_j)=\exp\left(-\dfrac{\left\|\boldsymbol{x}_i-\boldsymbol{x}_j\right\|^2}{2\sigma^2}\right),\ \sigma>0$
拉普拉斯核	$\kappa(\boldsymbol{x}_i,\boldsymbol{x}_j)=\exp\left(-\dfrac{\left\|\boldsymbol{x}_i-\boldsymbol{x}_j\right\|}{2\sigma}\right),\ \sigma>0$
Sigmoid核	$\kappa(\boldsymbol{x}_i,\boldsymbol{x}_j)=\tanh\left(\beta\boldsymbol{x}_i^{\mathrm{T}}\boldsymbol{x}_j+\theta\right),\ \beta>0,\ \theta<0$

对样本进行非线性映射的目标是，寻找一个合适的核函数，但是实际中往往无法事先知道针对特定数据集的合适的核函数，因此，核函数的选择是SVM模型构建和训练中的一个难点，不恰当的核函数选择可能会导致模型的性能不佳。在实际选择过程中需要结合样本数据的分布特征，不断尝试不同的核函数才能找到合适的核函数。

3. 软间隔支持向量机

上述介绍的SVM要求所有样本能够被超平面正确划分，即都满足式（2-43）。在现实任务中，很多时候都无法找到合适的核函数能使训练数据的样本在高维特征空间中完全线性可分。因此，研究者在支持向量机中进一步引入了软间隔（soft margin）的概念，它容许支持向量机在分类时对部分样本可以分类出错，如图2-25所示。

支持向量机代码

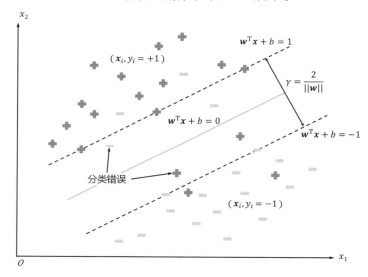

图2-25　支持向量机中出现的分类错误样本

软间隔支持向量机用损失函数来控制样本分类出错的比例，即在式（2-46）中引入了损失函数项来取消原先的强制约束。软间隔支持向量机的优化目标函数为：

$$\min_{\boldsymbol{w},b}\left(\frac{1}{2}\|\boldsymbol{w}\|^{2}+C\sum_{i=1}^{m}l_{0,1}\big(y_{i}(\boldsymbol{w}^{\mathrm{T}}\boldsymbol{x}_{i}+b)-1\big)\right) \tag{2-49}$$

式（2-49）中C为一个模型超参数，它控制着模型允许出错的样本比例。一般C越大，损失函数项权重越大，出错的样本数就会越少。式（2-49）中的损失函数$l_{0,1}$是0/1损失函数，其定义为：

$$l_{0,1}(x)=\begin{cases}0, & x\geqslant0\\1, & x<0\end{cases} \tag{2-50}$$

即当自变量值小于0时，函数值为1，否则为0。若样本分类正确，$y_{i}(\boldsymbol{w}^{\mathrm{T}}\boldsymbol{x}_{i}+b)-1\geqslant$

0，损失函数值为0；若样本分类错误，$y_i(\boldsymbol{w}^{\mathrm{T}}\boldsymbol{x}_i+b)-1<0$，损失函数值为1，则损失函数之和为分类错误的样本数量，因此，错误比例越低，损失值越小。但0/1损失函数不是凸函数，也并不连续，数学性质不佳，通常使用其他损失函数替代0/1损失函数来计算损失函数项。常见的SVM损失函数如表2-8所示。

表2-8　常用的SVM损失函数

名称	表达式
Hinge损失函数	$l_{\mathrm{hinge}}(z)=\max(0,1-z)$
指数损失函数	$l_{\mathrm{exp}}(z)=\exp(-z)$
对率损失函数	$l_{\mathrm{log}}(z)=\ln(1+\exp(-z))$

当采用Hinge损失函数时，软间隔SVM的损失表达式为：

$$\begin{aligned}\min_{\boldsymbol{w},b}\left(\frac{1}{2}\|\boldsymbol{w}\|^2+C\sum_{i=1}^{m}l_{\mathrm{hinge}}\left(y_i(\boldsymbol{w}^{\mathrm{T}}\boldsymbol{x}_i+b)\right)\right)\\=\min_{\boldsymbol{w},b}\left(\frac{1}{2}\|\boldsymbol{w}\|^2+C\sum_{i=1}^{m}\max\left(0,1-y_i(\boldsymbol{w}\boldsymbol{x}_i+b)\right)\right)\end{aligned} \tag{2-51}$$

式（2-51）为最常用的软间隔支持向量机表达式。若将式（2-51）中的损失函数替换为其他损失函数，则可得到软间隔SVM的一般表达式为：

$$\min_{\boldsymbol{w},b}\left(\frac{1}{2}\|\boldsymbol{w}\|^2+C\sum\mathrm{loss}\right) \tag{2-52}$$

式（2-52）中包含了正则化的概念，第一项 $\frac{1}{2}\|\boldsymbol{w}\|^2$ 表示模型的复杂性，称为模型的结构风险，也称正则化项。结构风险越小，模型的参数量越少或者模型参数的数值越小，发生过拟合现象的概率也会越小。第二项为损失函数项，表示训练误差，称为模型的经验风险。在模型训练过程中，一般只需考虑经验风险，但当模型十分复杂时，则应同时考虑其结构风险。

4.正则化

根据"奥卡姆剃刀原理"，即简单有效原理，若同时有多个模型都能解决当前的问题，则应选择最简单的模型。"最简单"意味着模型的参数量少或者模型参数的数值小。正则化正是根据这个原理对模型进行限制，在模型中加入正则化项就是为了选择经验风险较小且复杂度低的模型。

给定样本 $(\boldsymbol{x}_i,y_i)$，模型对该样本的预测值为 $f(\boldsymbol{x}_i)$，则损失函数记为 $L(f(\boldsymbol{x}_i),y_i)$。模型在整个训练集上的损失定义为：

$$L(Y,f(\boldsymbol{X}))=\frac{1}{m}\sum_{i=1}^{m}L(f(\boldsymbol{x}_i),y_i) \tag{2-53}$$

式(2-53)中损失函数 $L(Y, f(\boldsymbol{X}))$ 即为经验风险，m 为样本总数，模型训练过程就是使该函数达到最小值，也就是经验风险最小化。使用结构风险可以有效限制模型发生过拟合现象，在经验风险后加上的正则化项就是结构风险。模型损失的一般表达式为：

$$L(Y, f(\boldsymbol{X})) = \frac{1}{m} \sum_{i=1}^{m} L(f(\boldsymbol{x}_i), y_i) + \lambda J(f) \tag{2-54}$$

式(2-54)中，$\lambda \geqslant 0$，是调节结构风险和经验风险比例的系数。正则化可以有不同的形式，常见的有 L_1 和 L_2 正则化。后者的正则化项是模型参数的 L_2 范数：

$$L(\boldsymbol{w}) = \frac{1}{m} \sum_{i=1}^{m} L(f(\boldsymbol{x}_i; \boldsymbol{w}), y_i) + \frac{\lambda}{2} \|\boldsymbol{w}\|_2^2 \tag{2-55}$$

式（2-55）中的 $\|\boldsymbol{w}\|_2^2$ 表示模型参数向量 $\boldsymbol{w}$ 的 L_2 范数的平方。实际上，软间隔SVM的一般表达式（2-52）就采用了 L_2 正则化，由此可见，正则化和支持向量的作用有异曲同工之妙。

有些模型会使用 L_1 正则化，L_1 正则化使用的是 $\boldsymbol{w}$ 向量的 L_1 范数：

$$L(\boldsymbol{w}) = \frac{1}{m} \sum_{i=1}^{m} L(f(\boldsymbol{x}_i; \boldsymbol{w}), y_i) + \lambda \|\boldsymbol{w}\| \tag{2-56}$$

式(2-56)中的 $\|\boldsymbol{w}\|$ 就是参数向量 $\boldsymbol{w}$ 的 L_1 范数。

5. 支持向量回归

可以将SVM中的划分超平面模型转化为回归模型，即得到了支持向量回归（support vector regression，SVR）。与传统线性回归相比，SVR最大的特点是引入了 ϵ-不敏感损失函数 $l_\epsilon(z)$（ϵ-insensitive loss）。

$$l_\epsilon(z) = \begin{cases} 0, & |z| \leqslant \epsilon \\ |z| - \epsilon, & |z| > \epsilon \end{cases} \tag{2-57}$$

式（2-57）中的 $\epsilon > 0$ 为超参数。在传统的回归模型中，模型的损失值为输出值 $f(\boldsymbol{x})$ 与样本真实标签 y 之间的差异，当 $f(\boldsymbol{x}) = y$ 时，损失值为零。SVR允许 $f(\boldsymbol{x})$ 与 y 之间最多有 ϵ 的偏差，仅当差值的绝对值大于 ϵ 时才将样本的损失纳入统计。即SVR给训练样本提供一个宽度为 2ϵ 的误差带，在误差带内的样本不会被纳入损失值的计算，而被认为是正常数据分布的必然结果，如图2-26所示。SVR的损失函数定义如下：

$$\min_{\boldsymbol{w}, b} \left(\frac{1}{2} \|\boldsymbol{w}\|^2 + C \sum_{i=1}^{m} l_\epsilon(\boldsymbol{w}^\mathrm{T} \boldsymbol{x}_i + b - y_i) \right) \tag{2-58}$$

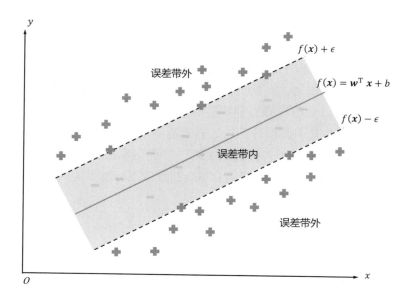

图2-26　支持向量回归示意

SVR与SVM最直观的区别在于，SVR的间隔区内为正确预测的样本区，而SVM中正确分类的样本在间隔带的两侧。对于在原始样本空间无法有效进行线性拟合的任务，同样可以通过核函数将样本非线性映射到高维特征空间，从而提升模型预测性能。

第三节 · 监督学习应用浅析

本节将以支持向量回归预测分子的$\log P$为例，介绍监督学习的具体应用方法。亲脂性是化合物的理化性质中至关重要的一种属性，化合物的亲脂性研究在医药领域研究中十分重要，常常是药物研发过程中的关键考量因素。$\log P$是衡量化合物亲脂性的重要参数，可以利用支持向量回归的监督学习方法构建预测模型来预测化合物的$\log P$，从而推动药物性质研究。

一、化合物的亲脂性和$\log P$

药物研发和设计包括新靶点的识别、新先导化合物的合成、体外和体内生物活性实验室筛选先导化合物、结构优化等流程。新药研发的周期十分漫长，每个新的药物分子平均需要近12年的研发时间才能到达患者手中，并且平均研发成本高达8亿美元[6]。传统的药物研发模式比较低效，其实际研发进程与理想状态相距甚远[7]。

而现阶段组合化学、分子建模和高通量筛选等前沿技术的发展使得药物研发的瓶颈问题变成了药效的优化而非先导化合物的发现[8]。

在药物设计研发的流程中，除了需要不断优化分子与作用靶点的结合特异性外，还需要实现药物的精准递送。药物递送的过程受分子性质的影响显著，如分子溶解度、稳定性、渗透性以及药代动力学特性等。倘若在药物分子设计之初能够研究清楚分子的理化性质，并基于此设计药物，通常能够加快药物分子的研发速度。此外，小分子药物设计通常需要符合"五倍率法则"。"五倍率法则"描述了口服药物在人体内生物利用度的影响因素——口服药物不会违反以下标准中的两个及以上：

（1）化合物的氢键供体不超过5个。

（2）化合物的氢键受体（氮或氧原子）不超过10个。

（3）化合物的相对分子质量小于500Da。

（4）化合物的$\log P$不大于5[9]。

（5）化合物中可旋转键的数目不大于10个[10]。

口服小分子药物通常符合前四项规则，如图2-27所示。

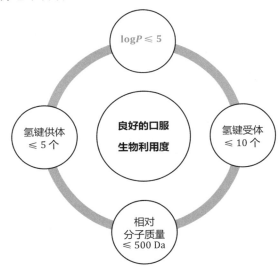

图2-27　口服小分子药物的一般性质

在众多理化性质中，分子的亲脂性被认为是药物成功通过临床研究并进入市场的关键因素之一。亲脂性是指化合物溶解在非极性溶剂（如甲苯或正己烷）中的能力。在口服药物的吸收过程中，亲脂性高的药物水溶性差，亲脂性低弱的药物渗透能力差，只有当药物分子的亲脂性在合适范围内时，才具有良好的口服生物利用度。此外，亲脂性还会影响药物分子的吸收、代谢、分布、排泄过程以及其与受体结合的亲和力。有研究表明，分子的亲脂性高低与药物的不良反应相关。

logP是指在化合物分子均以中性形式存在的pH条件下，其分子在油相（通常为正辛醇）和水相（通常为缓冲液）中的分配系数比值的对数值。logP常被用来衡量化合物的亲脂性，其数值一般受化合物的多种自身属性的影响，包括分子体积、偶极矩等[11]。基于化合物分子特征表征构建机器学习模型，可以实现对未知化合物分子logP的预测。

二、利用支持向量回归构建预测模型

扩展连通性指纹（extended connectivity fingerprints）是生物信息学和化学信息学等领域中广泛应用的一种分子指纹，其核心算法是基于1965年H. L. Morgan等人发表的Morgan算法[12]，因此，也被称作Morgan分子指纹（MorganFP）。MorganFP的计算速度快，可以表征多种分子的特征，其包含大量信息，如分子手性、特定区域的子结构

SVR预测化合物
logP代码

等。以下应用实例以MorganFP作为分子的表征方式，并构建用于分子logP预测的支持向量回归模型。

（一）载入训练数据

要将化合物分子的结构作为训练数据输入模型进行计算学习，需要先找到一种合适且统一的分子结构编码方式，生物信息学中常用SMILES进行分子编码。SMILES可读性强，同一种分子结构可以有多种写法，而通过统一原子排序可以做到一个分子对应一个唯一的SMILES编码结果，如图2-28所示。

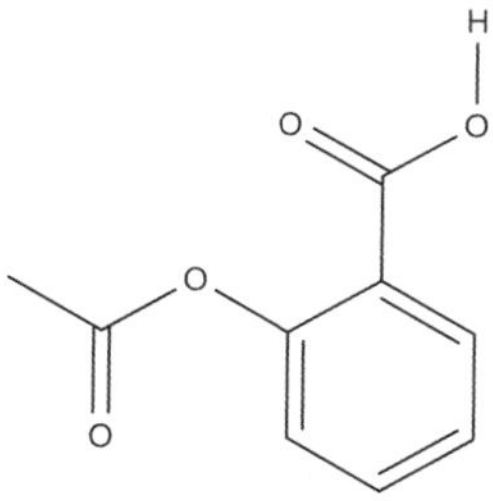

SMILES编码：CC(=O)OC1=CC=CC=C1C(=O)O

图2-28　对乙酰氨基酚的SMILES编码

化合物分子的SMILES编码应用广泛、认可度高，目前各大分子编辑软件均支持分子SMILES格式输入，其被广泛应用于生物信息学和化学信息学研究，并且已有诸多知名的分子数据库提供了各种分子的SMILES，如PubChem、ZINC等数据库。

为了构建用于小分子logP预测的回归模型，首先需要收集已知药物分子的logP，然后收集这些化合物的SMILES编码结果，最后用Python语言导入。示例代码如下：

```
# 导入必要的依赖库
import numpy as np
from rdkit import Chem, DataStructs
from rdkit.Chem import AllChem
from sklearn.svm import SVR
from sklearn.metrics import mean_squared_error, r2_score
from scipy import stats
import matplotlib.pyplot as plt

# 载入训练数据, 即 smiles 编码的分子库
num_mols = 5000
f1 = open('smiles.txt', 'r')
smiles = f1.readlines()
f2 = open('logP.txt', 'r')
logP_total = f2.readlines()
```

rdkit 库集成了大量处理分子的算法, 包括分子 MorganFP 的计算方法。

(二) 训练数据的预处理和数据划分

利用导入的 SMILES 计算各分子的 MorganFP, 具体的计算方法已经集成在 Python 语言的 rdkit 库中, 用户可以调用相应的算法, 示例代码如下。

```
# 计算各个分子的 MorganFP
fps_total = [ ]

for i in range(num_mols):
    smi = smiles[i].split()[0]
    m = Chem.MolFromSmiles(smi)
    fp = AllChem.GetMorganFingerprintAsBitVect(m, radius = 2)
    arr = np.zeros((1,))
    DataStructs.ConvertToNumpyArray(fp,arr)
    fps_total.append(arr)

fps_total = np.asarray(fps_total)
logP_total = np.asarray(logP_total)
```

如上代码所示，此时所有分子指纹和对应的 logP 已传入数组中，接下来需要将这些数据划分为训练集和测试集。示例代码如下：

```
# 划分训练集和测试集
num_total = fps_total.shape[0]
num_train = int(num_total*0.8)

fps_train = fps_total[0:num_train]
logP_train = logP_total[0:num_train]
fps_test = fps_total[num_train:]
logP_test = logP_total[num_train:]
```

（三）训练模型与超参数调优

数据处理完毕后，即可开始定义支持向量回归模型并训练模型。示例代码如下：

```
# 模型训练与超参数调优
_gamma = 5.0
clf = SVR(kernel = 'poly', gamma = _gamma)
clf.fit(fps_train, logP_train)
```

模型训练直接调用了 sklearn 库中的 SVR 类，选择的核函数是多项式核函数，gamma 是核函数的超参数。以上代码中省略了超参数调优的过程和结果。

（四）模型性能评估与拟合结果可视化

模型训练结束后，需要对模型的性能进行评估。本实例中选择线性回归决定系数 R^2 和均方误差 MSE 来评估模型的拟合性能。将拟合结果可视化如图 2-29 所示，用以直观展示模型训练效果。示例代码如下：

```
# 模型性能评估，计算 R² 和 MSE 值
logP_pred = clf.predict(fps_test)
r2 = r2_score(logP_test, logP_pred)
mse = mean_squared_error(logP_test, logP_pred)

# 拟合结果可视化
slope, intercept, r_value, p_value, std_error = stats.linregress(logP_test, logP_pred)
yy = slope*logP_test+intercept
```

```
plt.figure(figsize = (32, 20), dpi = 150)
plt.scatter(logP_test, logP_pred, color = 'black', s = 1)
plt.plot(logP_test, yy, color = '#f25008')
plt.legend()
plt.show()
```

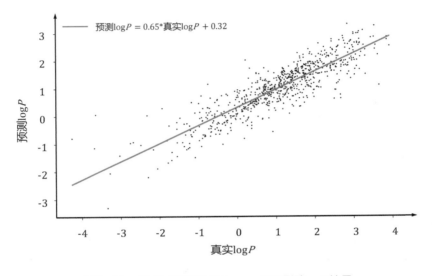

图2-29　SVR根据分子MorganFP预测logP结果

至此，已经完成了模型的训练和测试。当输入新分子的MorganFP时，模型就可以预测出其logP。如果要得到真正具有预测能力的模型甚至投入实际使用，那么无论是特征选择、模型的筛选还是超参数调优，都需要经过严格的测试对比。上述代码仅作为机器学习模型训练流程的示例。

结　语

监督学习算法是目前医药领域常用的一类机器学习方法，主要用于回归和分类两大类任务。本章从监督学习的基本流程出发，介绍了监督学习的相关知识，包括数据的选择与处理方法、模型的训练优化过程、模型的评估指标、各种回归与分类方法的原理，还介绍了线性回归、逻辑斯蒂回归、朴素贝叶斯分类器、K-近邻算法、支持向量机与支持向量回归等算法，并以支持向量回归应用于分子logP预测的回归任务为例，阐述了监督学习算法的实际应用流程。实际上，监督学习算法的种类远不止上述这些经典的算法，还包括一些深度学习模型。虽然近些年有许多创新的监督学习算法被研究者开发出来，但是本章介绍的经典机器学习方法仍在医药领域中发挥巨大的作用。

理论练习与上机实验

测试题01：概括监督学习的基本流程。

测试题02：小分子和蛋白质的表征方法分别有哪些？

测试题03：混淆矩阵如何定义？如何求马修斯相关系数？

测试题04：简述ROC曲线的绘制过程。

测试题05：简述朴素贝叶斯分类器的数学原理。

测试题06：支持向量机损失函数的一般表达式是什么？

测试题07：尝试用支持向量回归，根据Morgan分子指纹预测$\log P$。

参考文献

[1] Rao H B, Zhu F, Yang G B, et al. Update of PROFEAT: a web server for computing structural and physicochemical features of proteins and peptides from amino acid sequence[J]. Nucleic Acids Research, 2011, 39(W1): W385-W390.

[2] Hong J, Luo Y, Mou M, et al. Convolutional neural network-based annotation of bacterial type IV secretion system effectors with enhanced accuracy and reduced false discovery [J]. Briefings in Bioinformatics, 2020, 21(5): 1825-1836.

[3] Tong X, Liu S. CPPred: coding potential prediction based on the global description of RNA sequence[J]. Nucleic Acids Research, 2019, 47(8): e43.

[4] Yang Q, Wang Y, Zhang Y, et al. NOREVA: enhanced normalization and evaluation of time-course and multi-class metabolomic data[J]. Nucleic Acids Research, 2020, 48(W1): W436-W448.

[5] Fu J, Zhang Y, Wang Y, et al. Optimization of metabolomic data processing using NOREVA [J]. Nature Protocols, 2022, 17(1): 129-151.

[6] DiMasi J A, Hansen R W, Grabowski H G. The price of innovation: new estimates of drug development costs[J]. Journal of Health Economics, 2003, 22(2): 151-185.

[7] Paul S M, Mytelka D S, Dunwiddie C T, et al. How to improve R&D productivity: the pharmaceutical industry's grand challenge[J]. Nature Reviews Drug Discovery, 2010, 9(3): 203-214.

[8] Liu X, Testa B, Fahr A. Lipophilicity and its relationship with passive drug permeation[J]. Pharmaceutical Research, 2011, 28(5): 962-977.

[9] Lipinski C A, Lombardo F, Dominy B W, et al. Experimental and computational approaches to estimate solubility and permeability in drug discovery and development settings[J]. Advanced Drug Delivery Reviews, 2001, 46(1-3): 3-26.

[10] Veber D F, Johnson S R, Cheng H Y, et al. Molecular properties that influence the oral bioavailability of drug candidates[J]. Journal of Medicinal Chemistry, 2002, 45(12): 2615-2623.

[11] Hansch C, Leo A, Mekapati S B, et al. QSAR and ADME[J]. Bioorganic & Medicinal Chemistry, 2004, 12(12): 3391-3400.

[12] Morgan H L. The generation of a unique machine description for chemical structures-a technique developed at chemical abstracts service[J]. Journal of Chemical Documentation, 1965, 5(2): 107-113.

第三章 监督学习在医药领域的应用

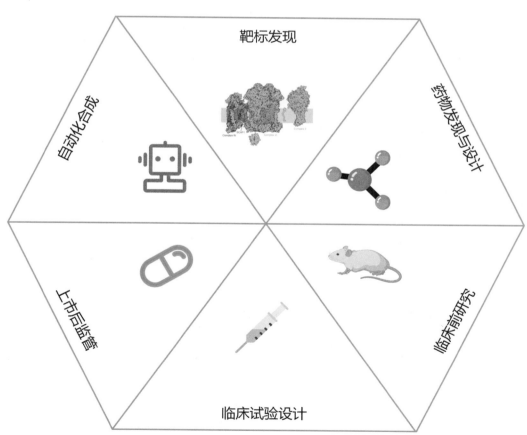

先导化合物优化是药物研发早期最困难、最复杂的步骤之一。传统方法主要依赖于药物化学家的经验和判断。这一领域最基本的问题是，如何优化分子结构来获得良好的 ADMET 特性，以及如何在优化这些特性的同时保持良好的靶向活性。基于监督学习算法的预测方法可以较好地解决上述问题，帮助药物研发人员高效地完成药物的设计算法、优化和合成过程。本章主要介绍监督学习在医药领域的应用及相关案例。

日常生活中，人们能够接触到非常多的药物，诸如解热镇痛药物阿司匹林、布洛芬，抗菌药物诺氟沙星等，这些都是小分子药物，能够缓解或治疗相应的疾病。然而，药物并非从天而降，在药物研发过程中，有多方面的挑战。例如，专利到期、与日俱增的研发成本等都对制药行业产生了冲击。一些重磅药物，诸如阿托伐他汀、氯吡格雷、孟鲁司特等，随着专利权的保护期到期，其销售额也会受到影响。而在此前风靡的"Me too, me better"的药物研发理念，虽然能够降低药物研发的成本，但显然不是维持药物研发行业可持续发展的一个可行模式。

能否利用人工智能的方法辅助药物设计？能否将需要反复进行的实验交给计算机？毫无疑问，是可以的。从1992年开始，神经网络就被应用于预测癌症药物的作用机制，到了1994年，第一个基于神经网络和进化算法的全自动分子设计方法问世。

上一章已经介绍了监督学习的基本概念以及部分机器学习算法，如KNN、SVM等。本章将介绍医药领域中监督学习方法的具体应用实例，以此来帮助读者更好地了解"监督学习"与"医药"，尤其是与"药学"的有机结合方式。

第一节 · 基于监督学习的定量构效关系

在正式介绍监督学习在医药领域的应用之前，有必要先简单介绍一下构效关系（structure-activity relationship，SAR）与定量构效关系（quantitative structure-activity relationship，QSAR）的概念。这两个概念在使用机器学习方法进行药物设计的过程中经常出现，是设计、优化和研发药物的有力助手。

定量构效关系

通过构效关系分析可以获得药物分子在生物学反应中所涉及的重要官能团，进而利用计算机辅助药物设计技术，对活性先导化合物进行结构修饰，并通过实验验证结构修饰后的分子生物活性。SAR信息主要基于"相似结构的分子具有相似的活性"这一假设，通过大量的实验来获取化合物活性及其结构之间的关系。

在药物研发中，定量构效关系主要基于各种分子表征方法（如分子描述符、分子指纹等）、数学模型来描述分子的结构与其生物活性之间的关系。QSAR模型认为，化合物的结构决定其理化性质及生物活性，因此，可以建立化合物的结构与其理化性质、生物学活性、毒理学效应等方面的定量关系。通常，QSAR分析涉及的流程包括前期数据集的准备、分子描述符的计算与选择、相关模型的建立以及对模型结果的评估和验证。

如图3-1所示，QSAR建模可以基于配体信息（ligand-based），也可以基于靶点的结构（structure-based）。当蛋白质结构已知时，可以直接将分子与蛋白质对接来评估其结构与活性之间的数学关系；当蛋白质结构无法获取时，则可以通过研究该靶点的一系列配体结构与相应活性的关系来进行QSAR建模。QSAR已被用于模拟许多药物的活性、毒性以及安全临界值，包括药物致死剂量、皮肤或眼睛刺激性以及组织特异性毒性等。

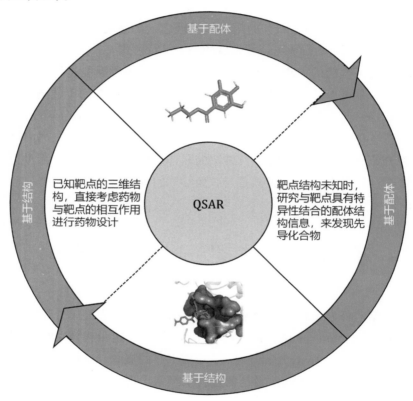

图3-1　定量构效关系

目前已经建立了多种基于随机森林的QSAR回归模型，例如，Profile-QSAR 2.0平台使用随机森林回归来预测分子的半抑制浓度（IC50）[1]。随机森林模型能够对模型认为重要的分子描述符和分子结构进行化学和生物解释[2]。支持向量回归也常被用于QSAR建模，其已经用于XIIa因子抑制剂的识别与IC50值预测[3]，还有研究探讨了数据集大小和参数值对基于支持向量回归的QSAR模型性能的影响[4, 5]。朴素贝叶斯算法是构建QSAR模型的另一种常见方法，有研究人员使用朴素贝叶斯算法构建了一组能够预测分子ADME/Tox、体内外生物活性和其他理化性质的回归模型[6]。

第二节 · 基于监督学习的药物ADMET和安全性预测

药物的ADMET，即药物分子的吸收（absorption）、分布（distribution）、代谢（metabolism）、排泄（excretion）以及毒性（toxicity），对这些性质进行研究是药物研发过程中不可或缺的一环。在药物研发的过程中，尽快地确定化合物的ADMET性质，借助这些性质来判断化合物的成药性，这对于推动药物研发进程有重要意义。

监督学习方法已经被广泛应用于关联化合物的分子描述符及其ADMET性质，并构建相应的预测模型。研究人员已经开发了诸多用于预测分子ADMET性质的方法，这些方法旨在进一步推进药物研发领域的发展，拓展药物分子的化学空间。

一、吸收

药物吸收是指药物从作用部位被吸收到血液进入体循环的过程。吸收是一个复杂的过程，由药物的理化性质、剂型、给药途径等诸多因素共同作用。药物吸收的预测模型可分为基于物理化学和基于生理学两大类。目前，评估吸收过程中涉及的物理化学性质包括但不限于$logP$、渗透性等。如果一个候选药物分子水溶性较差，那么预计其吸收较差，但是做出这样的判断是不够准确的，因为在药物吸收过程中有多种跨膜机制，仅仅基于物理化学特征对药物吸收进行预测是比较片面的。因此，基于生理学特征有助于开发出可靠的吸收预测方法。

在药物吸收的过程中，肠道吸收是不能避开的关键途径。人体肠道吸收（human intestinal absorption，HIA）直接影响药物的口服生物利用度。当下已经有许多研究引入了分类和回归的模型，基于体内和体外实验测定的数据来计算和预测人体肠道吸收。许多机器学习的方法被应用于此，并且在绝大多数已发表的研究成果当中，HIA的预测准确度都在可接受的范围内。HIA预测中最突出的问题是可用数据不足导致的模型过拟合现象。解决这个问题最直接的办法是扩大数据的规模。在一项研究中，研究人员设置了数个过滤规则，过滤后收集了数千个分子组成了数据量相对较大且结构多样的Caco-2细胞渗透性数据集，通过构建预测模型证实了这个数据集的实用性。还有一些机器学习方法能够在一定程度上解决小样本容量带来的问题，并且获得良好的预测性能。比如使用集成学习技术，如梯度提升树，或使用基于深度神经网络的模型根据分子描述符预测化合物的吸收潜力，从而提高预测性能[7]。

二、分布

药物分布是指药物分子从血液中扩散或主动转运到组织、作用部位的过程。药物的理化性质会影响药物分布到各个组织的速度和程度，如亲脂性、亲水性、解离常数（pKa）等。只有未结合的药物分子才能够到达生物靶标部位，发挥预期的治疗效用。如果药物在途中被其他蛋白质所结合，那么就会影响药物的分布体积、药代动力学及药理作用。在药物分布的过程中，如果能够对不结合血浆蛋白的部分进行模拟，将其作为一个关键参数，就可以开发出相应的机器学习方法，构建预测药物分子与人类血浆蛋白结合过程的模型。有研究人员使用多种机器学习方法，包括随机森林、提升树、K-近邻算法、支持向量回归等，基于数十种分子理化性质、结构描述符构建药物分子与血浆蛋白结合的预测模型。其在测试集上获得了良好的性能，平均绝对误差（mean absolute error，MAE）在0.126～0.178[8]。

在药物分布过程中，除了血浆结合蛋白之外，还有各种生物屏障也会影响药物的分布结果，如血脑屏障和胎盘屏障等。血脑屏障在保护大脑不受血液成分（如激素、神经递质和其他外源性物质）影响、稳定大脑内环境方面有重要作用。但与此同时也产生了相应的隐患，即在治疗中枢神经系统疾病时，很多药物无法透过血脑屏障发挥药效。药物分子从血液进入大脑的速度主要取决于分子的透膜能力，可以利用机器学习方法来减少药物研发中所需要的高成本、高耗时、高难度的血脑屏障渗透实验的数量。在测定分子血脑屏障穿透能力时，有诸多体内参数可以观测，其中最常用的参数是药物在大脑中浓度与血液中浓度的比值，这一比值越高，药物透过血脑屏障的能力就越强。一些分子描述符已被证明与血脑屏障渗透性相关，包括理化性质（如亲脂性、电离状态）、电荷描述符、拓扑特征（如氢键供体和受体数目、可旋转键数目）等已被广泛用于构建血脑屏障渗透性预测模型。不过，由于现有的数据集大小和数据一致性方面有所欠缺，因此，要建立分子描述符与血脑屏障渗透性之间的准确预测模型仍然是一个不小的挑战。目前，对血脑屏障渗透机制的理解仍然有限，远不如对肠渗透机制的理解程度。被动扩散是药物在通过血脑屏障时最常见的机制，当前建立的绝大多数血脑屏障渗透预测模型都依赖于这种机制。

三、代谢

药物代谢过程是指药物在肝脏以及其他组织、器官中发生的化学转化。代谢决定了药物在体内的命运，从而影响其治疗效果和安全性，诸如药物疗效丧失、异质性药物的不良相互作用、肝毒性的产生等。代谢过程通常是由代谢酶介导的，预测药物的代谢过程是一项极具挑战性的工作。人体内代谢酶具有多功能性，酶对应的底物和抑制剂复杂多样，要对如此复杂的代谢过程进行准确预测，其难度是巨大的。不过，我们仍然可以发现药物代谢过程中的一些规律，比如细胞色素P450家族

(cytochrome P450，CYP450）和UDP-葡萄糖醛酸转移酶（UDP-glucuronic acid transferase，UGT）分别在药物的Ⅰ相和Ⅱ相代谢中发挥作用，能够代谢大部分药物分子。在药物研发的早期筛选过程中，通常会对分子进行CYP450抑制活性测定，从而剔除那些具有不良药代动力学特性的分子。

研究人员针对不同的靶标，包括CYP450，UGT、乙醇脱氢酶等，采用各种计算方法研究药物代谢过程的不同方面，通过描述参与破坏和形成分子键的电子来研究特定系统的药物代谢机制。从广义上来讲，监督学习在预测代谢领域的应用主要分为三大类：预测分子的代谢位点、预测特定分子的代谢酶以及预测分子的药代动力学参数。

代谢位点的预测十分重要，因为它为寻找可能的代谢衍生物提供了关键信息，从而为开发更安全、更有效的药物提供了策略。目前，已经开发了几种基于人工智能代谢位点的预测模型，并体现了不错的准确性。比如，有研究团队开发的区域选择性预测器（RegioSelectivity-Predictor）[9]使用层级描述符（393个基于原子的描述符以及148个拓扑描述符）来预测CYP450介导的代谢位点，表现出了良好的预测性能。SMARTCyp也是一种预测代谢位点的方法，该方法使用密度泛函理论，能够预测分子的活化能，以确定最可能的代谢位点[10]。准确预测药物代谢过程对新药研发、减少药物不良反应、减少动物实验具有重要意义。

四、排泄

药物排泄是指药物分子从体内排出的过程，该过程直接影响到药物及其代谢物的血浆浓度。研究药物排泄机制对设计临床用药方案十分关键。排泄是个十分复杂的过程，一个药物分子的排泄可能由多种途径共同构成，例如，肾脏排泄、胆汁排泄等。药物排泄过程的复杂性阻碍了基于人工智能的排泄预测模型的开发。不过，仍然有科研人员对此进行了探索：有研究者基于数百种化合物数据，使用分子物理化学描述符和结构片段构建预测器，用于预测化合物的人体血浆清除率。还有研究者构建了基于支持向量机的预测模型，该模型使用一组从药物化学结构计算得来的描述符，预测了140余种已批准药物在人体内的主要清除途径，并显示出了较高的预测性能[11]。

五、毒性

药物毒性是指化合物本身或化合物代谢对生物的细胞、组织、器官乃至个体产生的不利影响。毒性的定量研究是药物研发周期中十分重要且具有挑战性的一个步骤。由于可靠的高通量分析成本高昂，因此对快速、廉价且高效的计算模型的需求很大。监督学习方法在预测药物毒性方面有着广阔的应用前景。临床前毒性评估是防止有毒药物进入临床试验的必要准备。高毒性是药物失败的主要原因，占上市后撤回药物的2/3。准确的毒性评估对于确保药物安全是必要的，并且有助于减少将新药推向市场的成本和开发时间。通常，有两个互补的体系可用来评估药物的安全性，分别为临床前毒性研究与上市后监管（见图3-2）。

在药物获得批准之前，需要通过临床前试验，确保该药物在预期治疗用途中安全有效，即进行临床前药物安全研究。

在药物上市后，则需要通过不良事件报告对药物安全性进行监测，以便及时更新药物信息，即上市后监管。

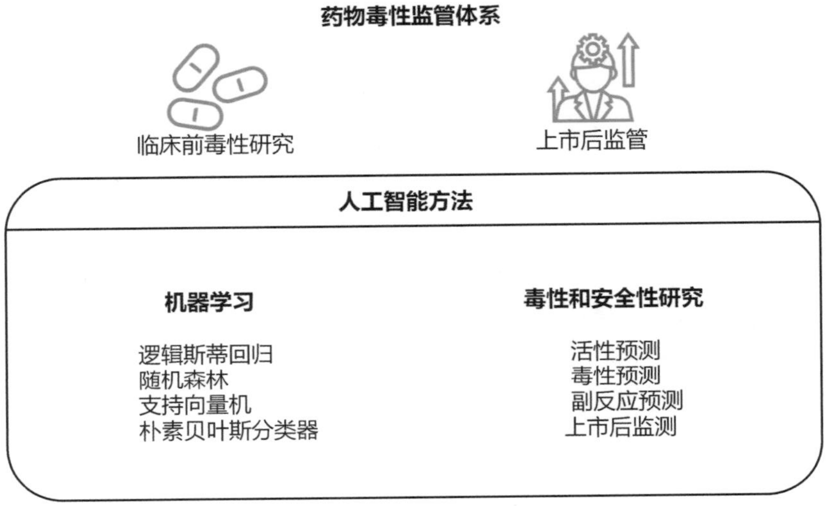

药物毒性监管体系

临床前毒性研究

上市后监管

人工智能方法

机器学习	**毒性和安全性研究**
逻辑斯蒂回归	活性预测
随机森林	毒性预测
支持向量机	副反应预测
朴素贝叶斯分类器	上市后监测

图3-2　药物毒性监管体系中的人工智能

这两个互补的体系让药物的安全性得到了一定程度的保障。然而，这些研究难免会受到成本、时间和伦理道德等问题的影响。同时，目前药物毒性和安全性研究面临药品数量增多、药品滥用以及患者个体差异等多方面的问题，致使传统工具的局限性暴露得愈加明显。例如，不可能测试所有潜在的协同效应，无法对足够大的群体进行试验以检测罕见的不良反应等。针对以上问题，有许多研究人员开展了基于机器学习方法的药物毒性与安全性预测。药物分子的毒性包括经口急性毒性、呼吸道毒性和尿道毒性等，不同机器学习模型在不同毒性的预测任务上，性能有所差异。经过数十年的发展，已经证明各种监督学习的方法在评估候选药物毒性方面是十分有效的，从而推动了药物研发的整体进程。

六、药物活性、ADMET和安全性预测方法

（一）药物活性与ADMET性质预测

通过获得的大量医药数据，机器学习方法可以在药物活性与ADMET性质预测研究方面发挥巨大作用。药物性质预测通常采用基于相似性以及基于特征两种方法。

基于相似性的方法是通过计算化合物之间的相似性来预测分子的性质，可以使用K-近邻算法、支持向量机等监督学习方法构建预测模型。与大多数虚拟筛选工作类似，其基本假设是相似的结构会产生相似的生物学效应。

基于特征的方法是通过选择或加权输入特征来预测分子的性质。基于特征的方法预测成功的关键在于，选择与任务最相关的特征，而基于相似性的方法则需要根据分子特征向量或是二维、三维的分子图之间进行相似性计算。当用分子特定性质的实验数据进行训练时，基于监督学习方法的预测模型已经具备良好的性能。比如，一种名为pkCSM的方法，利用分子图结构提取分子特征来预测分子的药代动力学性质和毒性，其预测性能良好。

基于上述两种方法，以下将详细介绍几种不同的基于机器学习方法的QSAR模型在药物活性与ADMET性质预测方面的应用。

早期的QSAR建模依赖多元线性回归模型来评估候选化合物的性质。这些方法对高维度的数据和特征相关性较为敏感，容易产生过拟合和不可解释等问题。基于回归模型的预测方法可以结合特征选择技术来解决上述问题。比如套索算法（least absolute shrinkage and selection operator，LASSO）使用了 L_1 正则化，能够压缩回归系数，适当减少特征数量，并且仅选择与模型预测最相关的因子防止出现过拟合现象。岭回归中使用的 L_2 正则化旨在通过减少模型中使用的有效特征数来解决特征的共线性问题。通过对自适应LASSO方法进行权重调整，可以对重要的分子描述符进行选择。这种方法在预测分子抗癌效果的QSAR模型中显示出了惊人的性能，同时可以用于筛选出分子的重要描述符。

虽然基于回归的方法在ADMET性质预测方面已经发挥了作用，但回归方法中固有的线性假设以及维度问题却限制了回归方法的QSAR建模。目前，常见的替代方法是集成学习方法和支持向量机，这些方法具有较高的预测准确性和稳定性。

集成方法将多种机器学习模型组合成一个稳健的预测模型。与单一模型相比，集成后的模型预测性能有所提高，而且往往不容易受到偏差和过拟合的影响。随机森林便是一种集成学习算法，可以有效解决过拟合问题。有研究人员使用雌激素活性数据库中的3,308个化学分子作为训练集，构建随机森林模型预测小分子与雌激素受体的结合能力。该模型表现出良好的性能，在验证集上的准确率为92%，在独立测试集上的准确率为70%～89%[12]。

为了说明 QSAR 建模中类别不平衡问题的重要性，有研究者提出，当使用包含化学结构和生物活性数据的公共数据集 ToxCast 中的分布不平衡数据集时，许多常用的机器学习方法表现不佳。该数据集中存在大量在体外分析中无毒性且无法测量半最大效应浓度的非活性化合物。当对 ToxCast 数据分别使用 SVM、随机森林、线性判别分析和神经网络进行建模时，所有模型的 AUC 均为 0.60～0.73，远低于预期性能[13]。

支持向量机能够使用核函数将样本映射到高维特征空间，并在该特征空间中寻找划分超平面来对数据进行分类。与其他监督学习方法相比，支持向量机在预测化合物活性值时往往会得到更好的效果。在一项研究工作中，研究人员对组蛋白去乙酰酶1（HDAC1）抑制剂进行了 QSAR 建模，并通过构建大型数据集来预测 HDAC1 抑制剂。研究结果显示，与朴素贝叶斯算法、K-近邻算法和随机森林算法相比，支持向量机在预测活性值方面展现出了最佳性能。具体来说，当研究人员将 SVM 与分子指纹结合使用，五折交叉验证的 AUC 值为 0.91，灵敏度为 0.97，特异性为 0.50。当用 ChEMBL 数据库中所搜集的 413 种化合物构成的独立测试集进行评估时，该模型也表现良好（AUC 值为 0.89，灵敏度为 0.95，特异性为 0.75）。该模型有助于识别新型 HDAC1 抑制剂[14]。此外，还有研究人员结合遗传算法、特征选择方法和支持向量机来构建 QSAR 模型，预测分子对血管内皮生长因子受体2的抑制作用[15]。应用支持向量机还可以构建甲型流感病毒神经氨酸酶抑制剂的分类模型[16]。

目前，已经有许多用于预测分子毒性的工具和软件被开发出来，比如 TargeTox、PrOCTOR、LimTox、pkCSM、admetSAR、Toxtree、DL-AOT 等。其中，TargeTox 软件利用基于网络的方法和梯度提升法来识别潜在的毒性药物。该方法使用距离度量来构建蛋白质网络，认为毒性反应可以从特定的网络区域中推断得到。其模型构建所采用

TargeTox 模型
源代码

的网络数据均来自公共数据库，如 DrugBank 数据库和 ChEMBL 数据库。其应用梯度提升法为每种药物进行毒性定量预测。TargeTox 有多个模型变量，根据这些变量计算距离度量。在用 DrugBank 和 ClinicalTrails 数据库中的数据进行训练和测试时，该模型的 AUC 值为 0.74，灵敏度为 0.75，特异性为 0.66。TargeTox 的创新之处在于，它能够生成蛋白质网络数据，并将药理和功能特征结合到毒性预测模型中[17]。

PrOCTOR 是一个基于靶点的毒性预测软件，除了网络信息外，它还将化学性质纳入其评分系统。为了建立最佳的 PrOCTOR 评分系统，该软件结合了候选药物的化学结构特性（如分子量、极性表面积、药物相似性定量估计等）以及蛋白质靶点信息（如网络连通性、组织特异性表达等）。药物靶点数据来自公共数据库，包括 DrugBank 数据

PrOCTOR 模型
源代码

库、GTEx 数据库和 ExAC 数据库。与 TargeTox 软件相比，PrOCTOR 软件中所构建的模型共有48个特征（34个基于靶点、10个基于结构、4个基于药物相似性）。研究

人员基于48个特征构建随机森林模型，开发了用于评估分子出现毒性的概率的评分系统。该模型使用特征子集构建了50棵决策树，并使用子树共同预测，得到相应的结果[18]。

（二）药物安全性预测

系统药理学（system pharmacology）是利用系统生物学原理研究药理作用的一门学科，其考虑药物对整个系统而不是单一靶点的影响。系统药理学研究有望解释靶点和通路复杂相互作用导致的潜在副作用。系统药理学在药物不良事件中的应用之所以不同于在药物研发中的应用，是因为它关注的是非靶向效应和不良反应。由于可用的数据源比较丰富，因此，药物不良反应的研究人员可以选择基于网络的方法和基于特征整合的方法。

例如，研究人员使用文献挖掘、全基因组关联研究等方法去除噪声数据，提取公共数据库的相关数据生成蛋白质相互作用网络，利用所获得的网络及数据训练随机森林模型，以预测导致不良事件的药物；也可以通过文献挖掘，整合不同规模的药物-基因相互作用，并训练随机森林模型，以金标准语料库预测药物-药物相互作用，获得较为精准的药物相互作用预测结果，从而降低药物联合使用时发生副反应的概率[19, 20]。

除此之外，还可以根据相似性度量训练SVM模型，基于DrugBank数据库以及SIDER数据库获得如2D分子结构相似性、药理学作用相似性、相互作用图谱指纹相似性、靶标相似性等数据，用于预测可能存在相互作用的药物对[21]。

结构化的电子病历数据，如诊断、药物和实验室测试结果等，可以减少使用机器学习方法时的数据预处理过程。贝叶斯模型在电子病历数据挖掘中很常用，各种贝叶斯方法已被用于不良反应预测。研究人员可以使用贝叶斯网络表示法，针对药物对多种疾病进展的影响进行建模。除了预测离散的结果外，还可以通过预测、观察数据的动态时间序列来模拟药物反应，以选择最佳的治疗方案。

结构化数据存在标准化问题和映射问题，而且不易获取。因此，除了结构化数据外，生物医学和临床语料库也是一种宝贵的资源。临床语料库支持医学语言模型的学习，该模型嵌入了先验知识，并有助于特定语境下特定词语的使用。自然语言处理方法在这一领应用广泛，可以使用机器学习方法学习这些文档的嵌入表示，进而直接做出预测。

近年来，从分子数据库到临床数据集的多模态数据集成规模越来越大，监督学习模型促进了这些不同数据类型的使用。当然，监督学习方法在此类应用上也具有一定的局限性。因为大多数旨在预测药物不良反应的方法都使用了带注释的数据集，而在预测新药物的效应时并不存在这种大规模的标记数据。

总而言之，当前需要更多的研究来建立普适性更好且更可靠的ADMET与安全性预测模型，尽管当前基于人工智能的ADMET与安全性预测仍然不够准确，不能替代生物体内外测量，但是这些方法有助于将药物化学推向正确的方向，从而帮助解决药物研发过程中的ADMET相关问题。

第三节 · 基于监督学习的虚拟筛选

高通量筛选（high throughput screening，HTS）技术能够以微板为实验载体，自动执行分子水平或细胞水平实验，快速、灵敏地采集实验数据。一次高通量筛选可以获得大量的数据。利用96孔板筛选数以百万计的化合物通常需要6个月以上的时间，高通量筛选方法可以大幅度提高筛选速度，超高通量筛选的速度甚至可达每天1×10^8个化合物[22]。然而，高通量筛选技术的实验成本较为高昂，限制了这项技术的大范围使用。

虚拟筛选（virtual screening，VS）是指利用计算方法模拟靶点与候选分子之间的相互作用，计算出亲和力数值，通过比较亲和力的差异对候选化合物库进行初筛，在降低实验成本的同时，也提高了先导化合物发现的效率。虚拟筛选可帮助减少药物研发项目所需的时间和成本，降低了后期失败的风险。这项技术已经成为高通量筛选实验的有效补充。凭借强大的学习和泛化能力，诸多监督学习算法已经成功应用于虚拟筛选[23]。虚拟筛选方法的分类如图3-3所示。

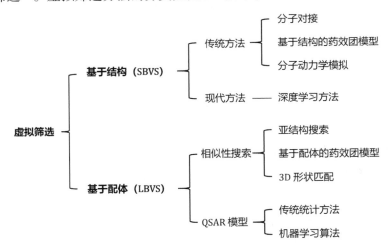

图3-3 虚拟筛选方法的分类

根据可用的蛋白质结构和生物活性数据的数量，虚拟筛选方法可分为基于结构的虚拟筛选（structure-based virtual screening，SBVS）以及基于配体的虚拟筛选

（ligand-based virtual screening，LBVS）。如果受体的三维结构已知，则可以使用基于结构的虚拟筛选方法；若受体的三维结构未知，则基于配体的方法更常用。

一、基于结构的虚拟筛选

基于结构的虚拟筛选根据预期的目标大分子（通常为蛋白质或RNA）的三维结构模型，搜索和排列潜在配体的可用化学空间。SBVS在配体与其靶标结合口袋之间的空间和能量互补的前提下进行筛选，并且考虑了分子相互作用等情况协助筛选化合物。

分子对接技术作为SBVS中最常用的经典方法之一，不仅可以识别配体在靶标结合位点的正确结合构象，而且可以估算配体与受体之间的结合亲和力。在这个过程中，来自待筛库中的化合物先被拟合到受体的活性位点，然后根据评分规则对化合物进行排名。

分子对接

分子对接的第一步是放置，基于配体的空间和理化性质，将在化合物库中预先准备好的分子虚拟对接到靶标的结合位点。随后，通过使用数学模型（如打分函数等）预测靶标和配体之间的相互作用，作为评判它们结合亲和力的指标。评分结束后，需要进行数据后处理，依据特定的评判标准对其进行排名，选择其中排名靠前的一部分用于后续的实验分析。

准确评估受体-配体结合亲和力是基于结构的药物设计的挑战之一。研究人员开发了多种不同的计算方法，诸如用于分子对接的各种打分函数、分子力学/泊松-玻尔兹曼表面积法（molecular mechanics/Poisson-Boltzmann surface area，MM/PBSA）、线性相互作用能量法（linear interaction energy，LIE）、自由能扰动法（free-energy perturbation，FEP）等[24]。每种方法各有千秋，其中，打分函数以及MM/PBSA使用最为广泛。

打分函数通过引入近似值的方法来提供准确性和速度之间的折中，因此，打分函数在高通量计算中有着良好的表现。现有打分函数种类众多，可以将它们分为四类，即基于力场、基于经验、基于知识以及基于描述符[25]的打分函数。

基于力场的打分函数起源于20世纪70年代马丁·卡普拉斯（Martin Karplus）及其同事对力场的研究工作，力场已经逐渐被认为是生物大分子模拟的有力工具。诸如AMBER（assisted model building with energy refinement）力场、MMFF（Merck molecular force field）力场等研究工作的开展，为基于力场的打分函数的发展奠定了基础。

与基于力场的打分函数类似，基于经验的打分函数通过总结多个单独项的贡献来计算蛋白质-配体结合的程度，每一项都代表一个重要的能量因素。这两者之间的界限通常并不明显，都是将蛋白质-小分子结合自由能分解为多个单独能量项后加以计算。它们之间的主要区别在于，基于力场的方法从其他完善的模型中借用了完整的理论框架，包括能量函数和相关参数；而经验打分函数通常采用灵活、直观的函数形式。

基于知识的打分函数在1996年发布的从头药物设计程序 SMoG 中首次出现。这种方法总结了蛋白质和配体之间的成对统计势。为了获得所需的成对势，标准方法是使用来自 PDB 数据库的大量蛋白质-配体复杂结构作为训练集，即"知识库"，将蛋白质侧和配体侧的原子根据其分子环境分为许多简并原子类型，然后将每个可能的原子对距离相关势由在训练集中观察到的该原子对的出现频率导出。这种方法是通过对纯结构信息的统计分析得出的，无须结合实验数据。

基于描述符的打分函数将 QSAR 引入蛋白质-配体相互作用评估中，其将配体和蛋白质特性及其相互作用模式用描述符进行编码，并利用基于机器学习的 QSAR 模型计算蛋白质-配体结合分数。

这里将介绍一种比较经典的分子对接方法——Glide[26]。Glide 的整体结构类似漏斗形。使用一系列分层过滤器来搜索配体在受体活性位点区域的可能位置，受体的形状和特性在网格上由不同的字段集表示，而这些字段为配体姿势提供了准确的评分。对每个受体而言，首先只需在预处理过程中进行计算，即可生成这些不同的字段。其次是生成初始配体构象，这些构象是从配体扭转角空间中极小值的穷举计数中选出的，并以紧凑的组合形式表示。基于这些配体构象，在整个相空间中进行初筛，从而定位有可能的配体姿势，这种预筛选极大地压缩了相空间的区域，有利于之后在这个空间内进行能量和梯度评估——预筛选对降低下一步所需的算力有很大的益处。

在初始筛选姿势过程中，使用了以标准分子力学能量函数为基础的距离相关介电模型。以这种方式获得的3～6个能量最低的姿势经过蒙特卡罗程序，检查附近的最小扭转值，由 Glide 进行打分，并选出最优姿势。

Glide 的评分以基于经验的 ChemScore 函数为基础，在 Glide 中，将所有配体-原子/受体-原子对的亲脂性、所有配体-受体氢键相互作用（如库仑力、范德华力）等的参数引入模型，除此之外，还引入了溶剂化模型。

总体来看，虽然监督学习算法对噪声具有弹性，能够扩展到高维数据，如蛋白质-配体复合物，但配体亲和力的定量预测仍具挑战。基于 AI 模型的打分函数能够将经典的线性回归方法替换为非线性的机器学习方法。其预测性能相比于经典打分函数有了实质性的提升。但是没有一种方法是完美的，每种方法都有各自的优势，在实践中应当灵活选择机器学习方法，以便更好地完成预测任务。

二、基于配体的虚拟筛选

基于配体的虚拟筛选一般流程包括以下三步：①识别已知对特定靶标有效的化合物；②利用相似性搜索方法将化合物库的分子与已知化合物进行比较；③识别可以进一步实验测定的候选分子。LBVS方法旨在通过与已知化合物进行比较来识别具有相似生物活性的分子。大多数LBVS方法都是基于"相似分子具有相似特性"的假设，因此，在寻找全新分子骨架方面的能力欠佳。

在基于结构的虚拟筛选中，分子对接涉及寻找配体与受体分子的最佳三维构象，这个任务比较复杂，需要进行大量计算。因此，基于结构的虚拟筛选不适合大规模的虚拟筛选实验。相比之下，基于配体的方法仅需要搜索化合物数据库以寻找与已知化合物最匹配的分子，这种方法的计算成本低且易于使用，因此很受欢迎。

LBVS的监督学习方法大致可以分为相似性搜索和QSAR技术两类。接下来，将介绍监督学习算法在LBVS领域的应用。

相似性搜索根据药效团分子图（2D）或构象（3D）模型、简化分子图或分子形状导出分子指纹，使用相似性度量将它们与数据库中的化合物进行比较，产生基于相似性的化合物排名。

基于QSAR的方法中引入了很多机器学习方法，如支持向量机、朴素贝叶斯算法、决策树、K-近邻算法等。这些模型利用训练数据集进行训练，学习配体的一般性质，并预测未知化合物的类别标签，判断其有无活性，根据分子被预测为活性化合物的概率来提供分子的排名[27]。

曾有研究对各种机器学习方法的性能进行评估，以蛋白质-配体相互作用对的信息为特征，如氢键-离子相互作用、疏水相互作用等，对PKA、SRC、碳酸酐酶Ⅱ、组织蛋白酶K和HIV-1蛋白酶五种靶标的配体构建模型。训练集根据靶标类别的不同，将结合配体的活性物质晶体结构纳入集合。测试集由两部分构成：一部分来自ChEMBL数据库，选取100个对应的活性物质作为阳性数据；另一部分从PubChem数据库中随机选择每个靶标的2,000个诱饵分子，并将其假设为非活性分子，作为阴性数据。最终，这个打分函数对训练数据量较大的靶标，如PKA、碳酸酐酶Ⅱ、HIV-1蛋白酶等靶标表现出了更好的性能。而当训练数据集较少时，如SRC和组织蛋白酶K等，其筛选效果不佳，不过与经典打分函数相比，随机森林方法仍然有近一倍的性能提升。平均而言，基于机器学习的打分函数相比于Glide等经典打分函数，其性能更优[28]。

通常，基于随机森林的打分函数优于基于支持向量机的打分函数。随机森林方法在预测分子对接、蛋白质-配体亲和力方面的效率优于支持向量机，这可以通过随机森林的原理来解释。随机森林使用决策树作为基础学习器能够让算法更加灵活，如果遇到较高的方差，那么可以降低树之间的相关性来提高整个集成模型的准确性。

特征采样在基于树的集成算法（如随机森林）构建的模型中是十分有效的。

有研究人员利用QSAR模型来识别具有抗结核杆菌活性的强效查耳酮衍生物[29]。这项研究针对结核杆菌M.tb H37Rv菌株进行整体流程的设计。首先，研究人员从PubChem数据库、ChEMBL数据库、SciFinder数据库和文献中检索了查耳酮和查耳酮类化合物，并针对该菌株进行了测试。如果化合物的IC50值不确定，则该化合物被认为是不可靠的，且被剔除，最终，共收集了604种化合物。然后对这些化合物的数据集进行仔细筛查，使用ChemAxon Standardizer软件对芳香族和硝基等特定化学基团进行归一化，除去聚合物、无机盐、有机金属化合物等，最终的精选数据集包含571种化合物。使用匹配分子对方法进行SAR分析，根据MACCS keys（基于SMARTS的167维分子指纹）获得的Tanimoto系数计算分子结构相似性。使用支持向量机、梯度提升机和随机森林分别构建QSAR模型，并使用五折交叉验证来评估QSAR模型的预测性能。

分子的隐式SAR可以通过使用不同类型的分子描述符和不同机器学习方法构建出各种QSAR模型来体现。研究人员将构建的单一模型进行集成，在预测时使用所有模型，可以在虚拟筛选中产生更好的预测结果和更高的化学空间覆盖率。最终，挑选出了33种化合物进行合成和生物学评估，其中10种化合物表现出了纳摩尔级活性，对利福平和异烟肼单耐药菌株表现出了纳摩尔和微摩尔级活性。该案例展现了基于机器学习进行虚拟筛选的方法在药物设计、研发领域的重要作用。

第四节 · 基于监督学习的药物重定向

目前，开发新药物的成本急速提升，将已经上市的老药物应用于其他疾病的策略逐渐被研究人员所重视。药物重定向，通俗地解释即为"老药新用"。它可以作为辅助方法用于药物研发，在提高药物研发效率的同时降低成本。从根本上来说，药物可以重定向的原因在于，一个药物可以作用于多个靶点，不同的疾病也可能存在共同的遗传因素、分子通路和临床表现，所以一种针对某疾病的药物也可能对其他疾病产生治疗效果。这一方法可以在一定程度上解决罕见病等其他疾病无药可用的问题。

使用计算方法进行药物重定向这一研究方向，已经从基于化学相似性以及分子对接的传统评估方法转变为使用系统生物学领域的知识对药物作用进行评估。比如，可以基于基因表达和功能基因组学、表型和副作用、遗传变异、疾病网络等方法进行评估。以上方法需要从各种公共资源中获取信息以构建多层次网络，或通过基因表达谱和蛋白质网络构建疾病图谱。

化学、药理学、表型信息以及基因组数据迅速积累，使用机器学习的方法可以从嘈杂、不完整和高维数据中获取信息特征。目前，已经提出了多种基于监督学习的方法，通过整合异构数据源的各种信息来识别能够重定向的药物。

监督学习算法辅助药物重定向的技术在支持向量机和随机森林这两种方法中使用较多。这些方法是根据药物、靶点和疾病之间已知的关联性进行模型训练。这些关联性通常表现为各种特征，包括2D分子指纹相似性、基因表达相似性以及药物的副作用相关性等。有关小分子、生物过程和疾病相关表型的大型数据库中的数据则是这些方法的应用基础。

尽管这些异构数据源为预测新的药物适应证提供了多种不同的角度，但研究人员在数据整合方面仍遇到了一些问题，即如何整合相对重要但往往不明确的多个数据源。基于此，有学者提出了克服异构数据集成问题的办法，即使用三种不同的内核集成不同的数据源：基于结构的内核（可以捕获化学结构间的相似性）；基于基因的内核（可以捕获药物对基因表达影响的相似性）；基于靶点的内核（可以捕获药物靶点的相似性）。然后将这三个内核集成到药物相似性矩阵，用于训练多分类支持向量机模型。经过训练后，用于预测药物的解剖学治疗学及化学分类系统（anatomical therapeutic chemical，ATC）编码，得到药物的适应证类型。该模型最终实现了78％的平均预测准确率，说明其是一种集成异构数据源的有效方法[30]。该数据集成方法的流程如图3-4所示。

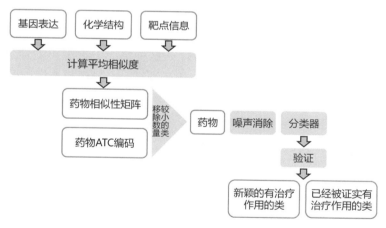

图3-4　异构数据集成工作流程

目前，已经开发的各种数据集成方法的主要区别在于，相似性度量的选择以及各类数据源的整合方式不同。例如，基于网络模型的方法可以将异构信息通过网络扩散过程融合，通过实体之间的定量或定性关联（如基因表达相关性和相互作用的存在或不存在）获得信息。DTINet模型便是一个经典的例子[31]，其工作流程如图3-5所示。研究人员构建了四个药物相关网络，分别为：①药物-药物相互作用网络；

②药物-疾病关联网络；③药物副作用网络；④药物结构相似性网络。同样，构建了三个蛋白质相关网络，分别为：①蛋白质-蛋白质相互作用网络；②蛋白质-疾病关联网络；③蛋白质相似性网络。利用这些网络，在单个网络上分别应用网络扩散算法以及在特征学习框架下优化特征向量，以获得拥有丰富药物和蛋白质信息且低维的特征向量表示。这种从特定的特征学习框架中获得的低维向量表示了编码异构网络中每个药物（或蛋白质）节点的关系属性（如相似性）、关联信息和拓扑结构。最后，基于这些特征向量预测药物-靶标相互作用。

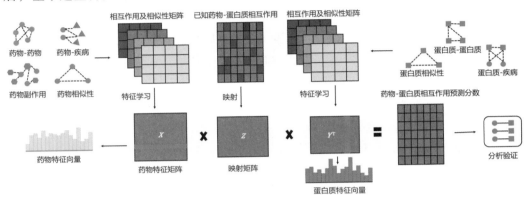

图3-5 药物重定向预测模型DTINet的工作流程

药物重定向的监督学习预测模型通常具有较高的预测性能，表明它们能够准确识别新的药物-疾病关联。尽管如此，在实际应用过程中还是会遇到一些问题，例如一些罕见病没有或仅有较少的药物能够治疗，这种情况下模型可能会失效。此外，在一些数据库中，没有高质量的阴性样本可用于训练，会导致模型假阳性率偏高。

有研究人员基于药物和组学数据，采用了多种机器学习方法进行药物重定向研究[32]。其研究流程如下：

（1）药物-基因表达数据获取

基因表达数据可以从Connectivity Map（CMap）数据库中下载，下载的数据涵盖使用药物或化学品处理后，HL60、PC3、MCF7三个细胞系的转录组成分的变化信息。从CMap数据库中下载原始表达数据，使用MAS5算法对其进行标准化之后，使用limma软件包对处理过的细胞系和对照组之间进行差异表达分析。该研究对药物和细胞系的每种组合进行分析，总计3,478例，测量表达的基因共有12,436个。因此，使用的数据集的维数是3,478×12,436，可采用R语言包longevityTools进行统计分析。

（2）确定药物适应证

该研究主要关注精神分裂症和抑郁/焦虑障碍两类疾病，所使用的药物适应证数据来自ATC分类系统和MEDI-HPS数据库。MEDI-HPS数据库集成了四种公共药物数据，包括RxNorm、SIDER、Wikipedia以及MedlinePlus。该研究中采用MEDI-

HPS 数据库中那些被 RxNorm 收录或其他三个来源中至少两个来源收录的药物适应证。据相关研究报道，使用这种方法所获得的药物适应证的精度高达 92%。ATC 中的抗抑郁药和 MEDI-HPS 的抑郁/焦虑障碍治疗药物属于同一类，且 ATC 中的抗精神病药物和 MEDI-HPS 中的精神分裂症治疗药物属于同一类。综合以上两类数据，如果药物的适应证为所研究的疾病，则其标签为"1"，反之标签为"0"，药物-基因表达数据则作为特征输入。

（3）选择机器学习方法

该研究中采用了多种监督学习方法，包括支持向量机（SVM）、随机森林（RF）、梯度提升树（gradient boosted decision tree，GBDT）以及弹性网络回归等。在这项研究中，研究人员首先面临了数据分布不平衡的问题，因为只有少数药物适用于精神分裂症或抑郁/焦虑症。研究人员分别进行了加权和未加权分析。在加权分析中，对类别权重进行调整，使数量较少的类别获得更高的权重，以平衡正、负样本的信息。

研究人员将数据集划分为训练集和验证集来对模型超参数进行调整及模型评测，再使用独立测试数据集对调好参数的模型进行验证。SVM、RF 和 GBM 模型使用 Python 的 sklearn 包实现。超参数选择由 sklearn 中的内置函数 GridSearchCV 执行。对于支持向量机，选择了径向基函数作为核函数，并调整了 C 和 gamma 两个超参数。对于 RF，袋装树的数量可设置为 1,000，调整了最大特征数和最小样本数两个超参数。对于 GBM，其步长为 50，调整了迭代次数、学习率、抽样比例、最大深度以及最大特征数等超参数。弹性网络回归模型使用 R 语言的 glmnet 实现，并调整了弹性净惩罚参数 α。

（4）交叉验证

研究采用三折交叉验证来选择最优超参数并评估模型性能。确定模型的最优超参数后，使用最佳模型对测试数据集进行预测。测试集中的所有数据不参与模型训练或参数调整。

（5）计算性能指标

各种机器学习方法的预测性能使用三个指标进行评估，包括对数损失、ROC-AUC 和 PRC-AUC。对数损失将预测概率与真实标签进行比较，ROC-AUC 和 PRC-AUC 分别表示 ROC 曲线下的面积和 PRC 曲线下的面积。由于 PRC-AUC 取决于阳性样本的总体比例，因此在处理不平衡数据时，PRC-AUC 可以更准确地反应模型性能。

（6）识别重要的基因和通路

基于模型预测结果进行分析，以揭示对模型性能贡献最大的基因。对于 RF 和 GBDT 这两种模型，基于基尼重要性，使用 sklearn 中的内置函数计算特征重要性。

研究人员根据这些基因及其各自的重要性得分进行基因集富集分析。利用WebGestalt工具进行通路分析，共分析了四个通路数据库，包括KEGG数据库、PANTHER数据库、Reactome数据库和Wikipathways数据库。

（7）通过临床试验中的精神病药物进行验证

研究人员进行了后续分析，以评估监督学习模型中预测出概率高的药物是否确实是重定向的良好候选药物。在第一步中，已经筛选出已知用于该疾病的药物，这些药物来源于ATC和MEDI-HPS。研究的目的是，重定向其他具有未知治疗潜力的药物，其已知的药物适应证标签已经用于模型的训练和预测步骤。从clinialTrial网站中提取精神分裂症以及抑郁症/焦虑症的临床试验药物清单，并对预测结果中排名靠前且在上述清单中的药物进行富集。

（8）寻找文献支持

通过公共资源例如PubMed及Google scholar对预测排名靠前的药物进行文献检索，以期获得这些药物重定向至新适应证的证据支持。

药物重定向的整体研究流程，如图3-6所示。该案例使用监督学习方法研究能够重定向到精神分裂症的药物，发现了螺环哌丁苯能够重定向为抗精神病药物。

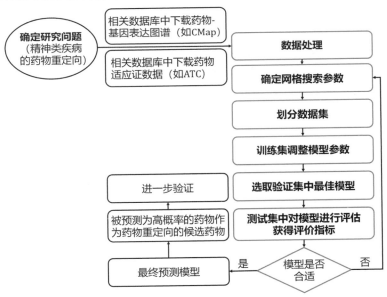

图3-6 监督学习方法用于药物重定向研究的流程

第五节 · 监督学习的其他应用

一、精准医疗和大数据驱动的药物研发

大规模高维数据，包括科学文献、组学数据（如基因组学、代谢组学、蛋白质组学和代谢组学等）及通过监测可穿戴设备获得的生理和行为数据，这些数据的出现开辟了一条同时促进药物研发和精准医疗的道路。通过深入了解个体患者疾病的遗传结构和疾病发生的潜在机制，药物设计和研发的基本理念正在从缓解症状逐渐转变为直接影响疾病进展。以下将介绍目前精准医疗的主要进展及其在药物研发和药物使用中的潜在用途。

在精准医疗时代，利用好这些大规模、异构且更新频繁的资源，进行彻底而全面的分析，能够帮助研究人员发现可能的疾病机制。监督学习方法通过学习生物医学大数据的内在特征，有很大潜力推动精准医疗和药物研发有机结合，从而充分展现人工智能在新药研发方面的潜力，并为患者量身定制治疗方案。然而，从方法学和信息学的角度来看，处理如此庞大的数据，尤其是非结构化数据，仍然是一个巨大的挑战。

此外，患者隐私、医疗道德、商业化的知识产权以及制药公司的竞争性质等问题在一定程度上仍未得到解决。相关的权威机构已经启动了数个项目，以提供含有癌症基因组和临床数据的大型数据库，例如，NCI的癌症基因组学中心建立的NCI基因组数据库（Genomic Data Commons，GDC）和美国癌症研究协会（American Association for Cancer Research，AACR）建立的AACR基因组学项目。将这些资源与结构化的数据整合产生了COSMIC-3D网络服务平台，该平台将与人类癌症相关的体细胞突变数据整理成结构化数据。

在最新的自然语言处理技术的协助下，研究人员努力挖掘非结构化或半结构化数据的价值。随着社交媒体、健康应用程序、在线工具、可穿戴设备和其他工具使用的急剧增长，出现了一批新的数据源。例如，患者生成的健康数据是指患者通过可穿戴应用程序收集的患者健康数据。这些数据的挖掘操作已被广泛应用于流行病学建模中。收集和分析大量数据以建立可操作的新范式不仅被视为未来精准医疗的关键方法，而且使得临床试验方案的规划更有方向性。

基于监督学习的人工智能技术在识别新的通路、潜在治疗靶点和生物标志物上也展现出了惊人的作用。作为药物研发的第一步，确定新的、可药靶的蛋白质是制

药和生物技术行业的首要任务，也是一项艰巨的任务。与耗费人力、资源和时间的实验方法相比，使用人工智能技术进行靶点识别、发现，可采用组学大数据，将基因调控信息与因果推理相结合，并将先进的计算框架应用于药物靶点发现。目前，已经有数种计算方法可用来发现靶点，一个典型的应用是，利用机器学习方法分析靶组织的基因表达数据来识别在疾病发生发展过程中起调节作用的蛋白质。这种方法使研究人员能够更深入地理解疾病的作用机制，并通过计算来预测、调节该潜在药物靶点的有效性。许多制药公司已经开始利用人工智能和大数据进行药物靶点的识别。例如，2017年6月，基因泰克公司宣布与GNS Healthcare公司合作，使用该公司专有的机器学习和人工智能平台识别和验证新型癌症药物靶点。同年7月，葛兰素史克与一家人工智能公司建立了研究伙伴关系。

生物标志物的识别不仅是医学诊断中的一项重要任务，也是药物研发中的一项重要任务。随着精准医疗的发展，新型生物标志物的发现得到了广泛关注。目前，一些公开的生物学和医学数据可用于研究生物标志物，例如临床前疾病模型（尤其是细胞系）中的药物基因组学数据和临床样本的基因组图谱。与药物研发的其他领域一样，各种技术公司和制药公司也加入了生物标志物开发的AI建模领域。赛诺菲·巴斯德（疫苗行业的全球领导者）和贝格健康（生物制药公司）于2017年10月达成合作协议，在该项合作中，贝格健康公司的"Interrogative Biology"平台和"bAIcis"人工智能工具被用于识别分子特征和潜在的生物标志物，以评估流感疫苗的免疫反应。Insilico Medicine公司也将人工智能应用于生物标志物的发现，该公司提出了一个基于深度学习的"人类衰老时钟"，根据简单的血液学测量来评估个体的生理年龄，以期有针对性地进行治疗干预。其生物标志物发现模型使用一个来自加拿大、韩国和东欧血液检测记录的大型数据集进行训练。该公司正试图利用深度学习结合血液生化、转录组学和成像数据来识别其他生物标志物。

当然，步入精准医疗时代的道路漫长而曲折，大量的生物医学、临床和患者组学数据可以在一定程度上为这一技术的发展铺平道路。精准医疗的发展需要新靶点识别方法、新治疗方式（如免疫疗法、长效RNA干扰药物、CRISPR疗法等）、新分子成像技术和其他相关领域发展的共同促成。目前，精准医疗的方法发现，可以通过阻断eotaxin-1蛋白来治疗自身免疫性疾病，以防止许多自身免疫不足导致的炎症发生，包括克罗恩病和结肠炎[33]。

二、数据驱动的多重药理学研究

基于监督学习的人工智能和医疗领域的数字革命为科学界提供了新的思路与机会，让研究人员能够利用海量多维数据深入了解疾病网络的整体拓扑结构和动态信息，以及药物—靶标—疾病之间的关系。这种方法为识别新的治疗靶点和揭示特定疾病的关键靶点提供了一种新的途径，以推动数据驱动的多重药理学研究成为未来药物研发的重要方向。

多重药理学（polypharmacology）指的是设计一个单一药物分子，同时与疾病相关分子网络中的多个靶点相互作用，以达到预期的治疗效果。多重药理学研究能够推动复杂疾病的药物研发（如帕金森病、神经退行性疾病、糖尿病、阿尔茨海默病、癌症等）。当然，对于药物重定向而言，多重药理学图谱的准确构建对于现有药物新靶点的识别也很有用。在大多数情况下，可以使用多个靶点组合控制疾病网络，实现高水平的网络调控。目前，疾病网络中药物、靶点及疾病之间的复杂关系还未被完全揭示。然而，拥有强大的数据分析和挖掘能力的人工智能方法将在这种关联网络分析中发挥重要作用。

监督学习能够应用于多重药理学研究中的一个关键挑战，即多靶标化合物的合理设计。这一挑战难度巨大，因为需要同时优化分子对多个靶点的活性。一种常见的方法是，使用基于监督学习方法的虚拟筛选，对虚拟化合物库进行同步或顺序筛选，以确定可能与所有相关靶点结合的候选化合物。这一策略成功实施的前提是，使用一个优质的化合物库。该库覆盖了广阔的化学空间，能够提供足够数量的候选化合物。当然，分子表征方式和虚拟筛选模型的持续发展也非常重要。

人工智能辅助的从头药物设计甚至可以直接生成所需的、具有多重药理学特征的分子。与需要预先准备大型化合物库的虚拟筛选方法相比，人工智能辅助的从头药物设计通常会产生更多新颖的分子结构，从而增大发现多靶点药物的机会。多任务学习和强化学习算法的发展让多重药理学领域的研究人员有了新的期待。

制药公司也意识到了人工智能和大数据在多药理学发现方面的巨大潜力。例如，赛诺菲与Exscientia于2017年签署了协议，共同开发治疗糖尿病及其并发症的双特异性小分子。Exscientia还与德国药物公司Evotec开展合作研究，以期发现癌症的联合免疫疗法。以上事实表明，人工智能和数据驱动的多重药理学研究已经被现代制药公司广泛关注，该策略有望推动多靶标药物的研发进程。

结　语

本章介绍了监督学习在医药领域的应用，从药物研发过程中的定量构效关系、药物 ADMET 和安全性、虚拟筛选和药物重定位等研究方向来阐述监督学习的应用价值。各种监督学习方法在医药领域的多个方面都得到了应用，并且取得了巨大的进展，但是其中仍然存在诸多挑战。具体而言，获取充足、高质量、结构化的数据仍然是人工智能辅助药物研发的主要难题，也是目前人工智能在医药领域进一步发展的巨大障碍。在药物研发领域，数据质量不高，体量不大。一方面，由于药物作用的生物系统极其复杂，数据标签的可信度在很大程度上取决于实验是否准确，不同的实验条件往往会产生不同甚至相反的结果。另一方面，与其他领域相比（如图像识别），药物研发领域内的可用数据规模是非常小的。因此，在人工智能辅助药物研发领域，不仅需要一场技术方法革命，还需要一场数据革命，以提升数据的数量和质量。随着大量时间和资本的投入，以及相应技术的进步，上述挑战或许在不久的将来就能被克服。毫无疑问，人工智能已经改变了药物研发领域的研究模式，并将继续推动创新药物的研发进程。

理论练习与上机实验

测试题01：ADMET与机器学习方法有什么结合案例?

测试题02：简述基于结构和基于配体的虚拟筛选方式的区别。

测试题03：简述打分函数的分类方式。

测试题04：简述药物重定向的原理，与多靶点药物设计有何异同?

测试题05：尝试利用TargeTox模型预测药物毒性。

参考文献

[1] Martin E J, Polyakov V R, Tian L, et al. Profile-QSAR 2.0: kinase virtual screening accuracy comparable to four-concentration IC50s for realistically novel compounds[J]. Journal of Chemical Information and Modeling, 2017, 57(8): 2077-2088.

[2] Marchese Robinson R L, Palczewska A, Palczewski J, et al. Comparison of the predictive performance and interpretability of random forest and linear models on benchmark data sets[J]. Journal of Chemical Information and Modeling, 2017, 57(8): 1773-1792.

[3] Chen J J F, Visco Jr D P. Identifying novel factor XIIa inhibitors with PCA-GA-SVM developed vHTS models[J]. European Journal of Medicinal Chemistry, 2017(140): 31-41.

[4] Alvarsson J, Lampa S, Schaal W, et al. Large-scale ligand-based predictive modelling using support vector machines[J]. Journal of Cheminformatics, 2016(8): 39.

[5] Rensi S E, Altman R B. Shallow representation learning via kernel PCA improves QSAR modelability[J]. Journal of Chemical Information and Modeling, 2017, 57(8): 1859-1867.

[6] Clark A M, Dole K, Coulon-Spektor A, et al. Open source Bayesian models. 1. Application to ADME/Tox and drug discovery datasets[J]. Journal of Chemical Information and Modeling, 2015, 55(6): 1231-1245.

[7] Yang X, Wang Y, Byrne R, et al. Concepts of artificial intelligence for computer-assisted drug discovery[J]. Chemical Reviews, 2019, 119(18): 10520-10594.

[8] Sun L, Yang H, Li J, et al. In silico prediction of compounds binding to human plasma proteins by QSAR models[J]. ChemMedChem, 2018, 13(6): 572-581.

[9] Zaretzki J, Bergeron C, Rydberg P, et al. RS-predictor: a new tool for predicting sites of cytochrome P450-mediated metabolism applied to CYP 3A4[J]. Journal of Chemical Information and Modeling, 2011, 51(7): 1667-1689.

[10] Olsen L, Montefiori M, Tran K P, et al. SMARTCyp 3.0: enhanced cytochrome P450 site-ofmetabolism prediction server[J]. Bioinformatics, 2019, 35(17): 3174-3175.

[11] Toshimoto K, Wakayama N, Kusama M, et al. In silico prediction of major drug clearance pathways by support vector machines with feature-selected descriptors[J]. Drug Metabolism & Disposition, 2014, 42(11): 1811-1819.

[12] Lee K, Lee M, Kim D. Utilizing random forest QSAR models with optimized parameters for target identification and its application to target-fishing server[J]. BMC Bioinformatics, 2017, 18(16): 567.

[13] Grenet I, Merlo K, Comet J P, et al. Stacked generalization with applicability domain outperforms simple QSAR on in vitro toxicological data[J]. Journal of Chemical Information and Modeling, 2019, 59(4): 1486-1496.

[14] Shi J, Zhao G, Wei Y. Computational QSAR model combined molecular descriptors and fingerprints to predict HDAC1 inhibitors[J]. Medical Science, 2018, 34(F1): 52-58.

[15] Nekoei M, Mohammadhosseini M, Pourbasheer E. QSAR study of VEGFR-2 inhibitors by using genetic algorithm-multiple linear regressions (GA-MLR) and genetic algorithm-support vector machine (GA-SVM): a comparative approach[J]. Medicinal Chemistry Research, 2015(24): 3037-3046.

[16] Algamal Z Y, Qasim M K, Ali H T M. A QSAR classification model for neuraminidase inhibitors of influenza A viruses (H1N1) based on weighted penalized support vector machine [J]. SAR and QSAR in Environmental Research, 2017, 28(5): 415-426.

[17] Lysenko A, Sharma A, Boroevich K A, et al. An integrative machine learning approach for prediction of toxicity-related drug safety[J]. Life Science Alliance, 2018, 1(6): e201800098.

[18] Gayvert K, Madhukar N, Elemento O. A data-driven approach to predicting successes and failures of clinical trials[J]. Cell Chemical Biology, 2016, 23(10): 1294-1301.

[19] Raja K, Patrick M, Elder J T, et al. Machine learning workflow to enhance predictions of adverse drug reactions (ADRs) through drug-gene interactions: application to drugs for cutaneous diseases[J]. Scientific Reports, 2017, 7(1): 3690.

[20] Lorberbaum T, Nasir M, Keiser M J, et al. Systems pharmacology augments drug safety surveillance[J]. Clinical Pharmacology & Therapeutics, 2015, 97(2): 151-158.

[21] Sultana A, Shahriar S, Tahsin M R, et al. A retrospective cross-sectional study assessing self-reported adverse events following immunization (AEFI) of the COVID-19 vaccine in Bangladesh[J]. Vaccines, 2021, 9(10): 1090.

[22] Ma F, Chung M T, Yao Y, et al. Efficient molecular evolution to generate enantioselective enzymes using a dual-channel microfluidic droplet screening platform[J]. Nature Communications, 2018, 9(1): 1030.

[23] Wang Z, Sun H, Shen C, et al. Combined strategies in structure-based virtual screening[J]. Physical Chemistry Chemical Physics, 2020, 22(6): 3149-3159.

[24] Sun H, Pan P, Tian S, et al. Constructing and validating high-performance MIEC-SVM models in virtual screening for kinases: a better way for actives discovery[J]. Scientific Reports, 2016(6): 24817.

[25] Liu J, Wang R. Classification of current scoring functions[J]. Journal of Chemical Information and Modeling, 2015, 55(3): 475-482.

[26] Friesner R A, Banks J L, Murphy R B, et al. Glide: a new approach for rapid, accurate docking and scoring. 1. Method and assessment of docking accuracy[J]. Journal of Medicinal Chemistry, 2004, 47(7): 1739-1749.

[27] Neves B J, Braga R C, Melo-Filho C C, et al. QSAR-based virtual screening: advances and applications in drug discovery[J]. Frontiers in Pharmacology, 2018(9): 1275.

[28] Sato T, Honma T, Yokoyama S. Combining machine learning and pharmacophore-based interaction fingerprint for in silico screening[J]. Journal of Chemical Information and Modeling, 2010, 50(1): 170-185.

[29] Gomes M N, Braga R C, Grzelak E M, et al. QSAR-driven design, synthesis and discovery of potent chalcone derivatives with antitubercular activity[J]. European Journal of Medicinal Chemistry, 2017(137): 126-138.

[30] Napolitano F, Zhao Y, Moreira V M, et al. Drug repositioning: a machine-learning approach through data integration[J]. Journal of Cheminformatics, 2013, 5(1): 30.

[31] Luo Y, Zhao X, Zhou J, et al. A network integration approach for drug-target interaction prediction and computational drug repositioning from heterogeneous information[J]. Nature Communications, 2017, 8(1): 573.

[32] Zhao K, So H C. Drug repositioning for schizophrenia and depression/anxiety disorders: a machine learning approach leveraging expression data[J]. IEEE Journal of Biomedical and Health Informatics, 2019, 23(3): 1304-1315.

[33] Williams T J. Eotaxin-1 (CCL11)[J]. Frontiers in Immunology, 2015(6): 84.

机器学习之无监督学习

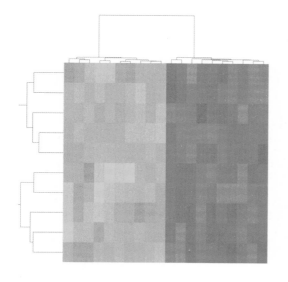

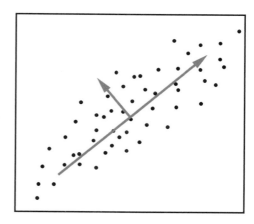

无监督学习是一类机器学习方法，能在没有标签的数据中发现潜在的数据模式。无监督学习无法提前知道学习的结果，也无法量化学习的效果，但是其在拥有海量无标签数据的医药领域中应用广泛，已经被用来处理各种高维复杂数据，比如各种组学数据。聚类和降维是最常见的两类无监督学习算法。本章节将介绍几种主流的聚类算法、降维算法以及无监督深度学习算法。

第一节 · 聚　类

聚类作为一种无监督学习方法，是一类能够根据样本的特征将样本点聚成多个类的机器学习技术。给定一组没有标签的样本，聚类算法可以根据特定的标准（如样本之间的相似性）将每个样本分到特定的组中，使得同一组内的样本相似性尽可能大，不同组间的样本相似性尽可能小。聚类算法与分类算法不同：分类是一种监督学习方法，其样本类别是已知的，且类别具有已知的特定含义，被分到某个类别的样本具有某些共同的已知特征；而聚类仅仅把相似的东西分到一组，但并不知道同一组内的样本拥有什么样的特征。

聚类方法主要包括划分聚类、层次聚类、基于密度的聚类以及基于模型的聚类等，如图4-1所示。其中，划分聚类与层次聚类在医药领域中应用比较广泛，本节将重点介绍这两类。

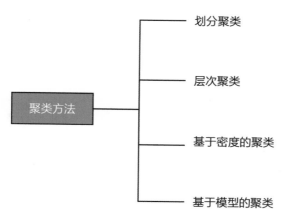

图4-1　聚类方法的分类

一、划分聚类

（一）标准的K均值聚类算法

给定一个数据集，将数据集内的样本划分为多个区域，每个区域代表一类样本，这就是划分聚类。K均值聚类算法（K-means）是最典型的一种划分聚类算法。K-means聚类根据样本点之间的距离，将距离某聚类中心最近的样本点划分为同一组，将样本集划分为 k 组，每一组内的样本点尽量紧密地聚在一起，且组间的距离应尽量大。

在实际聚类过程中，K-means采用启发式的迭代方法进行优化，得到最终的聚类结果。以将样本点划分为两类为例，K-means聚类过程如图4-2所示，其流程为：

K-means代码

（1）给定一些样本点，在整个样本空间内随机初始化两个聚类中心，计算所有样本点与这两个聚类中心之间的距离，将每个样本划分到与其距离更近的聚类中心对应的类中，并得到样本点的初始聚类结果。

（2）对于每一个类，找到该类中所有样本点的中心，得到新的聚类中心。

（3）计算所有样本点与新聚类中心之间的距离，再重新划分样本类别。

（4）再次对两类样本点分别求新的聚类中心，并重新划分类别，不断重复步骤（2）和（3），当达到某个终止条件时完成聚类，终止条件包括聚类中心不再改变、达到预设的迭代次数等。

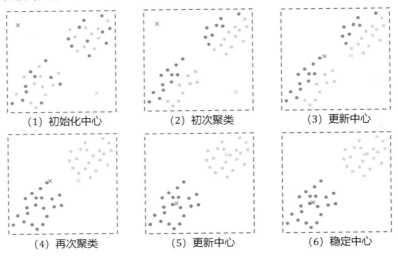

图4-2　K-means算法聚类流程示意

（二）K-means算法的变体

在标准K-means算法中，聚类中心是随机初始化的，初始化聚类中心的选择会对最终聚类结果产生较大影响，因此，其聚类结果的稳定性较差。为了解决随机初始化聚类中心带来的问题，一些K-means算法的变体被开发出来，如K-means++、Elkan K-means与Mini batch K-means算法。

K-means++算法优化了聚类中心的初始化策略，并且加快了算法收敛速度。具体来说，K-means++算法的聚类流程为：

（1）随机选择一个样本点作为第一个聚类中心。

（2）计算所有样本点与该聚类中心之间的距离。

（3）再选择一个样本点作为第二个聚类中心，该聚类中心的选择原则为，样本点距离第一个聚类中心越远，其被选作聚类中心的概率就越大。

（4）重复执行步骤（2）和（3），直至选出 k 个样本点。

（5）将挑选出的 k 个样本点作为初始聚类中心进行聚类，后续聚类中心的优化步骤与标准 K-means 算法类似。

在标准 K-means 算法中，每次更新聚类中心后都需要重新计算所有样本点与所有聚类中心之间的距离，时间成本较高。为了加快速度，Elkan K-means 算法对标准 K-means 的距离计算方法进行了优化。Elkan K-means 算法利用三点之间任意两边之和大于等于第三边的原理，减少了不必要的距离计算。例如，对于一个样本点 x 以及两个聚类中心 μ_1 和 μ_2，若已经计算得到了 x 和 μ_1 的距离为 d_1，以及 μ_1 和 μ_2 的距离为 d_2，且满足 $2d_1 \leqslant d_2$，则不需要计算 x 和 μ_2 的距离就可以将 x 归为 μ_1 对应的类别中，可提升迭代速度。但如果样本的特征稀疏且存在缺失值时，则无法使用 Elkan K-means 算法。如果样本量非常大，且样本特征复杂（比如数据量达到数十万，特征有上百维），用标准 K-means 算法非常耗时，即使采用 Elkan K-means 算法依旧很慢，此时，可采用 Mini batch K-means 算法加快聚类速度，其使用数据集中的一部分样本进行标准 K-means 聚类，避免样本量太大造成计算困难，大大加快算法的收敛速度。实际操作时，当样本量超过 10,000 时，就可考虑用 Mini batch K-means 聚类方法，此方法虽会导致精度在一定程度上下降，但是在大样本的情况下，这种程度的精度下降基本可以忽略。Mini batch K-means 聚类时，先通过无回放的随机采样得到 "batch size" 个样本进行 K-means 聚类，为了使聚类结果更可靠，可多次运行 Mini batch K-means，每次用不同的采样子集更新聚类中心，再对聚类中心计算均值。

K-means 算法的主要优点有：

（1）聚类原理简单，容易实现，样本量较小时聚类速度较快。

（2）聚类效果较优。

（3）算法的可解释性较强。

（4）需要调整的参数仅有 K 值。

K-means 算法也存在一定程度的局限性：

（1）采用迭代优化的策略，可能得到局部最优解，而非全局最优解。

（2）对噪声数据和异常样本比较敏感。

（3）K 值的选取对结果的影响比较大。

（4）若数据集中各类的样本量不平衡，则聚类效果不理想。

（5）只适用于数值型数据，只能发现球状簇。

二、层次聚类

层次聚类（hierarchical clustering）又被称为系统聚类，是一种常用的聚类方法，通过逐层的方法将样本点聚集为几个类别或者将样本集由一个大类进行逐层分解。根据这两种原理，层次聚类可分为凝聚型层次聚类（见图4-3）与分裂型层次聚类（见图4-4）。自下而上的凝聚法应用更广泛，以下将以凝聚法为例介绍层次聚类的原理。

凝聚型层次聚类（agglomerative clustering）逐步合并相似的样本点，即将距离最近的样本点合并为一个小类，然后计算小类之间的距离，再将距离最近的小类合并为一个大类，不断重复进行，直到所有的样本点都合并成一个族群。

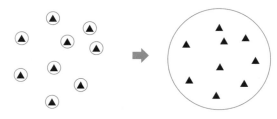

图4-3 凝聚型层次聚类示意

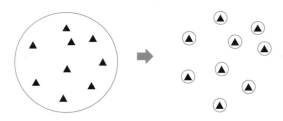

图4-4 分裂型层次聚类示意

凝聚型层次聚类需要重复地将距离最近的两个族群合并成一个新的族群，其关键问题为如何确定两个族群的相似性，即如何计算两个族群之间的距离。本节只考虑在欧式空间下的层次聚类，因非欧式空间下还有一些与层次聚类相关的其他问题需要考虑，故此处不做具体介绍。根据聚类时使用的距离度量方法，可以将层次聚类分为连接法与方差平方和增量法，后者也被称为Ward法。连接法层次聚类又可分为简单连接聚类、完全连接聚类、平均连接聚类和质心连接聚类。

（一）连接法

1. 简单连接聚类

简单连接聚类又称最近邻方法，该方法将两个族群之间的距离定义为两个族群间相隔最近的两个样本点的距离，计算公式为：

$$D(A,B)=\min\bigl(d\bigl(y_i,y_j\bigr)\bigr),\ y_i\in A,\ y_j\in B \tag{4-1}$$

式（4-1）中A、B分别代表两个族群，y_i、y_j分别代表族群A、B中的任意样本点，$d\bigl(y_i,y_j\bigr)$是任意两个样本点之间的距离度量，如欧式距离。

以下将以对核酸中的五种碱基进行聚类为例，介绍简单连接聚类的流程。核酸的五种碱基中，腺嘌呤（adenine，A）的相对分子质量为135，鸟嘌呤（guanine，G）的相对分子质量为151，胞嘧啶（cytosine，C）的相对分子质量为111，胸腺嘧啶（thymine，T）的相对分子质量为126，尿嘧啶（uracil，U）的相对分子质量为112，可以根据五种碱基的相对分子质量将其聚为两类。根据五种碱基的相对分子质量聚类，可以得到如图4-5所示的距离矩阵。在矩阵外侧，行与列均代表五种碱基，也即五个族群。矩阵中的元素代表两个族群之间的距离，本例中指的是两族群相对分子质量之差的绝对值。在第一个距离矩阵中，U和C的距离为1，在距离矩阵中数值最小，因此，可以先将C与U聚成一个族群CU。族群CU中样本点C与样本点A距离为24，样本点U与样本点A距离为23。因为本例中采用简单连接方法确定族群间的距离，所以族群CU与A的距离为23。同理可得，CU与G的距离为39，与T的距离为14。将CU聚为一类后可得到新的距离矩阵，在新矩阵中A与T的距离为9，数值最小，因而将其聚为新族群AT。以此类推，最终将ATCU聚为一类，G单独为一类。

图4-5　简单连接聚类的距离矩阵

层次聚类的聚类过程以及结果可以用系统树图（dendrogram）来展示，树图可以是横向的也可以是竖向的。图4-6展示的是一个竖向的树形图，竖直方向表示不同族群之间的距离，水平方向表示不同的族群。由图4-6可知，碱基C和U在距离为1时聚为一类CU，碱基A和T在距离为9时聚为一类AT，CU和AT在距离为14时聚为一类，最后五个碱基在距离为16时聚为一类。可在系统树图中设置阈值距离，绘制其对应的水平线，根据水平线与系统树图的交点数目k将样本点分成k类。在本例中，需要将五种碱基分成两类，可在距离为15处画一条横线，得到ATCU和G两类。

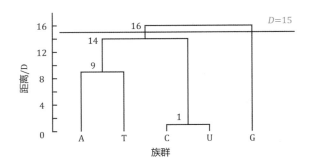

图4-6　简单连接聚类的系统树图

2. 完全连接聚类

完全连接聚类又称最远邻方法（farthest neighbor method），与简单连接法相反，其以族群中最远样本之间的距离作为族群的距离，计算公式为：

$$D(A, B) = \max\left(d\left(y_i, y_j\right)\right), \ y_i \in A, \ y_j \in B \tag{4-2}$$

同样以对五种碱基进行聚类为例，如图4-7所示，完全连接聚类的结果与简单连接聚类的结果相同，但在计算距离时，CU与A、G、T的距离分别变为24、40、15，与简单连接聚类中计算的距离23、39、14不同（见图4-5）；AT与G、CU的距离变为25、24；CU与G的距离变为40；最终ATCU与G的距离变为40。虽然最终结果也将五种碱基聚为了ATCU和G这两类，但是其计算过程完全不同。

	A	G	C	T	U
A	0				
G	16	0			
C	24	40	0		
T	9	25	15	0	
U	23	39	1	14	0

	A	G	CU	T
A	0			
G	16	0		
CU	24	40	0	
T	9	25	15	0

	AT	G	CU
AT	0		
G	25	0	
CU	24	40	0

	ATCU	G
ATCU	0	
G	40	0

图4-7　完全连接聚类的距离矩阵

同样地，完全连接聚类的系统树图如图4-8所示。

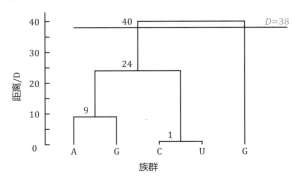

图4-8　完全连接聚类的系统树图

3. 平均连接聚类

简单连接法和完全连接法都是基于组间某两个点之间的距离进行聚类，而平均连接法能够同时考虑每一组中所有点的情况。平均连接法将两族群之间的距离定义为 A 集合中 n_A 个点和 B 集合中 n_B 个点产生的所有 $n_A n_B$ 个距离数值的平均结果，计算公式为：

$$D(A, B) = \frac{1}{n_A n_B} \sum_{i=1}^{n_A} \sum_{i=1}^{n_B} d(y_i, y_j),\ y_i \in A,\ y_j \in B \qquad (4-3)$$

通过图4-9可以清晰地比较三种方法。简单连接法选用两个族群中距离较近的两个样本点之间的距离作为族群的距离，完全连接法选用的是距离最远的两个样本点之间的距离，平均连接法则使用了两个族群间所有点之间距离。

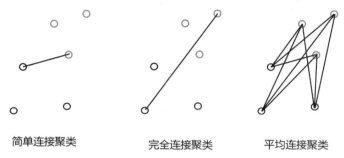

简单连接聚类　　　　完全连接聚类　　　　平均连接聚类

图4-9　三种连接聚类示意

同样以五种碱基的层次聚类为例，平均连接聚类过程如图4-10所示，其系统树图如图4-11所示。

	A	G	C	T	U
A	0				
G	16	0			
C	24	40	0		
T	9	25	15	0	
U	23	39	1	14	0

→

	A	G	CU	T
A	0			
G	16	0		
CU	23.5	39.5	0	
T	9	25	14.5	0

→

	AT	G	CU
AT	0		
G	20.5	0	
CU	19	39.5	0

→

	ATCU	G
ATCU	0	
G	30	0

图4-10　平均连接聚类的距离矩阵

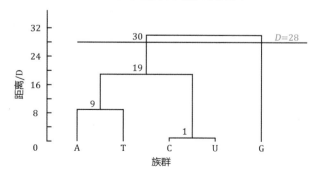

图4-11　平均连接聚类的系统树图

4. 质心连接聚类

与平均连接法类似，质心法在计算距离时也考虑了族群中的所有样本点，不同之处在于：平均连接法先计算不同族群中所有点之间的距离，再求所有距离的平均值；而质心法是在每个族群内先求出所有点的平均值，再求得两个族群平均值之间的距离。质心法中的质心指的是样本均值向量，此时两个族群之间的欧式距离可以表示为：

$$D(A, B) = d\left(\overline{y_A}, \overline{y_B}\right) \tag{4-4}$$

式(4-4)中$\overline{y_A} = \frac{1}{n_A}\sum_{i=1}^{n_A}y_i$，$\overline{y_B} = \frac{1}{n_B}\sum_{j=1}^{n_B}y_j$，分别代表族群$A$、$B$的质心。

在族群合并之后，新族群的质心再由所有族群内的样本点求平均得到：

$$\overline{y_{AB}} = \frac{\sum_{i=1}^{n_A}y_i + \sum_{j=1}^{n_B}y_j}{n_A + n_B} = \frac{n_A\overline{y_A} + n_B\overline{y_B}}{n_A + n_B} \tag{4-5}$$

用质心法对五个碱基进行聚类时，其计算过程中的距离矩阵如图4-12所示，系统树图如图4-13所示。

	A	G	C	T	U
A	0				
G	16	0			
C	24	40	0		
T	9	25	15	0	
U	23	39	1	14	0

→

	A	G	CU	T
A	0			
G	16	0		
CU	23.5	39.5	0	
T	9	25	14.5	0

→

	AT	G	CU
AT	0		
G	20.5	0	
CU	19	39.5	0

→

	ATCU	G
ATCU	0	
G	30	0

图4-12　质心连接聚类的距离矩阵

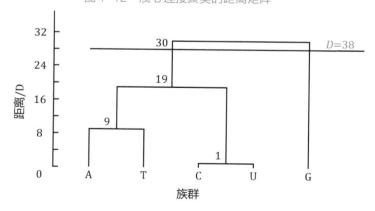

图4-13　质心连接聚类的系统树图

由式（4-5）可得，质心法在寻找新的质心时使用的是加权平均法，如果族群A和族群B的样本量相差很多，则新质心$\overline{y_{AB}}$会由样本数量多的族群所主导。为了避免这种情况出现，可以用两个族群质心连线的中点作为合并之后新族群的质心，公式如下：

$$m_{AB} = \frac{1}{2}\left(\overline{y_A} + \overline{y_B}\right) \tag{4-6}$$

（二）方差平方和增量法

方差平方和增量法又称 Ward 法，与上述所有的连接法不同，Ward 法将合并前后族群内方差平方和的差值定义为距离。记 AB 为族群 A 和 B 合并而得的族群，则合并前后的各族群内方差平方和（SSE）分别为：

$$\text{SSE}_A = \sum_{i=1}^{n_A}\left(y_i - \overline{y_A}\right)^2, \ y_i \in A \tag{4-7}$$

$$\text{SSE}_B = \sum_{i=1}^{n_B}\left(y_i - \overline{y_B}\right)^2, \ y_i \in B \tag{4-8}$$

$$\text{SSE}_{AB} = \sum_{i=1}^{n_A + n_B}\left(y_i - \overline{y_{AB}}\right)^2, \ y_i \in AB \tag{4-9}$$

式（4-9）中的 $\overline{y_{AB}} = \dfrac{n_A\overline{y_A} + n_B\overline{y_B}}{n_A + n_B}$ 为通过质心法计算得到的新族群质心。在使用 Ward 法合并两个族群 A 和 B 时，应使 SSE 在合并前后的增量 $I_{AB} = \text{SSE}_{AB} - (\text{SSE}_A + \text{SSE}_B)$ 最小。推导可得：

$$I_{AB} = \text{SSE}_{AB} - \left(\text{SSE}_A + \text{SSE}_B\right) = \frac{n_A n_B}{n_A + n_B}\left(\overline{y_A} - \overline{y_B}\right)^2 \tag{4-10}$$

综上所述，层次聚类的流程主要包括以下六个步骤：

（1）建立 n 个初始族群，每个族群中只有一个样本。

（2）计算 n 个族群间的距离矩阵。

（3）合并距离最小的两个族群，计算新族群间的距离矩阵。

（4）不断重复步骤（3），直至将所有样本聚成一个族群。

（5）绘制系统树图。

（6）选择适当的距离阈值，确定聚类得到的族群个数。

层次聚类算法具有以下优点：

（1）样本的距离容易定义，限制较少。

（2）可以根据系统树图分析各类之间的层次关系。

（3）不需要预先定义类别的数量。

但同时也存在一些不足：

（1）计算量较大，复杂度高。

（2）奇异值会对聚类结果产生较大的影响。

（3）可能会将样本聚类成链状。

层次聚类不需要预先设置聚类数，层次聚类族群个数的选择一共有以下三种方法：

（1）可根据经验或任务预先设定。

（2）可根据系统树图决定族群个数。

（3）寻找合并族群时距离相差较大的样本或者族群。

三、基于密度的聚类

基于密度的聚类方法不依赖于样本距离，而是依赖于样本分布的密度，其中比较典型的一种算法是基于密度的噪声应用空间聚类（density-based spatial clustering of applications with noise，DBSCAN）。DBSCAN是将具有足够高密度的样本区域划分为簇，算法中的簇被定义为密度相连的点的最大集合。DBSCAN的核心思想是先发现密度较高的点，再将相近的高密度点连成一片，生成多个簇。DBSCAN在对数据进行聚类时，首先以每个样本点为圆心，将半径为eps圆内的所有样本点数量作为该中心样本点的密度值。设置密度阈值MinPts，若圆内样本点数量大于或等于MinPts，则该中心点被称为高密度点，也被称为核心点（core point）；若圆内样本点数量小于MinPts，但是该中心点在其他核心点的领域内，则称该中心点为边界点（border point）；若中心点的圆内样本点数量小于MinPts，且不在其他核心点的领域内，则该中心点被称为噪声点。

DBSCAN在聚类过程中，随机选择一个样本点，如果该样本点是核心点，则将该点标记为"已处理"，当前点与其圆圈内所有附近点形成一个簇，并以相同方式处理所有附近点，对簇进行扩展，将附近样本点也标记为"已处理"。如果初始选择的样本点为噪声点，则其不会被归为任何一个簇，且同样被标记为"已处理"。当所有点都被标记为"已处理"后，即完成了聚类。

DBSCAN算法的最大优点是，可以发现任意形状的簇类，不需要预先定义簇的数量，且能够自动识别出噪声数据。但在使用DBSCAN算法时，需要设置合适的eps和MinPts参数，DBSCAN对这两个参数非常敏感，如果参数设置不当，聚类效果就会不理想。

四、基于模型的聚类

基于模型的聚类方法主要包括基于概率模型的方法和基于神经网络模型的方法。基于概率模型的聚类可分为判别模型（discriminative model）与生成模型（generative model），两者之间的主要区别在于，所求得的概率不同。判别模型所求的是后验概率 $P(y|x)$，生成模型所求的是联合概率分布 $P(x, y)$。判别模型重在判别，对于样本 x，模型只需要根据后验概率判别 x 属于哪一类 y，但是生成模型首先要对每一类别的样本的边缘分布进行学习，然后再判断未知的 x 样本属于哪一类 y 的可能性更大。生成模型虽然计算过程比较复杂，但是相对判别模型而言，它的适用范围更广，可以在模型中引入隐向量的改变。例如，高斯混合模型（Gaussian mixture model，

GMM）就是一种基于生成模型得到的聚类方法，其使用k个高斯分布（k需要提前确定）来模拟数据的真实分布。GMM算法的具体介绍可以参考本书第八章。

第二节·降 维

一、特征与降维

（一）特征与维数灾难

特征工程（feature engineering）是指从原始数据中提取出与学习目标最相关特征的过程，主要包括特征构建、特征提取和特征选择，如图4-14所示。

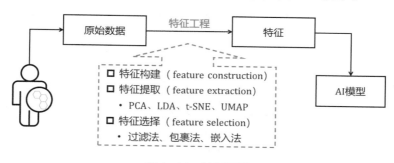

图4-14 特征工程

在机器学习中，特征是指一种物质或现象可被测量与量化的属性。利用机器学习解决实际问题时，需要获取与研究对象相关的定量或定性观测数据，并对数据进行必要的预处理，最终形成训练数据集，这一过程被称为特征构建（feature construction）。特征构建一般包括数据清理、数据归一化、缺失值处理、数据编码等过程，具体内容可参考本书第二章。

维数（dimensionality），又称维度，是指样本的变量或特征数量。例如，使用含881个指纹子结构的PubChem分子指纹来表示化合物，每个样本的特征向量为881维。维数灾难（curse of dimensionality）是指在向量计算过程中，随着向量维数的增加，计算量呈指数级增长的现象。在一定范围内的维数增加会提升模型的性能直至最佳状态，而继续增加样本维数则会使模型性能下降，这种现象被称为休斯效应（Hughes effect）。在很多机器学习任务中，训练集中的每条数据经常具有成千甚至上万个特征，如果在样本数量有限的情况下拟合所有的特征，则会导致模型过拟合、性能下降、训练速度缓慢、无法收敛等。

训练样本量和特征维数共同影响着模型的预测性能，人工智能算法能否达到预期性能，关键因素之一就是是否具备足够多的训练样本。若要保证机器预测能力相同，高维度的数据所需的训练样本比低维度的数据所需的训练样本多得多，一般呈指数级增长。然而，实际上很多项目并没有足够数量的样本可供使用，这使得样本在高维空间分布稀疏。在这类样本空间中，模型会倾向过度学习样本的个体特征，而不是学习一般性特征，这将导致模型过拟合。

近年来，生物样本多组学测序、药物的高内涵和高通量筛选等技术的快速发展，给生物医药研究提供了大量的高维度数据，同时为揭示疾病复杂机制和研究药物的体内外作用模式带来了新机遇与新挑战。这些技术通过极度拓展的数据维数增加了样本的信息，为问题的解决提供了更多潜在信息；但同时，在对高维数据进行分析时，其维数灾难问题也更加明显。例如，在医药领域里常见的组学数据的特征数可达数万，而样本数量往往只有几十至几百，属于典型的小样本、高维数据问题，这使得基于高维度组学数据的人工智能建模面临严峻的维数灾难挑战。如何以最小的信息损失代价将高维数据投影到低维空间，并由此发现高维数据中隐含的内在模式，是医药领域中高维数据处理的关键问题之一。

（二）降维

生物样本的众多特征中往往存在一些无关特征（与研究问题本身的相关性不大）及冗余特征（与其他特征相关性很强或源于其他特征）。对于生物样本的高维度数据，通常与机器学习任务密切相关的仅是一部分特征，或者一个特征子空间。因此，需要使用数据降维（dimensionality reduction）算法来降低维度和复杂度，同时保留相关的信息。数据降维是指降低数据的特征维度，即减少数据集内的属性（特征）的数目，包括特征提取（feature extraction）和特征选择（feature selection）两类方法。特征提取是指采用某种映射方法，将数据从原始高维特征空间映射到低维特征空间，根据原始特征凝练出一些新的特征，能够减少数据特征数量，并且避免了过多的信息损失。特征选择是根据特征的重要性返回原有特征的子集，也是对特征进行筛选的过程，可理解为"取其精华，去其糟粕"。特征选择和特征提取在人工智能建模中具有重要作用，有助于改善模型的过拟合问题，并提高模型性能和计算效率等。数据降维的目的可概括为以下几点：

（1）减少数据占用的存储空间。

（2）减少计算所需的时间。

（3）一些算法在高维数据集上表现不佳，降维可提高这些算法的适用性。

（4）可以找到数据内部的本质特征，降低冗余信息导致的误差。

常用的特征提取方法包括主成分分析、t-SNE、UMAP和自动编码器等。与特征提取不同，特征选择是从原始特征集中挑选出最有效的特征，形成特征子集，因此，特征选择保留了一部分原始特征及它们的含义，这通常会使模型具有更好的可解释性。对于原始特征数量较大的情况（如组学数据），特征选择方法更常用。特征选择方法主要包括过滤法、包裹法和嵌入法等。本节将重点介绍医药领域中常用的特征提取和特征选择方法。

二、特征提取

根据算法原理，用于降维的特征提取算法通常包括映射和流形学习两大类。以下将介绍几种常见的特征提取方法，包括基于映射的主成分分析，以及基于流形学习的t-SNE和UMAP算法。

（一）主成分分析

主成分分析（principal component analysis，PCA）通过正交变换将存在相关性的原始变量转换为线性不相关的新变量，其中，新变量被称为主成分。PCA是最常用的特征提取方法之一，在数据压缩、消除冗余等方面应用广泛。

PCA代码

主成分分析，顾名思义，其目的是提取出数据的最主要特征来代表原始数据集。假设某个数据集由m个样本（$x_1, x_2, x_3, \cdots, x_m$）组成，每一个样本均用二维向量表示，PCA需要将这m个样本投影到一个新的平面上，使数据维度从二维降到一维，并且希望这m个一维的样本点尽可能准确地代表原始数据集。数据从二维降到一维肯定会存在一定程度的信息损失，PCA希望其损失尽可能小。PCA的每一个投影平面表示一个主成分，降维后样本的特征维度数就是主成分的数量。为了使降维的损失尽可能小，PCA在选择主成分时有以下两种降维标准：①最近重构性：样本点与投影平面之间的距离接近。②最大可分性：样本点在投影平面的投影尽可能分散。

基于上面两种标准，可以得到PCA的两种等价数学推导。从最大可分性的角度分析，一般认为，数据中的有效信号具有较大的方差，而噪声的方差较小，信号与噪声的方差之比为信噪比，信噪比越大数据的表征越准确。投影后得到的数据方差越大，则信噪比越大。若将n维数据转换为n'维后，每一维度上样本的投影方差都很大，则该n'维特征是有效的。因此，PCA本质上是将投影方差最大的方向作为主成分，并且在其各个正交方向上将数据进一步投影，使各特征之间不存在相关性。以二维数据降为一维数据为例，以最大可分性为降维标准，如图4-15所示，样本点在μ_1投影平面上的投影分得更开，即投影方差最大，则μ_1为第一主成分；μ_2投影方向与μ_1正交，在μ_2上的投影方差较小，则μ_2上的投影由噪声引起。

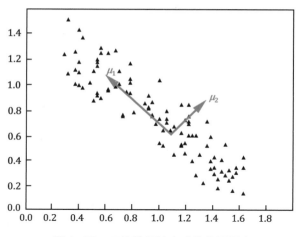

图4-15　二维数据的主成分分析示意

1. PCA的数学原理

（1）基变换

PCA基于向量的基变换进行降维，即

$$Y = PX \qquad (4\text{-}11)$$

假设基向量是行向量，样本向量是列向量，X是由m个n维样本组成的原始数据矩阵，矩阵大小为$n \times m$，P是由n'个n维基向量组成的矩阵，矩阵大小为$n' \times n$，Y是数据在降维空间的表达，大小为$n' \times m$。若$n' < n$，则X经过式（4-11）的基变换之后，样本维数从n降到了n'，即实现了特征降维。该基变换过程可以用图4-16来表示。

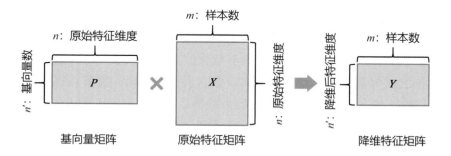

图4-16　PCA基于基变换降维示意

（2）方差

若m个样本组成的原始数据矩阵为X，经过PCA投影到a和b两个维度上后得到的数据矩阵为Y，假设$Y = \begin{pmatrix} a_1 & a_2 & a_3 & \cdots & a_m \\ b_1 & b_2 & b_3 & \cdots & b_m \end{pmatrix}$。PCA使投影后的数据尽可能分散，

数据分散程度在数学上可以用方差来表示，方差越大表示数据越分散。PCA的优化目标是最大化所有维度上的方差和。m个样本在a维度上的方差为：

$$\text{Var}(a) = \frac{1}{m}\sum_{i=1}^{m}(a_i - \mu_a)^2 \tag{4-12}$$

式（4-12）中，a_i表示第i个样本在a维上的投影数值，μ_a表示m个样本在a维上的投影均值，对数据进行中心化后，方差为：

$$\text{Var}(a) = \frac{1}{m}\sum_{i=1}^{m}a_i^2 \tag{4-13}$$

（3）协方差

如果遇到高维的变换，将投影方差最大的方向作为第一个方向a后，第二个投影方向b应该与第一个方向a不存在相关性，使两个方向尽可能表示更多的信息。故PCA在选择第二主成分时，只能在与第一个主成分正交的方向上进行选择。同样假设PCA将原始数据矩阵X投影到a和b两个维度上后得到的数据矩阵为Y，$Y = \begin{pmatrix} a_1 & a_2 & a_3 & \cdots & a_m \\ b_1 & b_2 & b_3 & \cdots & b_m \end{pmatrix}$，数学上用协方差表示变量之间的相关性，则可得：

$$\text{Cov}(a, b) = \frac{1}{m-1}\sum_{i=1}^{m}(a_i - \mu_a)(b_i - \mu_b) \tag{4-14}$$

当样本数量较大时，不必在意分母是m还是$m-1$，为了方便计算，分母取m，对数据进行中心化后，协方差公式可以表示为：

$$\text{Cov}(a, b) = \frac{1}{m}\sum_{i=1}^{m}a_i b_i \tag{4-15}$$

当协方差等于零时，表示a和b两个主成分之间完全独立，无相关性。

（4）协方差矩阵

同样假设PCA将原始数据矩阵X投影到a和b两个维度上后得到的数据矩阵为Y，$Y = \begin{pmatrix} a_1 & a_2 & a_3 & \cdots & a_m \\ b_1 & b_2 & b_3 & \cdots & b_m \end{pmatrix}$，如果用$Y$乘以$Y$的转置，并乘上系数$\frac{1}{m}$，得到

$$D = \frac{1}{m}YY^{\text{T}} = \begin{pmatrix} \dfrac{1}{m}\sum_{i=1}^{m}a_i^2 & \dfrac{1}{m}\sum_{i=1}^{m}a_i b_i \\ \dfrac{1}{m}\sum_{i=1}^{m}a_i b_i & \dfrac{1}{m}\sum_{i=1}^{m}b_i^2 \end{pmatrix} \tag{4-16}$$

矩阵D为矩阵Y的协方差矩阵，其主对角线上是各个维度上的样本投影方差，而其他元素是变量a和b的协方差。因此，方差和协方差被统一到了一个协方差矩阵内。

总结来说，PCA的优化目标为：选择n'个单位正交基，将一组n维数据降为n'维，使得原始数据矩阵X变换到这组基上后的数据矩阵Y，满足变量内方差和尽可能

大，且变量间协方差为零，即 Y 的协方差矩阵 D 是一个对角矩阵，且 D 的主对角线上的元素之和最大。

（5）PCA 的优化目标与数学推理

如何根据原始数据矩阵 X 找到满足以上要求的这 n' 个正交基向量呢？假设原始数据矩阵 X 的协方差矩阵为 C，P 是一组基向量按行排列组成的矩阵，设 $Y = PX$，则 Y 为 X 对 P 做基变换后得到的数据矩阵。设 Y 的协方差矩阵为 D，则可得 D 与 C 的关系为：

$$
\begin{aligned}
D &= \frac{1}{m} YY^{\mathrm{T}} \\
&= \frac{1}{m} (PX)(PX)^{\mathrm{T}} \\
&= \frac{1}{m} PXX^{\mathrm{T}}P^{\mathrm{T}} \\
&= P\left(\frac{1}{m} XX^{\mathrm{T}}\right)P^{\mathrm{T}} \\
&= PCP^{\mathrm{T}}
\end{aligned}
\tag{4-17}
$$

故 PCA 的优化目标为：寻找一组基向量 P 使协方差矩阵 D 对角化，等价于寻找一组基向量 P 使协方差矩阵 D 的主对角线元素和最大化。经过一系列数学推导，可以得出以下结论：

$$
CPT = (-\lambda)P^{\mathrm{T}}
\tag{4-18}
$$

式（4-18）恰好满足矩阵特征分解的定义：对于大小为 $n \times n$ 的方阵 A，如果存在向量 x，满足 $Ax = \lambda x$，则称 x 为 A 的一个特征向量，λ 为对应的特征值，其中 x 为 n 维列向量。所以，式（4-18）中，P^{T} 是协方差矩阵 C 的特征向量组成的矩阵，$-\lambda$ 为对应特征值组成的矩阵，特征值在矩阵的主对角线上，其余位置为零。

2. PCA 的降维步骤

PCA 在实际操作过程中，只需求出原始数据矩阵 X 的协方差矩阵 C，并对协方差矩阵 C 进行特征分解，然后将特征向量按照对应特征值的绝对值从大到小进行排序，得到 P^{T}，最后将 P 与原始数据矩阵 X 相乘，就得到了降维后的数据矩阵 Y，要找的最大方差和就等于协方差矩阵 C 的最大特征值。PCA 的具体流程包括以下几个步骤：

（1）输入：m 个 n 维样本集 $X = (x_1, x_2, x_3, \cdots, x_m)$。

（2）求每一维的平均值，对所有样本进行中心化。

（3）对中心化后的数据矩阵计算协方差矩阵 $C = \frac{1}{m} XX^{\mathrm{T}}$。

（4）对协方差矩阵 C 进行特征分解，求出特征向量及相应的特征值。

（5）将特征向量按照对应的特征值（绝对值）从大到小排成矩阵，取前 n' 列组成基向量矩阵 P^{T}。

（6）进行数据转换，$Y = PX$，Y 即为降维得到的 n' 维数据。

（7）输出：降维得到的样本数据矩阵 Y。

3. PCA的优缺点

PCA作为一种流行的降维技术，其主要优点有：①不要求数据呈正态分布，仅需用方差衡量数据的信息量；②各主成分之间相互正交，可去除原始变量之间的相关性；③计算过程简单，易于实现。

PCA的主要缺点为：①降维得到的特征含义模糊，缺乏可解释性；②仅适用于变量间相关性较强的原始数据，若相关性弱，则降维效果不佳。

（二）t分布随机近邻嵌入

t分布随机近邻嵌入（t-distributed stochastic neighbor embedding，t-SNE）是一种常用的非线性降维算法，也是一种流形学习方法。t-SNE算法是在2008年提出的，目前被广泛应用于组学数据以及图像等高维数据的降维和可视化。

t-SNE 代码

t-SNE算法的降维流程可以概括为几个步骤：

（1）计算高维数据点之间的相似度概率矩阵 P：

$$P(x^j | x^i) = \frac{S(x^i, x^j)}{\sum_{k \neq i} S(x^i, x^k)} \tag{4-19}$$

式（4-19）中，S 为高维空间内的相似度矩阵，x^i 和 x^j 表示不同的数据点。

（2）在对应的低维空间计算映射数据点之间的相似度概率矩阵 Q：

$$Q(z^j | z^i) = \frac{S'(z^i, z^j)}{\sum_{k \neq i} S'(z^i, z^k)} \tag{4-20}$$

式（4-20）中，S' 为低维空间内的相似度矩阵。

（3）通过计算KL散度，求解 P 与 Q 之间的条件概率分布之差，通过迭代使KL散度最小化。KL散度越小，表明 Q 与 P 越接近，那么降维空间中的概率分布就与原始维度空间中的概率分布越接近。

t-SNE在原始高维空间和降维空间中，点之间距离的计算方法有所不同，其目的是使在原空间中距离相近的点在降维空间中的距离依然较近，而对于原空间中距离较远的点，t-SNE使其在降维空间中距离尽量增大。在高维空间中使用高斯分布将距离转换为概率分布，而低维空间的概率分布则采用了t分布，以克服嵌入低维空间时的拥挤问题。t分布与高斯分布相似，但t分布的尾部通常更高，能够使数据的可变性更高。此外，t分布受异常值的影响更小，能够较好地提取数据的重要特征。

在许多任务中，t-SNE的降维效果比PCA更加理想。但是，t-SNE算法中采用欧式距离计算高维空间数据点之间的相似性，其计算成本非常高，且容易受到噪声数据的影响。因此，当原始数据的维数特别高时，通常先利用PCA等其他更高效的算法将原始数据降至合适的维度后，再用t-SNE算法进一步降维和可视化。

（三）统一流形逼近与投影

统一流形逼近与投影（uniform manifold approximation and projection，UMAP）算法是另外一种常用的、基于流形学习的降维和可视化技术。它是一种基于t-SNE的改进算法。UMAP算法的原理是：假设可用数据样本均匀地分布在流形空间中，可以从这些有限的数据样本中近似并映射得到低维空间表示。

UMAP代码

UMAP算法克服了t-SNE的诸多缺陷。在t-SNE算法的基础上，UMAP改进了概率矩阵P和Q的计算方式，在计算高维空间的概率分布时，t-SNE使用欧氏距离，而UMAP不限制计算距离的方法。此外，UMAP不对高维空间和降维空间中的分布概率进行归一化处理，显著降低了计算成本。UMAP使用二元交叉熵代替了t-SNE中使用的KL散度，显著加快了计算速度。UMAP算法获得的降维图能更好地保留全局结构，有利于对集群间关系的进一步挖掘和探索。UMAP还可以处理任意数量的维度，在降维计算之前不需要预降维等前处理步骤。

UMAP算法已经被广泛运用于生物信息学、生物医学和遗传学分析等领域，尤其是在单细胞组学研究领域，UMAP已经成为目前常用的降维和可视化方法。

三、特征选择

特征选择是指从原始数据特征集里选择一个最能反映数据性质的特征子集的过程。生物医药领域研究中的研究对象，往往具备复杂多样的属性，其中对学习任务有贡献的属性称为"相关特征"（relevant feature），对学习任务没有贡献的属性称为"无关特征"（irrelevant Feature）。另外，还有一些"冗余特征"（redundant feature），此类特征所蕴含的信息可以基于其他特征推演得到，或者与其他特征具有高度相关性。这类特征带来的收益有限，会显著增加模型学习的负担。因此，从原始特征中除去无关和冗杂特征，选取有效特征构建特征子集，是训练良好模型的关键因素。

特征选择包括初始子集设定、搜索策略、子集评价和终止条件等要素。初始子集设定后，不断执行搜索策略，得到特征子集，这个搜索的过程叫作"子集搜索"（subset search），后续要对每一个可能的特征子集进行评价，该过程称为"子集评价"（subset evaluation）。

子集搜索策略主要包括向前搜索（forward sequential selection，FSS）、向后搜索（backward sequential selection，BSS）和爬山算法（hill climbing，HC）三类。向前搜索是指设置初始子集S为空集，搜索过程将向S中加入候选特征；向后搜索是指设置初始子集为原始特征集，搜索过程将从特征子集S中不断去除无关或不重要的特征；爬山算法则是以几个随机特征构成初始子集S，向S中添加或者去除特征，最终保留最重要的特征。

搜索策略和子集评价标准是决定特征选择算法输出特征子集和模型性能的两个关键因素。好的搜索策略可以更快地找到最佳特征子集，好的评价标准可以使所挑选的特征子集信息量最大化，噪声最小化。特征选择技术在不断发展，例如，各种子集评价标准相继提出，包括一致性度量、信息度量和分类误差度量等。以信息度量为例，如果一个特征子集的信息增益较大，那么该特征子集更有助于模型学习数据特征，所以信息增益可以作为子集评价的标准。当候选特征子集达到评价标准之后，即结束搜索，获得最终的特征子集。特征选择算法中常用的终止条件包括：①特征子集中的特征数量达到预先设置的阈值；②子集搜索的次数达到预先设置的阈值；③子集评价结果达到最优或超过预先设置的阈值。

一般而言，特征选择的原则基于以下两点：①特征的发散性高；②特征与目标的相关性高。如果特征的发散性很低，那么意味着该特征在样本中变化不大，所以该特征不具有样本区分能力。与目标具有高相关性的特征所含的信息量更大。针对不同的医药研究项目，目前没有统一适用的特征选择算法，实际使用过程中需要根据数据集的特点进行选择。常见的特征选择方法包括过滤法（filter）、包裹法（wrapper）、嵌入法（embedded）三类，以下将介绍不同特征选择算法的原理。

（一）过滤法

过滤法基于各类统计检验分数、相关性指标进行特征选择，过滤掉发散性低、相关性差的特征。以下介绍几种常用的过滤法特征选择方法。

1. 方差选择法

计算每一组特征的方差，将方差与预先设置的阈值进行比较来决定特征的取舍。一般方差较大的特征蕴含较大的信息量，而方差较小的特征对于区分样本的贡献较小，可过滤掉。

方差选择法简便易行，对于数千乃至数万维度的特征也能有较快的计算速度，通过方差阈值这一超参数的调节，可以过滤并选出方差符合预期的特征。若阈值设定较高，被过滤掉的特征会较多。但是，一些情况下某些重要特征的方差不一定显著，所以方差选择法可能会忽略一些重要特征。

2. 卡方检验

卡方检验是一种非参数假设检验，通常利用卡方检验对数据特征以及标签进行独立性检验，如果独立性高，则说明两者关联性不强，特征可以舍弃；如果独立性低，则说明两者存在一定的关联性，要将该特征纳入特征子集中。在实际应用时，计算出每一组特征的卡方值并进行排序，卡方值越大则说明两者相关性越强，表明该特征可能有较强的预测能力。

3. 皮尔逊相关系数

皮尔逊相关系数可以衡量两个变量 X 和 Y 之间的线性相关性，通过判断两个变量之间是否存在线性相关性来决定变量的取舍。需要注意的是，在计算皮尔逊相关系数时，要求两个变量在误差范围内满足高斯分布。皮尔逊相关系数的取值范围为 $[-1, 1]$，其绝对值代表了线性相关性的强弱程度。绝对值越大则说明相关性越强，绝对值越小则说明相关性越弱。当相关系数等于1时，表示完全正相关；当相关系数等于−1时，则表示完全负相关。

4. 互信息和最大信息系数

互信息（mutual information）可以衡量变量之间的相互依赖程度。基于信息增益的角度，互信息的含义为引入变量 X 后变量 Y 不确定性减少的量。如果信息增益越小，则意味着变量 X 对变量 Y 的重要性越小，即 Y 仍然存在较大的不确定性，信息增益小的特征将会被过滤掉。

在特征选择中直接使用互信息并不方便，因为它并非度量方式且无法进行归一化。对于连续变量要先进行变量的离散化，不仅不方便计算，而且离散化操作也会影响互信息结果。最大信息系数（maximal information coefficient，MIC）能够处理连续变量的数据，相较于互信息而言，MIC有更高的准确度，常用于特征选择。使用MIC进行特征选择有较好的普适性、稳定性，可以挖掘线性与非线性的函数关系。

5. Relief算法

Relief算法是一种高效的过滤式特征选择算法，具有快速、高效、复杂度低等优点。该算法基于特征和样本类别的相关性赋予各特征不同的权重，并设定一个阈值，权重大于阈值的特征将被保留，而权重小于阈值的特征将被去除。假设存在一个训练集 D，首先从 D 中随机选择一个样本 R，然后在 R 的同类样本中寻找一个最近邻样本 H，称样本 H 为 Near Hit，再在 R 的异类样本中寻找一个最近邻样本 M，称样本 M 为 Near Miss。如果 R 在某个特征上与 H 的距离小于与 M 的距离，则可认为该特征有助于区分两个类别，需要增大该特征的权重；反之，则该特征不利于区分两个类别，所以要减小该特征的权重。遍历所有样本和所有特征后，即可获得每一个特征的最终权重，再根据阈值进行特征选择。

（二）包裹法

与过滤法不同，包裹法对特征进行选择时要考虑后续的机器学习模型，通过不断挑选特征子集来训练模型，并基于模型的性能对所选的特征子集进行评估，直至选出最有利于模型性能提高的特征子集。包裹法结合模型性能优化特征子集，其效果一般比过滤法好，但所需的时间成本也随之增加。以下将介绍几种常用的包裹法。

1. 递归特征消除法

递归特征消除法（recursive feature elimination，RFE）使用"基模型"进行多轮

次的训练，每轮次训练结束后，通过学习器返回的系数或特征重要性，去除部分权重较低的特征，并将筛选得到的新特征子集用于下一轮训练。不断重复递归过程，直至特征数量满足要求。

要实现递归特征消除法，需要选取一个机器学习模型作为RFE的"基模型"，并指定要保留的特征数量 k（k 小于总特征数量 n）。第一轮次训练时涵盖了所有特征，模型给出各个特征的排名或者得分，去除排名最后或者得分最低的特征，并将得到的含 $n-1$ 个特征的数据集用于第二轮次的训练，不断重复直至保留的特征数量等于 k 时，停止迭代，所得到的 k 个特征构成了最终的特征子集。

2. Las Vegas wrapper

Las Vegas wrapper（LVW）是一种典型的包裹法特征选择算法。假定某数据集的原始特征集为 A，每次从 A 中随机产生一个特征子集 S，然后使用交叉验证法评估使用特征子集 S 时的模型误差 E，如果当前误差 E 小于之前所有轮次中的模型误差，或者误差相等而 S 中包含的特征数量更少，则特征子集 S 被保留。

LVW算法的计算成本较大，需要设置停止条件控制参数 T 来限制迭代轮次，即如果连续 T 次迭代后特征子集 A' 均没有改变，则停止搜索。但如果初始特征数量较多，LVW算法在限定时间内也很难找到最优解。

（三）嵌入法

与包裹法类似，嵌入法也融合了特征选择与模型训练。首先构建机器学习模型进行训练，然后根据模型内部参数求得每个特征的权重，根据权重大小对特征进行筛选，权重越大的特征越重要。不同之处在于，嵌入法不需要进行迭代，其将所有特征作为输入，在模型训练的同时完成特征选择的过程。嵌入法的特征选择效果往往最好，且速度最快，但相关参数设置需要一定的经验。以下将介绍几种嵌入法。

1. 使用正则化进行特征选择

在机器学习中，为了缓解模型过拟合现象，通常在模型的损失函数中添加正则化项。正则化项与模型训练过程中不断调整的各特征权重密切相关，在不断减小损失函数的过程中，部分特征的权重也会相应衰减，甚至变为零，从而实现特征选择。正则化项是模型参数向量的范数，常用的有 L_1 和 L_2 范数。

LASSO算法使用了 L_1 正则化，岭回归使用了 L_2 正则化。

2. 使用决策树思想进行特征选择

决策树是一种监督学习算法，其基于特征与标签构建树形结构，学习各个特征之间存在的规律来实现分类或回归。决策树由根节点、内部节点和叶节点构成，从根节点开始不断划分构建下游分支，其过程实际上也是进行特征选择。在每个节点上都需要计算所有可能特征的信息增益，并选择信息增益最大的特征作为该节点的划分特征。

基于决策树思想实现特征选择的核心思想是以决策树自上而下选择划分特征作为特征选择过程，树节点的对应划分属性有先后顺序，其顺序代表各特征的重要性，按照先后顺序提取相对靠前的特征就能得到所需的特征子集。常用的方法包括决策树、随机森林、梯度提升树等，通过模型训练获得特征重要性排序后，再选取特征进行最终模型的训练。

第三节 · 无监督深度学习算法

传统的无监督学习方法（如K-means、PCA等）能够解决一些简单的问题，但在处理复杂问题时耗时巨大，并且需要基于特征工程进行学习。深度学习模型中包含多层非线性变换，可自动、逐层提取输入数据的特征。深度学习的具体算法介绍可参考第六章内容。深度学习算法可以通过无监督的方式学习数据的本质特征，自动学习数据的表征方式或者对数据进行降维处理。本节将介绍词嵌入与自动编码器两类无监督深度学习算法。

一、词嵌入

词嵌入（word embedding）是自然语言处理中表征学习技术的统称，是指将文本从高维空间嵌入到低维的连续向量空间内，使每个单词或词组被映射为一个实数向量的过程。在自然语言处理领域，词嵌入能将人类语言转化为一种有利于分析的数值形式，从而极大地提升语法分析和文本分类的效果，使计算机能够处理大量人类语言知识。

词嵌入领域的分支繁多，目前使用最多的是谷歌于2013年研发的Word2Vec语言模型，其已经被用于多种自然语言处理任务，如词性分析、文本分析等。Word2Vec可以将词向量化，进而挖掘不同词之间的关系。

在自然语言处理中，根据研究目的从网站、新闻、报纸等采集的大规模文本称为语料库（corpus），其中最小的单位是"词"（word），所有词组成了词汇表（vocabulary）。计算机不能直接处理文本，只能处理由数字组成的向量，词嵌入将词汇表中每一个词转换为对应的词向量。

在所有词向量中，最基础的词向量就是对词进行one-hot编码得到的向量。one-hot编码方式的介绍可以参考第二章内容。其编码结果为每个词向量中只有一个特征值为"1"，其余均为"0"，且向量维度与词汇表的大小一致，即等于语料库中所有词的种类数量。当语料库中含有大量的词需要编码时，就会产生诸多问题：①维度灾难，常用的英语单词有八千多个，中文汉字有近十万个，如果使用one-hot编码，将使得每一个词的向量都为几千维甚至上万维，如此高维度的数据会导致模型收敛慢、参数繁杂、运行占用内存高等；②编码结果过于稀疏，one-hot编码得到的向量中只有一个特征值为"1"，非常稀疏，有可能导致实际训练过程中模型难以收敛；③无法反应词与词之间的联系，one-hot编码得到的向量无法计算任意两个词之间的相似性，或者相似性为零，这与实际情况不符。在实际应用中，良好的表征方式应该能够准确体现数据特征，使相似性质的词对应的词向量具有较高的相似性。Word2Vec能够有效解决上述问题。在医药领域中，许多数据也可以用文本的形式表示，比如核酸的核苷酸序列、蛋白质的氨基酸序列、分子的SMILES格式等。所以，Word2Vec在医药领域中也有比较合适的应用场景。

（一）Word2Vec的概念

谷歌公司于2013年发布的Word2Vec语言模型，是一类用来产生词向量的神经网络模型，能够准确表征每一个词。Word2Vec能够自动学习单词的潜在含义，其目的是把自然语言中的所有词表示成统一意义、统一维度的短向量。其中，每个维度都包含了词的一些信息，但是不可解释。Word2Vec之所以能实现这一目的，是因为在编码过程中考虑到了上下文的信息。这个过程类似于阅读英文文献遇到陌生单词时，可以根据上下文语境推测出其大致含义。利用Word2Vec模型训练得到的词向量具有以下两个特点：

（1）能够体现语义的相似关系。如与"正方形"的词向量距离最近（向量相似性最高）的词是"圆形""三角形"等表示形状的词。

（2）能够体现语义的平移关系。如"国王"－"男人"＋"女人"得到的向量可能与"女王"的词向量十分相似。

（二）Word2Vec的训练

Word2Vec模型具有三层全连接层，分别为输入层（input layer）、隐藏层（hidden layer）和输出层（output layer），其中输入的是one-hot编码得到的向量。其具体结构如图4-17所示。

假设在一个语料库中有V个单词，经过one-hot编码后，所有词均可表示为一个大小为V维的向量。输入层到隐藏层包含了一个大小为$V×N$的参数矩阵W_1，输入的V维向量与隐藏层参数矩阵W_1做矩阵乘法，得到N维的词向量，再将得到的N维词向量与隐藏层到输出层之间、大小为$N×M$的参数矩阵W_2进行矩阵乘法运算，即可得M维输出向量。具体过程如图4-18所示。

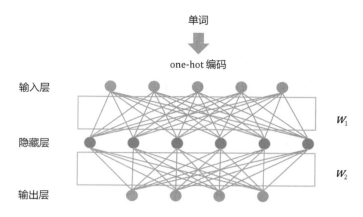

图4-17　Word2Vec的全连接神经网络结构

注：W_1和W_2均为神经网络参数。

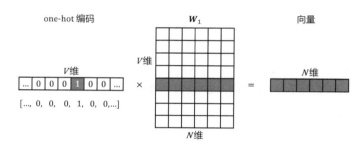

图4-18　词嵌入过程中的矩阵乘法运算示意

如图4-18所示，由于one-hot编码向量中仅第k个元素为"1"，其余均为"0"，所以矩阵乘法得到的N维向量本质上就是参数矩阵W_1中的第k行数值，因此，W_1可以理解为由文本库中所有词对应的词向量组成的矩阵：

$$W_1 = (V_{\text{word}1}^{\text{T}}, V_{\text{word}2}^{\text{T}}, \cdots, V_{\text{word}V}^{\text{T}}) \tag{4-21}$$

式(4-21)中$V_{\text{word}1}^{\text{T}}$表示第一个词的词向量。

Word2Vec中参数矩阵的训练方法有很多种，比较著名的有连续词袋模型（continuous bag-of-words，CBOW）与跳字模型（skip-gram），两个模型的训练过程如图4-19所示。

CBOW模型根据上下文的$2C$个单词来预测当前词V_T的概率。其具体做法为：

（1）输入上下文共$2C$个单词的one-hot编码向量（假设单词向量的维度为V，上下文词个数各为C）。

（2）one-hot编码分别与共享的输入层权重矩阵W_1相乘。

（3）将得到的$2C$个向量相加，求平均值作为隐藏层向量。

（4）将隐藏层向量与输出层权重矩阵W_2相乘，得到V维向量。

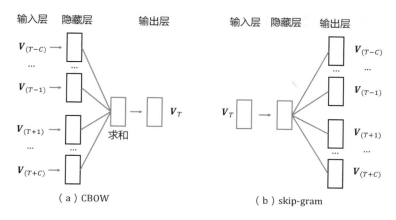

图4-19　CBOW与skip-gram的训练过程

注：V_T为第T个词的词向量，C为上下文词的个数。

（5）将得到的V维向量经过Softmax激活函数处理后，得到概率分布。每一维表示当前位置为相应词的概率，概率最大值对应的词为预测出的当前位置词。

（6）将预测的概率值与真实值的one-hot编码V_T作比较，其误差越小越好。采用梯度下降算法更新W_1和W_2。训练完毕后，所有单词的词向量可以组成一个查询表，这个查询表就是矩阵W_1。

Skip-gram模型与CBOW模型原理不同，其用当前词V_T来预测上下文$V_{(T-C)}$到$V_{(T+C)}$间的$2C$个单词。其直接使用当前词的输入向量经过参数矩阵得到前后C个位置上各单词出现的概率，以此计算损失函数来更新参数矩阵。

二、自动编码器

自动编码器（auto-encoder，AE）是一种无监督学习模型。其基于人工神经网络（artificial neural network，ANN）进行建模。作为一种数据压缩算法，AE将无标签的输入数据作为学习对象，通过反向传播算法进行模型训练，对输入数据进行表征学习（representation learning），然后将表征重构为输出，使重构结果尽可能与原始输入数据相似。简而言之，自动编码器将数据进行压缩，试图将压缩结果还原为原始输入，从而实现对数据的有效降维。其中，压缩过程和还原过程可以通过全连接层神经网络、卷积神经网络或循环神经网络等模型实现，具体的神经网络原理可以参考本书第六章内容。自动编码器能在无标签数据中自动学习样本特征，在医药领域得到了广泛的关注，并成功应用于模型识别、数据生成等任务。

（一）自动编码器的基本介绍

1. 自动编码器的基本结构

AE由编码器（encoder）和解码器（decoder）两部分组成，其结构往往是对称的，即如果编码器中存在多个隐藏层，那么解码器的隐藏层数量应该与编码器的隐藏层数量相同。AE的基本结构如图4-20所示。

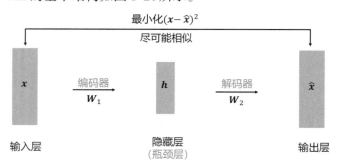

图4-20　自动编码器基本结构

注：x为输入向量，$\hat{x}$为输出向量，h为隐向量，W_1和W_2分别为编码器和解码器的参数。

在自动编码器中，编码器对输入数据进行压缩，得到潜在空间中的表征，其过程可以用函数$h=f(x)$表示，将输入数据x转化为隐向量h。隐藏层也被称为瓶颈层（bottleneck layer），将原始输入映射为隐向量h的过程称为嵌入（embedding）。解码器对潜在空间的表征进行重构，即将隐向量h转化为$\hat{x}$，可以用函数$\hat{x}=g(h)$表示。编码器和解码器都由神经网络模型组成。将输入x与输出$\hat{x}$之间的差距定义为损失函数，损失函数值越小越好，即模型希望x与$\hat{x}$尽可能相似。传统自动编码器的编码、解码过程可简单描述为：

编码过程：

$$h=\sigma_e(W_1 x+b_1) \tag{4-22}$$

解码过程：

$$\hat{x}=\sigma_d(W_2 h+b_2) \tag{4-23}$$

式（4-22）和式（4-23）中W_1，b_1为编码器的权重与偏置；W_2，b_2为解码器的权重与偏置；σ_e为非线性变换函数，一般较常使用的有Sigmoid、tanh函数等；σ_d是与编码过程相对应的非线性变换函数。AE的损失函数可以用下式表示，其训练目标是使得x与$\hat{x}$之间的误差最小化。

$$J(W,b)=\sum_{i=1}^{n}\parallel \hat{x}_i-x_i\parallel_2^2 \tag{4-24}$$

式（4-24）中，J为AE的损失函数。

在损失函数中增加正则化项则变为正则自动编码器，降低过拟合的风险并提高自动编码器的泛化能力，其损失函数表达式为：

$$J(\boldsymbol{W}, b) = \sum_{i=1}^{n} \| \hat{\boldsymbol{x}}_i - \boldsymbol{x}_i \|_2^2 + \lambda \| \boldsymbol{W} \|_2^2 \tag{4-25}$$

由于在训练过程中仅需要考虑原始数据和输出数据的相似程度，不涉及输入数据的标签，因此 AE 是一种无监督学习方法。根据中间隐藏层的不同形式又可以进一步将 AE 分为三种类型，分别为欠完备自动编码器、等维自动编码器与稀疏自动编码器。欠完备自动编码器的隐藏层中的神经元数量小于输入层的神经元数量，等维自动编码器的隐藏层中的神经元数量等于输入层的神经元数量，稀疏自动编码器的隐藏层中的神经元数量大于输入层的神经元数量。

2. 自动编码器的特征

（1）自动编码器是数据相关的

自动编码器只能有效压缩与训练数据类似的数据。比如，在使用自动编码器对小分子特征进行降维时，使用 A 蛋白质抑制剂训练的 AE 无法有效地对 B 蛋白质抑制剂进行特征降维，因为 AE 学习到的特征仅与 A 蛋白质抑制剂相关，无法提取 B 蛋白质抑制剂的特征。

（2）自动编码器是有损的

AE 重构得到的输出数据相比于原始输入数据存在一定程度的信息损失。

（3）自动编码器能够自动学习

自动编码器能够自动学习样本的特征，训练时无须任何特征工程。

3. 自动编码器与前馈神经网络的区别

（1）自动编码器是一种前馈神经网络，主要用于数据去噪、数据降维、特征提取等任务。

（2）前馈神经网络在训练时主要关注输出层的数据以及模型的性能指标，而自动编码器在应用过程中更关注中间隐藏层的结果。

（二）自动编码器的发展历程

1986 年，自动编码器的概念首次被提出[1]，并对其进行了详细的阐述。2006 年，研究人员首次使用深度自动编码器对数据进行降维[2]。2008 年，有研究团队提出了单层去噪自动编码器[3]，并在 2010 年发表了深层去噪自动编码器的相关论文[4]。2011 年，稀疏自动编码器的概念被提出，其在原来的损失函数中加入了控制稀疏化的正则项[5]，同年还出现了卷积自动编码器（convolutional auto-encoder，CAE），将卷积神经网络的思想引入自动编码器中，通过 CNN 模型卷积与反卷积实现 AE 的编码与解码过程[6]。2013 年，开发的变分自动编码器（variational auto-encoder，VAE）是一种生成模型（generative model），关于VAE的详细介绍可参考本书第八章内容。循环自动编码器的概念于2014年首次提出，其对序列数据的处理能力有所提高。表4-1介绍了自动编码器的发展历程。

表4-1　自动编码器发展历程

名称	时间	名称	时间
传统自动编码器	1986	协同局部自动编码器[7]	2014
堆栈自动编码器	2006	张量自动编码器[8]	2014
去噪自动编码器	2008	条件变分自动编码器[9]	2015
稀疏自动编码器	2011	变分公平自动编码器	2015
收缩自动编码器[10]	2011	辨别自动编码器[11]	2015
卷积自动编码器	2011	局部约束稀疏自动编码器[12]	2015
变换自动编码器[13]	2011	协同稳定非局部自动编码器[14]	2016
领域适应性边缘降噪自动编码器	2012	损失变分自动编码器	2016
k-稀疏自动编码器	2013	大边缘自动编码器[15]	2017
饱和自动编码器	2013	信息最大化变分自动编码器	2017
变分自动编码器	2013	最小二乘变分自动编码器	2017
高阶收缩自动编码器[16]	2014	循环通道变分自动编码器	2017
非线性表示边缘降噪自动编码器[17]	2014	多阶段变分自动编码器	2017

（三）自动编码器的变体

不同类型自动编码器的特点如表4-2所示。

表4-2　不同类型自动编码器对比

名称	特征	优点	缺点
堆栈自动编码器	多层隐藏层	非线性拟合能力强	处理时间长
稀疏自动编码器	在隐藏层添加稀疏正则项	更好地完成数据降维与特征学习	随机数据，压缩学习困难
k-稀疏自动编码器	只使用线性变换	可处理更大数据集	—
去噪自动编码器	输入中加入噪声	提高稳定性	计算度高，处理时间长
边缘去噪自动编码器	对添加噪声做边缘化处理	减小重构误差	—
收缩自动编码器	添加正则项	增加稳定性	处理时间长
卷积自动编码器	用卷积神经网络	可处理二维数据	处理时间长
循环自动编码器	用循环神经网络	可处理序列数据	较难收敛

1. 堆栈自动编码器

AE中单个隐藏层的表达能力不足，能够处理的问题有限，可以通过多层神经网络对数据进行逐层压缩，以提升模型的特征学习能力。这类AE被称为深度自动编码器（deep auto-encoder），也叫堆栈自动编码器（stack auto encoder，SAE）。

堆栈自动编码器一般具有关于中心隐藏层对称的结构。在堆栈自动编码器中，最窄的隐藏层（维度最小）称为瓶颈层。瓶颈层的数据就是所需的降维隐向量，而从输入层到瓶颈层的所有神经网络层构成了编码器，从瓶颈层到输出层的所有层构成了解码器，SAE的结构如图4-21所示，其数据维度的变化过程如图4-22所示。

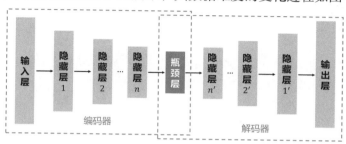

图4-21　堆栈自动编码器的结构

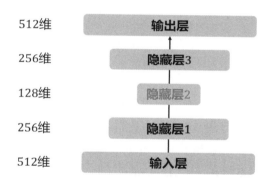

图4-22　堆栈自动编码器数据维度变化过程

增加SAE的隐藏层数量可以使模型学到更复杂、更抽象的特征。若层数太多，编码器过于强大，虽然可以拟合出任意函数对数据进行重构，但会使其丧失学习数据有效特征的能力。

堆栈自动编码器使用反向传播算法进行逐层预训练，能在一定程度上避免模型陷入局部最优的问题。预训练结束后，利用有标签的数据对预训练得到的参数进行微调，使编码器能够有效地提取出数据特征。

假设构建的SAE编码器部分有两个隐藏层（隐藏层1和隐藏层2），可以先构建由一个输入层、隐藏层1和一个虚拟输出层组成的AE，如图4-23（a）所示。对该自动编码器进行训练，使虚拟输出层的输出与输入数据的差距最小化，训练完成后固定输入层到隐藏层1的模型参数，并将隐藏层1的结果作为隐藏层2的输入，用于训练隐藏层1到隐藏层2的模型参数。同样构建由隐藏层1、隐藏层2和一个虚拟输出层组成的AE，如图4-23（b）所示。对该自动编码器进行训练，最小化虚拟输出层的输出与隐藏层1的结果之间的重构误差，即可获得隐藏层1到隐藏层2的参数。每次仅对SAE编码器中的一层隐藏层进行单独训练，将得到的每一层参数作为SAE的初始参数，后续进一步训练微调编码器的参数，即可得到对原始数据的有效降维表征。

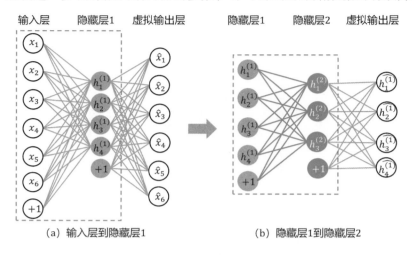

（a）输入层到隐藏层1　　　　　　（b）隐藏层1到隐藏层2

图4-23　SAE逐层预训练流程示意

2. 欠完备自动编码器

当AE的隐藏层维度大于或等于输入特征维度时，如图4-24（a）所示，中间隐藏层会将输入的数据记忆下来，在输出时直接输出记忆的内容，即神经网络在进行恒等映射，而没有真正实现数据的特征提取。这种情况下，虽然能够在训练集上得到很高的重构精度，但这种精度是通过完全复制得到的，而不是通过有效的特征提取得到，其训练结果毫无意义。

为了解决上述问题，可以减少隐藏层的神经元数量或者使用正则化策略。限制隐向量h的维度比输入向量x的维度小，可以促使自动编码器学习输入的有用特征，这种隐向量维度小于输入维度的AE，被称为欠完备自动编码器，如图4-24（b）所示。学习欠完备的隐向量表示，可以强制自动编码器提取出训练数据中最显著的特征，实现对数据的有效压缩。

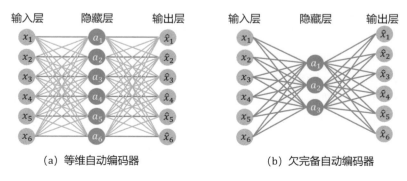

（a）等维自动编码器　　　　　　　（b）欠完备自动编码器

图4-24　等维自动编码器和欠完备自动编码器

欠完备自动编码器在学习过程，其损失函数可以表示为：

$$L(\boldsymbol{x}, g(f(\boldsymbol{x})))\qquad\qquad(4\text{-}26)$$

式（4-26）中，L 为交叉熵损失函数，$f(\boldsymbol{x})$ 表示编码器将输入 $\boldsymbol{x}$ 编码为隐向量的结果，$g(f(\boldsymbol{x}))$ 表示解码器将隐向量进行重构的输出结果，整个损失函数表示输出 $\hat{\boldsymbol{x}}$ 与输入 $\boldsymbol{x}$ 之间的差异。

3. 稀疏自动编码器

当隐藏层神经元数量大于输入层神经元数量时，AE 可能会失去自动学习样本特征的能力。稀疏自动编码器通过对隐藏层神经元施加一定的约束来解决这个问题。稀疏自动编码器在实际训练过程中增加了稀疏性限制，即对大部分隐藏层神经元进行抑制，使得真正被激活的神经元数量比较少。因此，稀疏自动编码器的隐藏层也可以被视为对数据进行压缩，其结构如图 4-25 所示。若使用 Sigmoid 函数，当输出值接近于零时该神经元会被抑制；若激活函数为 ReLU 函数，则输出值小于零时该神经元会被抑制。

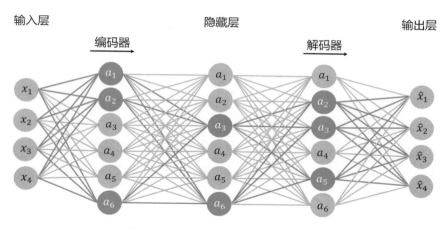

图 4-25　稀疏自动编码器结构示意

为了控制神经元的激活值在一定范围内，可以在损失函数中加入 KL 散度作为惩罚项，使隐藏层的神经元激活率与给定值相近。稀疏自动编码器的损失函数表达式为：

$$J_{\text{sparse}}(\boldsymbol{W}, b)=J(\boldsymbol{W}, b)+\beta\sum_{j=1}^{m}\text{KL}(\rho\parallel\hat{\rho}_j)\qquad\qquad(4\text{-}27)$$

式（4-27）中的 KL 散度被称为稀疏惩罚项，β 为稀疏性参数，通常接近于零，用来调节稀疏惩罚的程度，m 为隐藏层中神经元数量。KL 散度可以衡量真实 $\hat{\rho}_j$ 与给定 ρ 的相似程度，例如 ρ 为 0.05，当 $\hat{\rho}_j$ 与 0.05 越接近时，其惩罚越小，这使得隐藏层的神经元有较大的抑制率。

4. 去噪自动编码器

去噪自动编码器在原始输入数据中加入一些噪声，将含有噪声的数据作为输入，用其进行训练来重构不含噪声的原始输入。通过加入噪声，能够让自动编码器学习数据的本质特征，提高数据重构的稳定性。去噪自动编码器的基本结构如图4-26所示。

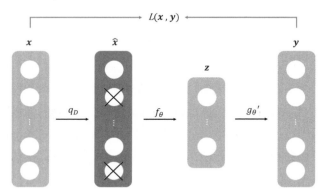

图4-26　去噪自动编码器结构示意

x是输入向量，$\hat{x}$为加入噪声后的向量（维数与x相同），z为隐向量，y为重构的输出向量，q_D是对数据加入噪声的过程，f_θ是编码过程，$g_{\theta'}$是解码过程。$L(x,y)$是重构损失函数，表示重构得到的y与未加入噪声原始输入x之间的误差。

去噪自动编码器中加入噪声的过程，可以是在输入中添加高斯噪声，也可以是随机丢弃某些输入特征。此外，还可以对噪声进行边缘化处理，得到领域适应性边缘去噪自动编码器和非线性表示边缘去噪自动编码器，可以降低计算难度，加快训练速度。

5. 收缩自动编码器

为了使得模型在输入数据的扰动下能够保持稳定，收缩自动编码器通过添加正则项达到增加稳定性的目的。与降噪自动编码器一样，收缩自动编码器对输入数据的噪声具有一定的稳定性。不同之处在于，降噪自动编码器的稳定性是指重建数据的稳定性，而收缩自动编码器的稳定性是指隐藏层表达的稳定性。

6. 卷积自动编码器

近几年来，卷积神经网络在很多方面都展示出了良好的性能，这直接推动了卷积自动编码器的发展。卷积自动编码器使用卷积层和池化层代替了全连接层，解决了全连接层在处理二维图像时造成空间信息损失的问题。其编码过程使用卷积和池化操作，解码过程使用反卷积和反池化操作。

<h1 style="text-align:center">第四节 · 无监督学习应用浅析</h1>

无监督学习算法作为一种有效的数据挖掘工具已经被广泛应用于医药领域的复杂数据分析中，比如多组学数据处理。为了让读者深入了解无监督聚类和降维算法的应用流程，本节将以对不同类型的小分子抑制剂进行降维和聚类为示例，浅析无监督学习算法的应用。

一、小分子抑制剂层次聚类

（一）数据收集与数据表征

本示例中针对不同靶点（TXAR2和TXAS）收集了相应的抑制剂，每种抑制剂各收集了20个分子，且以SMILES格式表示。用Python代码导入分子的SMILES格式，并且选用Morgan分子指纹来表征分子。示例代码如下：

抑制剂层次
聚类代码

```python
# 导入必要的依赖库
import pandas as pd
import numpy as np
from rdkit import Chem
from rdkit.Chem import AllChem
from rdkit.Chem import DataStructs
from joblib import Parallel, delayed
import matplotlib.pyplot as plt

# 定义分子指纹计算函数
def ecfp4(smile, bitsize = 1024):
    arr = np.zeros((bitsize,), dtype = np.bool)
    try:
        mol = Chem.MolFromSmiles(smile)
        bitInfo = {}
        fp = AllChem.GetMorganFingerprintAsBitVect(mol, radius = 2, bitInfo = bitInfo, nBits = bitsize)
        DataStructs.ConvertToNumpyArray(fp, arr)
```

```
        except:
            pass
        return arr
```

当数据规模很大时，在数据编码时可以采用批量处理的策略。本示例中的分子数量较少，但同样可以定义批量处理函数。示例代码如下：

```
# 定义批量处理函数
def batch_cal(smiles, bitsize = 1024, n_jobs = 8):
    P = Parallel(n_jobs = n_jobs)
    res = P(delayed(ecfp4)(i, bitsize) for i in smiles)
    return np.stack(res)

# 读取SMILES格式数据并进行批量处理
fname = 'small_compound.csv'
bitsize = 1024
n_jobs = 2
data_smile = pd.read_csv(fname, header = None)
fingerprint = batch_cal(data_smile.iloc[:, 1].tolist(), bitsize = bitsize, n_jobs = n_jobs)
```

（二）层次聚类

使用seaborn函数包中的clustermap类可以实现对数据的层次聚类，并绘制聚类结果图。示例代码如下：

```
# 导入聚类所需包
import seaborn as sns
from matplotlib.colors import ListedColormap
import matplotlib.colors as colors
sns_data = pd.DataFrame(fingerprint)

# 使用sns.clustermap类进行层次聚类并绘制聚类结果图
labels = np.repeat(['#F25008','#A5A5A5'], [20, 20], axis = 0)
row_c = dict(zip(np.unique(labels), ['green','yellow']))
row_colors = [row_c[i] for i in labels]
colors_list = ['#A5A5A5', '#F25008']
```

```
cmap_color = colors.ListedColormap(colors_list)
sns.clustermap(data = sns_data, method = 'ward', metric = 'euclidean',
               cmap = cmap_color,
               row_colors = row_colors,
               xticklabels = False, yticklabels = False, center = 0.1)
```

　　TXAR2抑制剂和TXAS抑制剂的层次聚类结果如图4-27所示，两种抑制剂被成功区分开，表明两类抑制剂的特征差异比较大，Morgan分子指纹能够较准确地表征两类抑制剂。

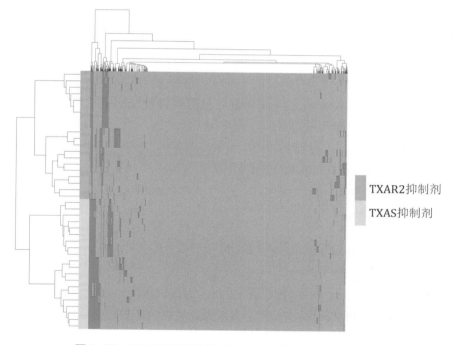

图4-27　TXAR2抑制剂和TXAS抑制剂的层次聚类结果

二、小分子抑制剂主成分分析与可视化

（一）PCA数据处理

　　对上述20个TXAR2抑制剂和20个TXAS抑制剂进行PCA降维，根据PCA的数学原理，需要对样本计算特征平均值，将样本中心化，计算协方差矩阵并对其进行特征分解。示例代码如下：

抑制剂PCA
降维代码

```
# 计算特征平均值
mean_fingerprint = np.mean(fingerprint, axis = 0)

# 样本中心化
scaled_fingerprint = fingerprint－mean_fingerprint

# 求协方差矩阵
cov = np.cov(scaled_fingerprint, rowvar = False)

# 协方差矩阵特征分解
eig_val, eig_vec = np.linalg.eig(cov)
```

（二）PCA 降维与可视化

得到协方差矩阵的特征值和特征向量后，需要将特征向量按照相应特征值的绝对值大小进行排序。示例代码如下：

```
# 对特征向量按照特征值的绝对值进行降序排序
eig_pairs = [(np.abs(eig_val[i]), eig_vec[:,i]) for i in range(len(eig_val))]
def takeFirst(elem):
    return elem[0]
eig_pairs.sort(key = takeFirst, reverse = True)
```

本示例中将 Morgan 分子指纹编码得到的 1,024 维向量降到 2 维，需要将特征值绝对值排名前二的对应特征向量作为主成分，并对原始数据特征做基变换。示例代码如下：

```
# 取特征值绝对值排名前二的特征向量
feature = [eig_pairs[i][1] for i in range(2)]

#做基变换得到降维后的数据
new_fingerprint_reduced = np.transpose(np.dot(feature, np.transpose(fingerprint)))
```

基变换得到的结果即为最终降维结果。此外，还可以利用 sklearn 包对数据进行 PCA 降维，其内部计算过程与上述基变换过程是一致的。示例代码如下：

抑制剂 sklearn
PCA 降维代码

```
# 取特征值绝对值排名前二的特征向量
from sklearn.decomposition import PCA
pca = PCA(n_components = 2)
new_fingerprint_reduced = pca.fit_transform(fingerprint)
```

　　用降维得到的二维数据绘制散点图，可以将降维结果可视化。其结果如图4-28所示。示例代码如下：

```
# 降维结果可视化
labels = np.repeat(['#F25008','#A5A5A5'], [20, 20], axis = 0)
plt.scatter(new_fingerprint_reduced[:, 0], new_fingerprint_reduced[:, 1], c = labels, s = 40)
plt.show()
```

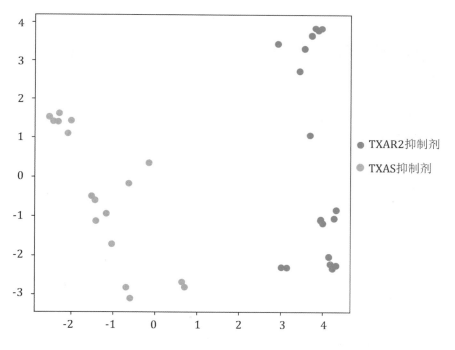

图4-28　TXAR2抑制剂和TXAS抑制剂的PCA降维结果

　　以上示例使用了结构比较简单的数据来展示聚类和降维的整体流程，在实际应用过程中，数据往往会比较复杂，在使用无监督学习算法之前可能还需要对数据进行预处理，以提升无监督学习的效果。

结　语

随着海量无标签、非结构化数据的快速增长，无监督学习在医药领域中的应用场景不断拓宽。许多研究人员认为，无监督学习是未来人工智能的发展趋势。本章阐述了无监督学习中的聚类和降维两大任务，讲解了几种经典的无监督学习算法的原理，并介绍了无监督学习与深度学习结合模型，最终以对小分子进行聚类和降维为例，展示了无监督学习算法的实际应用流程，方便读者深入地理解无监督学习算法。

理论练习与上机实验

测试题01：简述降维与聚类的概念及作用。

测试题02：简述k均值聚类算法的聚类流程。

测试题03：概括主成分分析的算法流程。

测试题04：简述特征提取与特征选择的区别。

测试题05：简述自动编码器的结构及训练原理。

测试题06：尝试用PCA和层次聚类算法对小分子进行降维和聚类。

参考文献

[1] Hinton G E, Zemel R. Autoencoders, minimum description length and Helmholtz free energy[C]//Advances in neural information processing systems. Denver: Morgan Kaufmann, 1994, 3-10.

[2] Hinton G E, Salakhutdinov R R. Reducing the dimensionality of data with neural networks [J]. Science, 2006, 313(5786): 504-507.

[3] Vincent P, Larochelle H, Bengio Y, et al. Extracting and composing robust features with denoising autoencoders[C]//Proceedings of the 25th International Conference on Machine Learning. Helsinki: Association for Computing Machinery, 2008: 1096-1103.

[4] Vincent P, Larochelle H, Lajoie I, et al. Stacked denoising autoencoders: learning useful representations in a deep network with a local denoising criterion[J]. Journal of machine learning research, 2010(11): 3371-3408.

[5] Ng A. Sparse autoencoder[J]. CS294A Lecture notes, 2011(72): 1-19.

[6] Masci J, Meier U, Cireşan D, et al. Stacked convolutional auto-encoders for hierarchical feature extraction[C]//International Conference on Artificial Neural Networks. Berlin: Springer, 2011: 52-59.

[7] Cui Z, Chang H, Shan S, et al. Deep network cascade for image super-resolution[C]//European Conference on Computer Vision. Zurich: Springer, 2014: 49-64.

[8] Zhang Q, Yang L T, Chen Z. Deep computation model for unsupervised feature learning on big data[J]. IEEE Transactions on Services Computing, 2015, 9(1): 161-171.

[9] Sohn K, Lee H, Yan X. Learning structured output representation using deep conditional generative models[C]//Advances in Neural Information Processing Systems. Montreal: Curran Associates, 2015: 3483-3491.

[10] Rifai S, Vincent P, Muller X, et al. Contractive auto-encoders: explicit invariance during feature extraction[C]//Proceedings of the 28th International Conference on International Conference on Machine Learning. Washington: Omnipress, 2011: 833-840.

[11] Xie J, Fang Y, Zhu F, et al. Deepshape: deep learned shape descriptor for 3d shape matching and retrieval[C]//Proceedings of the IEEE Conference on Computer Vision and Pattern Recognition. Boston: IEEE, 2015: 1275-1283.

[12] Luo W, Yang J, Xu W, et al. Locality-constrained sparse auto-encoder for image classification[J]. IEEE Signal Processing Letters, 2014, 22(8): 1070-1073.

[13] Hinton G E, Krizhevsky A, Wang S D. Transforming auto-encoders[C]//International Conference on Artificial Neural Networks. Espoo: Springer, 2011: 44-51.

[14] Wang R, Tao D. Non-local auto-encoder with collaborative stabilization for image restoration [J]. IEEE Transactions on Image Processing, 2016, 25(5): 2117-2129.

[15] Liu W, Ma T, Xie Q, et al. LMAE: a large margin auto-encoders for classification[J]. Signal Processing, 2017(141): 137-143.

[16] Rifai S, Mesnil G, Vincent P, et al. Higher order contractive auto-encoder[C]//Joint European Conference on Machine Learning and Knowledge Discovery in Databases. Athens: Springer, 2011: 645-660.

[17] Chen M, Weinberger K, Sha F, et al. Marginalized denoising auto-encoders for nonlinear representations[C]//International Conference on Machine Learning. Beijing: ICML, 2014: 1476-1484.

无监督学习在医药领域的应用

CHAPTER 5

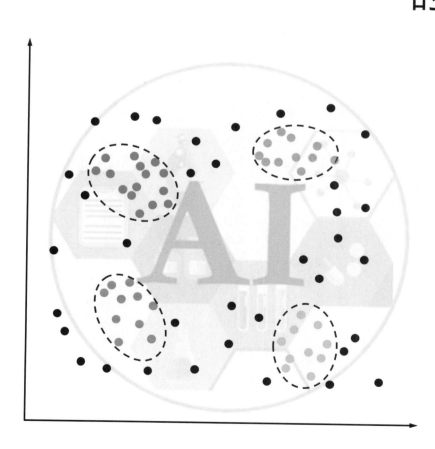

生命组学技术包括基因组学、转录组学、蛋白质组学、代谢组学等高通量分析技术，其广泛应用促使生物医药研究进入大数据时代。目前，生命组学研究已经成为药物靶点发现、临床精准医疗等医药领域的重要数据来源。本章将介绍生命组学发展简史，以基因组学研究为重点，介绍组学数据的获取与分析技术，并以组学研究中的生物标志物识别和药物靶标发现为例，介绍无监督学习在医药领域中的应用。

第一节 · 生命组学技术

人类基因组测序计划于1990年正式启动，奏响了生命科学新时代的序曲。随着基因组学和后基因组学时代多种组学技术的不断进步，人类生物医药的研究进入大数据与人工智能时代。2011年，美国国家科学研究委员会（National Research Council，NRC）与美国国家科学院（National Academy of Sciences，NAS）、美国国家工程院（National Academy of Engineering，NAE）、美国国立卫生研究院（NIH）共同提出了"迈向精准医学"倡议，希望运用人工智能技术精准分析患者的临床症状、生物学信息和个体体征差异，为患者量身定制健康管理方案或疾病诊疗方法[1]。

组学技术的快速进步使个体化精准医疗成为可能。尽管各类组学技术促进了生物医药研究的进步，但是单一组学技术难以描述大多数疾病的系统复杂性。因此，科学家们提出从整体的角度研究细胞、基因、蛋白质及分子间相互作用，为揭示疾病的发生发展机制提供了新思路。多组学整合分析技术逐渐成为一种综合研究生物系统和疾病的新方法，预示着多组学融合时代的到来。

一、人类基因组计划简介

19世纪中叶，达尔文（Charles Darwin）的进化论和孟德尔（Gregor Mendel）的遗传定律为传统遗传理论奠定了基础；1909年，丹麦遗传学家约翰逊（Wilhelm Johannsen）首次将孟德尔提出的"遗传因子"称为基因（gene）；美国生物学家摩根（Thomas Morgan）通过果蝇实验，证明基因位于染色体上；1953年，沃森（James Watson）和克里克（Francis Crick）发现了DNA双螺旋结构，开创了分子生物学研究，并将遗传学研究提升到了分子水平[2]。到了20世纪中后期，人类发明了DNA重组、DNA测序和聚合酶链式反应（polymerase chain reaction，PCR）技术，进一步加深了对基因的理解，并能够根据人们的需要进行基因工程操作。1986年，第一台自动基因测序仪诞生。随着测序技术在医疗健康等相关领域的广泛应用，世界范围内掀起了基因大数据的浪潮，生物医学数据的分析和应用给生命科学和医药领域带来了新革命。人类基因组计划在此契机下终于诞生，并与曼哈顿原子弹计划、阿波罗登月计划并称为20世纪人类自然科学史上的三大计划（见图5-1）。

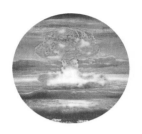
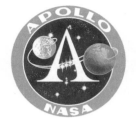
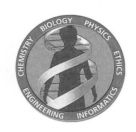

曼哈顿原子弹计划　　　　**阿波罗登月计划**　　　　**人类基因组计划**

图5-1　20世纪自然科学史上的三大计划

1985 年，美国科学家首次提出人类基因组计划（Human Genome Project，HGP），该计划于1990年正式启动，计划投入至少30亿美元用于人类全基因组的测序和分析，包括中国在内的6个国家的科学家共同参与解码人体内约10万个基因，并绘制人类基因图谱。中国从1998年开始参与国际人类基因组1%项目，负责人类基因组3号染色体的测序工作。

2001年2月，人类基因组测序草图宣布完成[3,4]。2003年，科学家和研究人员提前两年完成了人类基因组计划，测序覆盖了人类基因组中约99%的含基因区域，测序的准确率达到99.99%。此外，为了更好地理解人类基因蓝图的意义，该项目还有一系列其他目标，包括模式生物的基因组测序，开发研究整个基因组的新技术等[5]。

人类基因组计划为人们了解基因奠定了基础，但仍存在许多未知。比如，根据人类基因组序列分析，其中蛋白质编码基因数量仅为 20,000～25,000，约占30亿个碱基对中仅1.1%～1.4%的区域，而其余区域的功能大多未知。人类全基因组测序计划完成标志着人类正式迈入后基因组学时代。生命组学的研究重心从揭示遗传信息转移至对生物分子的功能研究[5]。

二、后基因组学时代

（一）群体基因组学研究计划

基因的单核苷酸多态性（single nucleotide polymorphism，SNP）是指在基因组水平上由单个核苷酸变异所引起的DNA序列多态性。SNP在人类基因组中广泛存在，其总数可达300万个，个体表型差异主要是由SNP的差异引起的，更重要的是，SNP还与复杂疾病的基因定位、遗传关联分析、个体疾病易感性分析和个体化用药分析密切相关。人类单倍体型图谱（Haplotype Mapping，简称HapMap）计划，旨在构建人类DNA序列中多态位点的常见模式，进而为遗传多态位点和疾病风险搭建联系，为疾病的预防和治疗提供新思路[6]。

在HapMap计划基础上，2008年又诞生了国际千人基因组计划，计划建立详尽的人类遗传变异目录，并绘制细致的人类基因组遗传多态性图谱[7]。千人基因组计划的数据存储于"亚马逊网络服务"云计算公司，数据总量达到了200TB。

在国际千人基因组计划之后，一些更大规模的基因组计划相继开展，例如2017年起实施的中国十万人基因组计划。随着研究的深入，未来将逐步实现基于患者基因的个体化医疗，以此获得最好的治疗效果。

（二）转录组学与表观基因组学研究计划

DNA元件百科全书（Encyclopedia of DNA Elements，简称ENCODE）计划于2003年由美国国家人类基因组研究所启动。人类基因组编码了生命的蓝图，但其近30亿个碱基中绝大多数的功能是未知的。ENCODE计划系统地描述了人类基因组中的功能组分，发现了许多调控因子之间的联系，完善了生命系统的复杂调控网络[8]。在ENCODE计划的第三阶段，已经分别为人类和小鼠生成了近100万和30多万条顺式调节元件注释。这些注释为科学界提供了宝贵的资源[9]。

表观基因组路线图计划（Roadmap Epigenomics Program）由美国国立卫生研究院发起，旨在提供人类组织和细胞的表观基因组参考数据，发现新的表观基因标记，并确定其在疾病发生、发展过程中的作用。表观基因组是单个细胞中DNA上所有表观遗传标记的集合。表观基因组参与调控基因表达、发育、组织分化等过程，调控失常会引发癌症、心脏病等疾病。2015年，该计划发布了第一张表观基因组综合图谱，涉及了一百多种人类细胞和组织[10]。

（三）蛋白质组学研究计划

人类蛋白质组组织（Human Proteome Organization，HUPO）于2010年启动了人类蛋白质组计划（Human Proteome Project，HPP）。鉴于预估的20,300个蛋白质编码基因中约有30％缺乏蛋白质水平的证据，科学家认为，有必要对蛋白质丰度、亚细胞定位、功能等方面进行系统研究。人类蛋白质组计划的首批行动计划包括由中国科学家牵头的"人类肝脏蛋白质组计划"和美国科学家牵头的"人类血浆蛋白质组计划"。2014年，两个国际研究团队分别公布了人类蛋白质组草图[11, 12]，其中覆盖的蛋白质数量在预期人类蛋白质组中的占比大于80％，极大地推动了人类蛋白质组研究的进展。

（四）表型组学研究计划

表型是生命体的生物特征。表型组是指生物体从微观（即分子）组成到宏观、从胚胎发育到衰老死亡全过程中所有表型的集合。人体表型由遗传因素和环境因素共同作用形成。人类表型组计划对人类各种表型进行全尺度测量，解析表型与基因、环境的关联，进一步挖掘各种表型和人类健康与疾病的关系[13]。中国科学家从2020年起开展了首个"自然人群表型组队列研究"，经过多学科团队的协同攻关，发现了不同表型间超过150万个强关联，并初步绘制了全球首张人类表型组参比导航图。

（五）癌症基因组学研究计划

癌症基因组图谱（The Cancer Genome Atlas，TCGA）计划始于2006年，通过应用基因组分析技术，包括大规模基因组测序，对33种不同的癌症进行分子特征分析，使人类对癌症分子基础的理解更加深入[14, 15]。国际肿瘤基因组协作组（International Cancer Genome Consortium，ICGC）的科学家已分析发现了近1,000万个癌症相关基因突变，但还未解释相关突变对癌症发生、发展的意义[16]。

三、基因组数据库介绍

各个基因组计划开展的同时，各研究机构也建立起了各式各样的基因综合数据库，以供研究者了解物种信息与科研进展、下载基因数据等。其中，有代表性的基因组数据库及工具包括：美国国家生物技术信息中心（National Center for Biotechnology Information，NCBI）建立的 GenBank 和 Pubmed 等公共数据库以及 Entrez、BLAST 等工具；欧洲生物信息学研究所（EBI）建立的欧洲分子生物学实验室（EMBL）核酸序列数据库和 SRS 工具、FASTA 基因序列标准格式；日本国立遗传学研究所（National Institute of Genetics，NIG）建立的 DNA 数据库（DDBJ）和 DBGET Search、KEGG 等工具。

中国国家基因组科学数据中心（National Genomics Data Center，NGDC）作为国家生物信息中心（China National Center for Bioinformation，CNCB）的重要组成部分[17]，汇集了多方数据如图5-2所示。2019年底，新型冠状病毒感染疫情暴发，我国迅速启动新型冠状病毒测序工作，构建了2019新型冠状病毒信息库RCoV19，提供了新型冠状病毒基因组和蛋白质序列数据、文献资料等信息，对不同冠状病毒毒株的基因组序列变异进行全面分析，并提供可视化结果[18]。

国家基因组科学数据中心

数据	信息		知识
GSA	IC4R	GEN	PED
GWH	MethBank	GVM	EDK
BioCode	eLMSG	NuvMap	LncBook
BioProject	CGVD	piRBse	NONCODE
BioSample	iDog & iSheep	NPInter	EWAS Atlas
Data Commons	EWAS Data Hub	PGG.SNV & PGG.Han	GWAS Atlas

图5-2　国家基因组科学数据中心核心数据资源

四、精准医学计划

21世纪以来，尖端科技和生物医学的发展推动了临床医学领域技术的全面进步，使疾病的诊断和治疗方案的选择不再依赖经验，推动了临床实践理念的革新和医疗水平的提升。精准医学是指根据个体的遗传特征、生活习惯等来优化疾病干预和治疗方案，针对不同个体实施疾病的精准治疗。美国于2015年宣布了精准医学计划（Precision Medicine Initiative）。此后，越来越多的国家开始实施精准医学计划，如表5-1所示。

表5-1 全球兴起的精准医学计划

国家	年份	事件
冰岛	1998	全基因组测序计划，完成对2,636人的基因测序
加拿大	2005	人体基因组计划
英国	2012	"十万人基因组计划"，针对癌症和罕见病患者
沙特阿拉伯	2013	几千万人的遗传密码图谱
澳大利亚	2015	十万人基因组计划
韩国	2015	万人基因组计划，2,500万美元
美国	2015	2.15亿美元，百万精准医学研究
中国	2016	600亿元人民币，"中国人群精准医学研究计划"
法国	2016	6.7亿欧元，"法国基因组医疗2025"

五、药物基因组学

药物基因组学（pharmacogenomics）研究的是基因序列多态性和药物效应多样性之间的关系，它是精准医学领域的重要组成部分。其目标是帮助医生为每个患者选择最适合的药物并确定剂量。作为一门交叉学科，药物基因组学主要涉及遗传学和药理学两个学科。其研究内容主要包括：①药物ADMET过程的基因多态性，涉及编码药物代谢酶、药物结合受体、药物转运体等相关蛋白质基因的研究；②分子靶向药物靶标基因突变的研究；③新药物研发过程中对疾病分子机制的研究，包括针对基因组突变、表观遗传变异等的研究。

随着研究的深入，对药物响应的个体差异研究逐渐深入到全基因组层面，并出现了基因表达可变性、表观遗传差异、药物影响基因等新研究方向。多组学研究技术，如基因组学、转录组学、蛋白质组学、代谢组学等技术的进步，使得人类能够更好地展望精准医学的未来。

第二节 · 生命组学数据的获取与分析

生命组学研究是一项艰巨的工程，如何识别基因组序列、如何准确测定蛋白质的表达量等一系列问题，推动了组学数据获取技术的迭代更新。此外，对组学数据进行有效的分析和处理也是组学研究中的重要一环。相应的数据分析方法在不断进步，机器学习方法在其中发挥了关键作用。

一、生命组学研究技术

生命组学研究技术包括基因组与转录组测序技术、蛋白质组定量技术等。以下内容主要介绍基因组数据获取与分析的方法。

DNA测序技术自20世纪70年代发展至今，发生了多种范式的转变。从第一代的Sanger测序法，到第二代大规模并行的高通量测序和第三代实时单分子DNA测序，测序技术的快速迭代为生命科学研究带来了巨大变革——DNA序列的知识大大促进了人们对于生命物质的理解。DNA测序技术帮助人类快速、精确地探明一段DNA序列及其突变、基因修饰所代表的生物学意义，拓展了人们对自然和自身的认知。

第一代测序通常指Sanger测序法、化学降解法及其衍生的测序技术，其中Sanger测序法应用最为广泛，它是由弗雷德里克·桑格（Frederick Sanger）于1977年发明的，可用于测定DNA序列，但仅适用于小样本遗传病的基因鉴定[19]。Sanger测序法作为第一代测序技术，奠定了人类基因组计划开展的基础，也提供了基因检测的金标准。它不仅可用于传染性疾病病原体基因组的确认以及变异鉴定，还可用于遗传病的诊断。为了解决用于测序的DNA来源问题，凯利·穆利斯（Kary Mullis）于1985年发明了聚合酶链式反应技术（polymerase chain reaction，PCR）[20]，该技术实现了对目标DNA片段的大规模克隆扩增。在PCR技术诞生后，荧光定量PCR、数字PCR技术也应运而生，前者可用于基因表达分析和基因多态性位点分析，后者是一种核酸分子绝对定量技术[21, 22]。此外，还有核酸质谱技术和基因芯片技术。核酸质谱主要通过单碱基延伸和分子切割生物化学技术实现，基因芯片技术利用了核酸杂交原理将寡核苷酸片段排列并固定于支持物上，以此实现大尺度、高通量的基因序列研究[23]。

第二代测序（next-generation sequencing，NGS）又被称为下一代测序、高通量测序等，具有低成本、高效、高准确度的特点[24]。第二代测序的主要平台包括Illumina公司的Solexa、HiSeq技术平台，Roche公司的454测序系统，Life Technologies公司的Ion Torrent平台等。NGS的核心原理是：首先将片段化的基因组DNA两侧连上接头，通过对单条DNA分子进行相互隔离的PCR反应以放大后续测序信号，然后利用酶联化学发光反应对单条DNA分子的多个拷贝进行大规模平行测序，最后经过计算机分析获得完整的DNA序列数据。

第三代测序又称单分子实时DNA测序技术和从头测序技术[25]，可实现对每一条DNA分子的单独测序。第三代测序在NGS的基础上实现了多项突破，即测序读长从几十个碱基增加到上万个碱基，大幅度缩短测序时间，减少或消除了由PCR扩增引入的测序误差，以及实现了RNA直接测序和DNA甲基化表型修饰检测。但第三代测序技术仍有缺陷，其广泛推广的限制因素是错误率较高。第三代测序根据原理的不同，可分为荧光测序和纳米孔测序，前者以PacBio公司的单分子实时测序（single molecule real time，SMRT）为代表，后者以牛津纳米孔测序（Oxford nanopore technologies，ONT）为代表。

二、生命组学数据分析

生命科学和计算机科学两大学科相互结合形成了生物信息学（bioinformatics）这一新兴学科。生物信息学是研究生物信息的采集、处理、存储、传播、分析和解释等各方面的学科，通过综合利用生命科学和计算机技术揭示大量且复杂的生物学数据背后的生物学知识。在生命组学数据分析和处理过程中，产生了一系列生物信息学方法与工具。以下主要以人类基因组的全基因组重测序分析流程为例，介绍生命组学数据的分析与处理流程。

（一）全基因组重测序数据分析流程

人类基因组的全基因组重测序（whole genome sequencing，WGS）分析的目的是，准确检测每个样本基因组中的变异集合，也就是人与人之间存在差异的DNA序列。本节以基因组分析工具包（genome analysis toolkit，GATK）最佳流程为例，介绍全基因组测序数据分析的流程。整个分析流程按其实际要完成的功能可以分为三大模块，即原始数据质控、数据预处理、变异检测[26]，如图5-3所示。

全基因组重测序数据分析

GATK数据分析流程

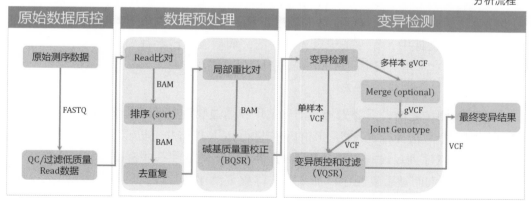

图5-3　WGS数据分析流程

1. 原始数据质控

以Illumina公司为首的第二代测序技术平台，采用了边合成边测序的技术。碱基对在合成时依靠化学反应不断地从5'端往3'端延伸，延伸过程中随着合成链的延长，

DNA聚合酶的效率下降，其特异性也逐渐变差。这会导致越往后合成的碱基错误率就越高，也是为何当前NGS测序读长普遍偏短的一个主要原因。

测序数据质量直接影响对序列的下游分析结果。针对测序后得到的原始测序数据（通常为FASTQ格式），可以采用FastQC等分析软件得到测序数据的质量检测报告。

在对测序数据质量有了清晰的认识后，便可以针对其质量检测报告进行后续的过滤。其主要内容是，去除测序接头，并过滤低质量的序列。目前已经有很多工具可以方便地完成这些工作，包括SOAPnuke、Untrimmed、Sickle和Trimmomatic等。以Trimmomatic为例，该软件不仅能够切除Illumina测序平台的接头序列，还可以去除指定的接头序列，并过滤测序结果（读长，Read）末尾的低质量序列。

FastQC
数据质控

2. 数据预处理

（1）序列比对

NGS测序得到的短序列Read通常以FASTQ格式存储，虽然它们原本都来自有序的基因组，但在经过DNA建库和测序之后，文件中不同Read之间的顺序关系已经全部丢失。因此，在完成数据的质量控制之后，首先要将获得的短序列捋顺，与该物种参考基因组逐一比对，确定每一段Read在参考基因组上对应的位置，然后按顺序排列好。这一序列比对步骤通常可以使用的工具有BWA（Burrows-Wheeler Aligner）。

（2）排序

因为FASTQ文件里面那些被测序下来的Read是随机分布于基因组上的，而上一步序列比对是按照FASTQ文件的顺序把Read逐一定位到参考基因组上，所以在比对后的结果文件中，每一条记录是乱序的，而后续的步骤都要求比对记录按照从小到大排序，这一步可以通过Samtools软件完成。

（3）去除重复序列

在NGS测序之前，需要先构建测序文库：通过物理打断或化学试剂切除原始的DNA序列，然后选择特定长度范围的序列进行PCR扩增并上机测序。该步的目的是扩大微弱DNA序列片段的密度，避免测序不全，但这也使一些密度本就不低的DNA片段被同步放大而被重复测序。如果不去除重复测序的片段，后续分析就会受到很大的影响，例如，会同时增大变异检测结果的假阴性率和假阳性率。GATK、Samtools、Platpus等利用贝叶斯原理进行变异检测时，都默认所用序列不含重复序列，因此，在数据预处理时，必须对重复序列进行标记、去除。根据PCR扩增的原理，这些重复序列经过比对之后会定位到基因组上相同的位置，现有的工具例如Picard就是基于这个原理设计的。Picard工具的MarkDuplicates功能可以识别重复序列，并通过调整参数将重复序列标记出来或直接删除。

（4）合并

若样本测序深度很深，其结果需要经过多次测序才能全部获得，这时就需要先分别对测序结果进行比对并去除重复序列，然后再使用Samtools软件进行合并。

（5）局部重对比

通过 Smith-Waterman 算法对所发现的有潜在序列插入或删除（insertion-deletion，InDel）区域进行局部序列重比对，它可以极其有效地实现对全局比对结果的校正和调整，最大限度地降低全局比对算法的不足引起的错误。

这一步骤可以使用GATK完成，在GATK的局部重比对模块中，还会对InDel区域的Read进行一次局部组装，把它们连接成为更长的序列，这样能够进一步提高局部重比对的准确性。

（6）重新校正碱基质量值

重新校正碱基质量值（base quality score recalibration，BQSR），主要利用机器学习方法构建测序碱基的错误率模型，并对碱基质量值进行相应调整。此步骤的主要目的是，避免系统性因素影响碱基质量的准确性继而影响后续的变异检测，最终获得符合真实情况的碱基质量值。

3. 变异检测

变异检测主要包括SNP、InDel、SV等，可以利用GATK的HaplotypeCaller模块进行检测。HaplotypeCaller首先会推断群体的单倍体组合情况，并计算各组合的概率，然后根据计算结果反推各个样本的基因型组合。

变异检测质控和过滤（variant quality score recalibration，VQSR）是通过一定的标准最大可能地剔除假阳性的结果，并尽可能地保留最多的正确数据。GATK中的VQSR可以通过构建无监督学习中的高斯混合模型对变异的好坏进行区分，以完成变异的质控，其输出为最终的变异检测结果。

体细胞突变（somatic mutation）是指某些器官或组织内发生的后天性的体细胞变异，虽然它不会遗传给后代个体，但是可以通过细胞分裂，遗传给子代细胞。体细胞突变在肿瘤的发生和发展过程中起到关键作用，因此成了临床指导制订癌症靶向治疗措施的关键所在。

进行体细胞突变检测的基本流程与上述变异检测流程相似，只要使用GATK的Mutect2模块即可，需要注意的是，体细胞突变会同时使用同一个患者的正常样本（血液细胞或癌旁组织）和肿瘤样本成对进行检测，并且需要去除检测出的生殖细胞突变位点。

（二）转录组数据分析

转录组学以特定细胞在某一功能状态下转录出来的所有RNA的总和为研究对象。随着第二代测序技术的发展，RNA测序技术已经成为转录组学研究的重要手段之一[27]。转录组测序数据分析过程与基因组DNA测序数据分析相似，不同之处在于，完成数据质控与数据前处理后，还需要进行基因表达分析和差异表达分析等过程。

转录组测序数据分析可以根据有无参考基因组分为有参转录组分析和无参转录组分析。对于部分有参转录组分析，由于注释信息不够完善，或需要分析一些非编码RNA，需要对转录组进行组装，以获得新的转录本让分析结果更加完善。其主要步骤是：在完成Read与基因组的比对后，基于比对信息进行转录本组装，然后进行基因表达分析、差异表达分析以及功能富集分析等步骤。而对于参考基因组注释信息比较详细的物种，分析的目标是已知的基因或转录本，那就可以直接基于基因组注释信息提取出转录本序列进行后续的分析。该流程相较于上一个需要分析新转录本的流程少了组装转录本的步骤，更加简单快捷。

（三）蛋白质组数据分析

继基因组和转录组学之后，蛋白质组研究成为生物组学研究中的新兴方向，即在大规模水平上研究蛋白质的表达水平、蛋白质-蛋白质相互作用、蛋白质的翻译后修饰等特征，进而揭示理解疾病机制。

蛋白质组数据分析通常采用质谱分析方法，目前应用最广的方法为"Bottom up"——先将蛋白质经过酶解形成多个肽段，通过色谱技术分离不同的肽段；再使用质谱技术将肽段分子进行碎片化并得到相应的质谱图，根据质谱图的离子峰信息鉴定肽段；最后将鉴定出的肽段重新组装成蛋白质。该技术已较为成熟，有多种相关软件工具及算法被开发用于蛋白质组学数据处理。

第三节 · 无监督学习在组学研究中的应用

一、数据驱动的生物医药研究

在后基因组时代，生物医药研究中高通量组学技术的快速成熟与广泛运用，为研究者积累了海量可公开获取的组学数据集。同时，创新生物信息学工具和人工智能算法具有挖掘和探索这些复杂数据从而实现新知识发现的巨大潜能。多学科领域的进步共同加速了生物医药研究范式从"假设驱动"（hypothesis-driven）到"数据驱动"（data-driven）的演变。

阐明疾病机制、发现潜在治疗靶标及筛选可靠生物标志物，通常需要依赖多种高通量组学方法和技术平台，揭示与疾病密切相关的细胞、分子和生化等特性。这些手段包括全基因组关联分析、从组织到单细胞水平的蛋白质组学、转录组学、表观组学和代谢组学分析等。然而，这些高通量组学数据具有高维度的特点，即一个样本往往包含几百至数万个不同的特征，这对数据分析提出了挑战。此外，由于不同的组学技术提供了不同层面（从DNA、RNA到蛋白质）的信息，对疾病的全方位解析通常需要整合分析多种组学数据，这进一步加大了数据分析所面临的技术挑战。

如何高效地利用高维度的组学数据，是生物标志物发现、复杂疾病发生发展机制研究及潜在药物靶标发现等工作中所面临的共性难题。运用无监督学习的方法，一方面可以通过特征提取或特征选择算法，对高维度组学进行降维、选择或生成相关的低维度特征集，显著降低高维数据分析的难度；另一方面通过数据聚类，将疾病分为不同的亚型，为药物靶标的发现及生物标志物的识别提供了可靠的依据。本节内容将以基于组学数据的生物标志物、药物靶标发现为例，介绍无监督学习算法在高维度组学数据分析过程中的应用。

二、生物标志物与药物靶标

（一）生物标志物

生物标志物是指可以标记系统、器官、组织、细胞及亚细胞结构或功能改变的生化指标。在疾病诊断和分期、新药安全性和有效性评价中，生物标志物均起到了重要作用。准确识别生物标志物对于后续针对不同疾病实施精准医疗有着重大的意义。随着组学技术的快速发展，研究人员能够得到大尺度、多维度的生物学数据，为生物标志物的发现带来了新机遇。

生物标志物是精准医学的基础，生物标志物能够为疾病的病理状态等提供可观测的指标，有助于疾病的精确诊断、治疗监测等。对于庞杂的组学数据，如果能够将其中的部分特征作为生物标志物来反映表型和疾病状态，将为疾病的诊断和评估提供极大的帮助。以肺腺癌为例，肺腺癌占所有肺癌患者总数的一半以上，且死亡率高达80％，通过可靠的生物标志物进行早期诊断，可将患者的五年生存率提高到52％，并显著降低疾病的治疗成本。

理想的诊断方法需要具备检测速度快、侵入性低和有效性高等特点。目前，针对不同疾病的新型生物标志物筛选是精准医学研究的前沿领域之一。近年来，高通量测序技术（以第二代测序技术为主）的快速发展和广泛运用加速了肿瘤早期诊断、分型、药物响应和预后生存预测等不同环节的生物标志物的发现。这些生物标志物是实现疾病精确分类的基础，并为进一步针对特定疾病亚型或特定患者群体设计个性化精准治疗方案提供了依据。

（二）生物标志物的发现流程

生物标志物的筛选流程通常包括：数据预处理、筛选方法的选择、构建机器学习模型评估筛选结果、候选标志物的评价与验证。

生物标志物发现的数据来源比较多，除了各种组学数据、生化指标等数值型数据外，还有一些分类数据，例如表型数据及部分临床指标。所以，在进行筛选之前需要对数据类型进行定义、转化（如分类数据量化等）和标准化等预处理。为了提高筛选效率，多种特征选择方法常被用于过滤无关或冗余特征，这些方法包括单因素统计分析方法（如单因素方差分析、t检验等）和多因素统计分析方法（如共线性分析、PLS-DA、OPLS-DA等）。

生物标志物筛选的本质是从庞大复杂的特征数据（如各种组学数据、生化指标数据等）中筛选出可以代表整体数据特性的一组特征。由于不同特征数据的分布不同，而单一筛选算法往往只适合某一类数据，因此，首先需要找到适用于待筛选数据特点的特征选择算法，然后构建机器学习模型来评估筛选结果。

候选生物标志物的可靠性通常从两方面进行验证：①在样本集上（内部或公共数据集）对候选生物标志物进行特征评价，例如考察其在待区分的组间是否具有显著的辨识度（如表达丰度的差异、相关性程度）；②评估候选生物标志物作为特征集在经典预测模型（如K-近邻法、朴素贝叶斯法、随机森林、支持向量机等）上的分类性能是否满足要求。候选生物标志物应具有一定的稳定性，即采用不同的算法构建的模型都应该表现出良好的性能。因此，用候选生物标志物进行建模，需要用性能指标（如准确度、AUC值、召回率、精确率等）对模型的分类表现进行评估。此外，在条件允许的情况下，可以设计对照试验对候选标志物进行验证，提高生物标志物的可靠性。

（三）药物靶标发现

发现潜在治疗靶标是针对特定疾病开发新药的首个关键环节。目前，新药临床研究的高失败率在很大程度上归因于选择的靶标"可药靶性"不佳。因此，基于科学决策的靶标发现被认为是降低新药开发失败率的关键所在。

人体内能与药物发生作用且具有疾病治疗效果的生物大分子被称为药物靶标，包括某些蛋白质以及核酸，编码这些药物靶标的基因被称为靶基因。药物靶标发现是药物研发的源头，新靶标的发现对开发创新药物和生物治疗技术具有重要意义。新靶标的发现及相应创新药物的成功研发为肿瘤的临床治疗带来了巨大进步。例如，针对表皮生长因子受体（epidermal growth factor receptor，EGFR）基因突变的肺癌患者，临床治疗时通常使用靶向突变EGFR的靶向治疗药物。近年来，肿瘤免疫微环境靶标及相应药物的研发，推动了肿瘤免疫治疗在临床上的广泛使用。例如，免疫检查点阻断疗法通过靶向并阻断免疫检查点来激活患者的自身免疫系统，实现对肿瘤细胞的杀伤效果。肿瘤免疫治疗为多种肿瘤的临床治疗带来了突破性的进展，这再次反映了新型药物靶点发现对于推动复杂疾病临床治疗的重大意义。

合格的药物靶点通常是指在体内与特定疾病发生、发展过程具有内在关联，且通过药物靶向干预能够起到预期疾病治疗效果的生物大分子（通常是蛋白质）。药物靶点应该具备一些基本特征：与关键信号通路相关、具备成为靶点的功能和结构特征、有良好的可靶向性。潜在靶点（putative target）则是与特定疾病相关且与其他疾病的关联程度尽可能小、具有成为新型药物靶标潜力的生物大分子。与大量的单基因遗传疾病不同，肿瘤、心血管疾病和免疫性疾病等复杂疾病通常受多个关键分子或信号通路共同影响，由多条信号通路组成调控网络，因此，通常需要解析多个分子与疾病之间的关联。候选靶点需要在有效性和安全性之间取得良好平衡。在有效性评价中，需要有充足的证据证明，干预候选靶点能够有效治疗特定疾病，同时，靶点的"可药靶性"也是一个重要的考量因素。"可药靶性"是指针对选定的药靶开发药物的潜力。因此，靶点发现过程涉及多方面的研究，包括对疾病相关基因、信号通路、蛋白质相互作用、蛋白质-小分子相互作用、靶点干预与毒副作用表型间的关联等。基因组、转录组和蛋白质组的组学数据是评估潜在靶点的生物学作用或毒性等的重要依据。机器学习方法具备从复杂数据中挖掘出隐含模式的能力，利用机器学习方法挖掘组学数据能够帮助研究者们更全面、快速地评估潜在靶点的有效性、安全性和"可药靶性"等，助力新靶点的发现。

三、无监督学习在组学研究中的应用

（一）无监督学习用于恶性肿瘤分型及生物标志物识别

第二代测序技术的广泛运用使得复杂疾病能够在分子尺度上被精细描述，尤其是在肿瘤研究领域，以 TCGA 项目为代表的全球肿瘤基因组测序计划为肿瘤的分子分型及精准治疗奠定了关键基础。在 TCGA 项目框架下，已经有超过 20 种肿瘤完成了基于组学数据的肿瘤分子分型，形成了超过 60 种基于不同肿瘤生物学和治疗特性（如免疫状态、关键基因突变谱等）的分子亚型，推动了临床上肿瘤治疗指南的不断完善。同时，针对一些特殊的难治型肿瘤亚型（如三阴性乳腺癌），研究人员也在不断地通过对大规模队列的多组学分析，揭示其内在亚型分类及对应的生物学特性。这些研究逐步完善了分子层面对肿瘤多样性的刻画，是肿瘤精准医学知识框架的重要组成部分。

近年来，无监督学习算法在组学数据分析和挖掘中逐渐受到关注。例如，有研究挑选了变异程度最大的 3,000 个基因作为特征，用于构建癌症疾病亚型分类的自动编码器无监督学习模型。除了经典的特征选择算法外，在基于转录组数据的 AI 建模中，差异表达基因分析方法有时也被直接用于特征选择。例如，研究人员基于

TCGA 数据集的 mRNA 表达数据，建立了用于预测肿瘤样本的组织来源和肿瘤亚型的深度学习模型 CUP-AI-Dx[28]。研究人员使用 TCGA 和 ICGC 数据集构建了含有 18,217 个样本（32 种肿瘤亚型）和 20,531 个特征的 mRNA 表达量样本集。通过差异表达基因分析，针对每类肿瘤选择前 40 个差异表达的基因，合并形成了包含 791 个不同基因的特征子集，进而用降维后的数据集训练深度学习模型。

无监督聚类在肿瘤蛋白组学中也有广泛的应用，以下将以糖蛋白组学数据分析为例，简述无监督学习在肿瘤研究中的作用。人体内的糖蛋白广泛分布于细胞膜和体液中。许多糖基化蛋白是癌症的生物标志物和治疗靶点，如乳腺癌的人表皮生长因子受体 2、前列腺癌的前列腺特异性抗原和肺癌的癌胚抗原等。因此，对糖蛋白组的深入研究有助于确定不同类型肿瘤的生物标志物和潜在药物靶标。高通量蛋白质组、转录组和基因组数据的关联分析已成为探索疾病发生发展机制的重要手段，但对于淋巴瘤的蛋白质组学研究仍然十分有限。研究人员利用层次聚类方法对淋巴瘤患者的蛋白组数据进行分析，揭示了不同的淋巴瘤亚型中特异性的 N-糖蛋白生物标志物，为淋巴瘤的精准医疗提供了潜在的治疗靶点[29]。研究人员通过高精度质谱分析了 13 种淋巴瘤亚型（包括 32 个细胞系）的 N-糖基化蛋白，并鉴定了约 1,100 种糖基化蛋白，其中约 70% 属于细胞膜系统相关蛋白，其次是细胞器蛋白和分泌蛋白。随后，研究人员使用 751 个可用于分析的 N-糖基化蛋白进行无监督层次聚类：利用欧几里得距离和 Ward 法，基于对数转化后的归一化光谱丰度因子值（normalized spectral abundance factor）对细胞系进行层次聚类；使用欧几里得距离和平均连接法对 N-糖基化蛋白表达进行聚类。结果显示，基于 N-糖基化蛋白进行层次聚类可很好地区分 T/NK 细胞淋巴瘤和 B 细胞淋巴瘤。更重要的是，研究人员发现淋巴瘤临床样本的 N-糖基化蛋白可以准确对应其病理分类，并通过免疫组织化学在更大范围的样本中确认一些候选分子，这为寻找诊断分子标志物提供了关键的理论依据。研究中发现的许多候选生物标志物尚未在相应的淋巴瘤亚型中报道，它们可能会成为疾病的新型诊断生物标志物和药物靶点。

（二）无监督学习用于肿瘤检查点免疫治疗响应预测

药物响应预测是精准医学研究的核心内容，在给药之前对患者是否能从治疗方案中获益进行预测，是为患者定制个性化治疗方案的核心环节。药物响应的精准预测是一项具有挑战性的任务，例如，在肿瘤免疫治疗中，药物作用模式受多重因素的影响，所以其药物响应预测十分困难。肿瘤免疫微环境的复杂性使得肿瘤免疫治疗生物标志物需要更精细的探索，尤其是需要结合多组学数据整合分析、生物标志物综合分析、机器学习等新技术手段。

由于不同肿瘤类型之间的肿瘤生物学特性及免疫微环境存在明显差异，且不同肿瘤对 PD-1 抑制剂的响应率也存在较大差异[30]，因此，针对不同的肿瘤类型，很有必要研究出能用于免疫治疗响应预测的生物标志物或机器学习模型。大量研究报道了多个 PD-1 抑制剂治疗响应的生物标志物，例如肿瘤微卫星不稳定性（microsatellite instability，MSI）、肿瘤突变负荷（tumor mutational burden，TMB）、PD-L1表达量等。然而，这些生物标志物在临床上对于 PD-1 抑制剂治疗响应预测性能十分有限，使用机器学习算法构建新的肿瘤免疫治疗响应预测模型，为解决这一难题带来了新机遇。肿瘤免疫治疗在近几年才逐步被用于肿瘤的临床治疗中，因此接受肿瘤免疫治疗的患者的组学数据十分稀缺，可用于建模的样本通常不超过200个。当样本量较小时，通过特征选择算法减少特征数量往往能避免模型过拟合，提高模型预测的泛化能力。

下面以一项开发转移性黑色素瘤PD-1抑制剂治疗响应预测模型的研究为例，介绍该研究是如何运用多种特征选择方法来得到有效特征子集的，进而在小样本上建立有效的回归预测算法[31]。该研究样本集包含144个全外显子测序样本（其中121个患者同时具有 RNA-seq 测序数据），由于样本量的不足，所以需要降低特征维数。该研究收集了大量文献中报道的与肿瘤免疫治疗相关的基因和特征值组成了原始特征集。该特征集包含：①5个基于肿瘤患者基因组计算而来的全局基因组特征；②基于患者转录组数据信号通路富集分析计算得到的ssGSEA值、MHC-Ⅱ和MHC-Ⅰ抗原递呈基因集；③其他文献中报道的基因。采用多种特征选择方法进行特征降维，其具体过程如下。

首先，使用过滤法筛除无关特征以及冗余特征。具体方法为：①通过 Mann-Whitney-Wilcoxon 检验，过滤掉在数据集中与肿瘤免疫治疗响应不相关的特征，保留显著相关的特征；②使用皮尔逊相关系数对上一步保留的特征进行相关性分析，去除高度相关的特征，保留独立性较强的特征。

其次，运用向前搜索的特征选择方法选择对模型预测性能具有显著贡献的特征子集。具体方法为：①令特征选择的初始特征集为空；②逐个加入特征，根据加入特征后模型的AUC值，对特征进行从高到低排序，选择最优的特征加入特征子集中。子集评价标准可使用贝叶斯信息量准则（Bayesian information criterion，BIC）等指标，监测新加入特征对模型预测性能的影响，并进行特征选择。

最后，在每一轮迭代中对新的特征进行人工评估，确定所选特征的生物学可解释性（biological interpretability）和临床实用性（clinical applicability）。所有保留的特征评估完毕后，结束特征选择步骤。

该研究收录的患者包含接受过PD-1抑制剂治疗的患者亚群（Ipi-treated）和未接受过PD-1抑制剂治疗的患者亚群（Ipi-navie）。针对这两个患者亚群，该研究用上述特征选择方法得到了特征子集，用所选特征构建这两个患者亚群上的PD-1抑制剂响应预测逻辑斯蒂回归模型，得到的AUC值分别可达到0.90和0.76。

除了上述案例中的特征选择策略外，在肿瘤免疫治疗响应生物标志物的研究方面，还有多种方法可被用于特征降维。例如，有研究人员基于免疫检查点基因对的表达量，构建了用于预测转移性黑色素瘤免疫检查点抑制剂响应的回归模型，其中使用了爬山算法将包含294个不同的免疫检查点基因对的原始特征集，缩小为仅包含15个重要特征的子集[32]。此外，还有研究人员综合使用了多种回归分析方法，挑选出与治疗预后显著关联的突变基因特征子集，从而筛选出了基于基因突变信息的肿瘤免疫治疗响应生物标志物[33]。基于基因特征值的生物标志物和信号通路网络能从系统生物学的角度为预测肿瘤治疗响应提供新视角。有研究团队首先通过分析免疫检查点抑制剂响应群体中的190个显著差异上调基因，然后通过信号通路富集分析锁定90个密切相关的信号通路，进而运用弹性网络惩罚逻辑斯蒂回归（elastic-net penalized logistic regression）方法进行特征选择，最终生成由6条信号通路组成的特征子集作为预测转移性黑色素瘤对于PD-1抑制剂治疗响应的生物标志物[34]。

（三）基于转录组学数据聚类分析明确哮喘亚型

有研究人员利用患者外周血单核细胞高度可变的表达基因谱，对严重哮喘患者的转录组进行剖析，通过对2,048个基因的K-means聚类的分析，发现哮喘患者的转录组群的遗传特征决定了特定的哮喘亚型[35]。在该研究开展之前，已经有研究明确了成人哮喘的转录组亚型，但是这些亚型并不适用于临床，尤其是儿童哮喘患者。为了确定儿童哮喘患者的转录组亚型，研究人员用Illumina微阵列检测了133名儿童哮喘患者和11名健康儿童的外周血单核细胞（peripheral blood mononuclear cells，PBMCs）的基因表达情况，并确定了差异表达基因。从PBMCs的全基因组基因表达中获得了在133名儿童哮喘患者中变异性最高的2,048个基因。以这2,048个高度可变表达基因为特征，研究人员利用K-means聚类算法将儿童哮喘患者划分为k组。研究最终确定最佳聚类数k为3，将133名儿童哮喘患者分为三个亚类。这三组儿童哮喘患者在外周血中具有明显的炎症特征，第一组样本的中性粒细胞计数最低，嗜酸性粒细胞计数最高，说明患者体内可能存在嗜酸性炎症；第三组样本的中性粒细胞计数最高，而嗜酸性粒细胞计数最低，说明患者体内存在中性粒细胞炎症；第二组样本的中性粒细胞计数和嗜酸性粒细胞计数均介于第一组和第三组之间。与其他患者相比，第三组样本具有独特的基因表达模式，这一模式与糖皮质激素信号的变化和辅助性T细胞1/辅助性T细胞17（TH1/TH17）免疫途径的激活有关。PBMCs的基因表达谱分析有助于鉴定TH1/TH17介导的哮喘，为严重哮喘症的鉴定提供了一种新方法。

（四）基于临床指标聚类分析区分糖尿病亚型

糖尿病通常被分为1型和2型两个亚型，区分依据主要为胰岛β细胞自身抗体的存在（1型糖尿病）或缺乏（2型糖尿病）以及患者年龄（1型糖尿病较年轻），按照这种判断标准，75％～85％的患者都被归类为2型糖尿病。然而，除了这两个亚型之外，也有研究人员将成人潜伏性自身免疫性糖尿病（latent autoimmune diabetes in adults，LADA）作为第三种亚型，该亚型的糖尿病患者体内存在谷氨酸脱羧酶抗体（glutamic acid decarboxylase antibodies，GADA）。临床数据显示，LADA患者在所有糖尿病患者中约占10%，诊断时LADA与2型糖尿病在表型上难以区分，但随着时间的推移，其表型会与1型糖尿病越来越相似。因此，需要建立一套详细而有效的分类方案，以便在诊断时识别出并发症风险最大的人群，并制定出个性化治疗方案。为此，研究人员考虑了糖尿病患者的GADA、诊断年龄、体重指数（BMI）、糖化血红蛋白（HbA1c）、HOMA2模型评估的β细胞功能（HOMA2-β）和胰岛素抵抗（HOMA2-IR）等六种因素，提出了一种基于六个常用检测变量的无监督聚类分析方法，用于新型糖尿病分类方法的研究，并对其进行代谢特征比较[36]。该项研究中采用两步聚类法：首先估计最佳聚类数进行K-means聚类，然后进行层次聚类。研究中以8,980位糖尿病患者为样本集进行两步聚类分析，结果将患者聚成了五个亚型：

（1）严重自身免疫性糖尿病（severe autoimmune diabetes，SAID）：较早发病、BMI相对较低、代谢控制差、胰岛素缺乏和GADA阳性。

（2）严重胰岛素缺乏型糖尿病（severe insulin-deficient diabetes，SIDD）：较早发病、BMI相对较低、代谢控制差、胰岛素分泌较少（HOMA2-β指数低），GADA为阴性。

（3）严重胰岛素抵抗性糖尿病（severe insulin-resistant diabetes，SIRD）：有胰岛素抵抗（HOMA2-IR指数高）、BMI高。

（4）轻度肥胖相关糖尿病（mild obesity-related diabetes，MOD）：肥胖，没有胰岛素抵抗。

（5）轻度年龄相关性糖尿病（mild age-related diabetes，MARD）：诊断年龄与MOD亚型相似，但比其他组年龄大，代谢紊乱程度较低。

这种主要基于患者诊断时的六项临床指标的聚类方法，通过将诊断信息与医疗系统中的信息相结合，使糖尿病的分类系统更精确、更具临床实用价值，从而推动了糖尿病精准医学的发展。

结　语

以基因组学为代表的生命组学技术迅速发展，使得生物医药的研究进入大数据时代，为AI技术在医药领域的应用夯实了数据基础，为精准医学研究和创新药物靶点发现提供了一种全新的研究范式。本章简要介绍了生命组学研究的发展历史，以基因组学研究为重点，介绍组学测序技术方法和组学数据分析的生物信息学工具，并介绍了无监督学习在组学数据分析中的作用。在后续学习过程中，读者可以尝试分析组学数据，并灵活运用无监督学习算法对数据进行处理，深入理解该算法的原理和应用流程。

理论练习与上机实验

测试题01：简述ENCODE计划的目标及主要内容。

测试题02：第二代测序技术与第一代测序技术的差异是什么？

测试题03：基因测序技术与基因芯片技术的原理有什么区别？

测试题04：利用本章介绍的方法进行肿瘤体细胞突变鉴定。

测试题05：尝试使用无监督学习算法分析肿瘤基因组数据。

参考文献

[1] Engla N E W, Journal N D. A new initiative on precision medicine[J]. New England Journal of Medicine, 2015, 372(9): 793-795.

[2] Watson J D, Crick F H. Molecular structure of nucleic acids; a structure for deoxyribose nucleic acid[J]. Nature, 1953, 171(4356): 737-738.

[3] Venter J C, Adams M D, Myers E W, et al. The sequence of the human genome[J]. Science, 2001, 291(5507): 1304-1351.

[4] Lander E S, Linton L M, Birren B, et al. Initial sequencing and analysis of the human genome[J]. Nature, 2001, 409(6822): 860-921.

[5] Collins F S, Green E D, Guttmacher A E, et al. A vision for the future of genomics research [J]. Nature, 2003, 422(6934): 835-847.

[6] International HapMap C. A haplotype map of the human genome[J]. Nature, 2005, 437 (7063): 1299-1320.

[7] Genomes Project C, Abecasis G R, Auton A, et al. An integrated map of genetic variation from 1,092 human genomes[J]. Nature, 2012, 491(7422): 56-65.

[8] Maher B. ENCODE: The human encyclopaedia[J]. Nature, 2012, 489(7414): 46-48.

[9] Consortium E P, Moore J E, Purcaro M J, et al. Expanded encyclopaedias of DNA elements

in the human and mouse genomes[J]. Nature, 2020, 583(7818): 699-710.

[10] Roadmap Epigenomics C, Kundaje A, Meuleman W, et al. Integrative analysis of 111 reference human epigenomes[J]. Nature, 2015, 518(7539): 317-330.

[11] Kim M S, Pinto S M, Getnet D, et al. A draft map of the human proteome[J]. Nature, 2014, 509(7502): 575-581.

[12] Wilhelm M, Schlegl J, Hahne H, et al. Mass-spectrometry-based draft of the human proteome[J]. Nature, 2014, 509(7502): 582-587.

[13] Freimer N, Sabatti C. The human phenome project[J]. Nat Genet, 2003, 34(1): 15-21.

[14] Stratton M R, Campbell P J, Futreal P A. The cancer genome[J]. Nature, 2009, 458(7239): 719-724.

[15] Cancer Genome Atlas Research N, Weinstein J N, Collisson E A, et al. The Cancer Genome Atlas Pan-Cancer analysis project[J]. Nat Genet, 2013, 45(10): 1113-1120.

[16] International Cancer Genome C, Hudson T J, Anderson W, et al. International network of cancer genome projects[J]. Nature, 2010, 464(7291): 993-998.

[17] Members BIG D C. The BIG Data Center: from deposition to integration to translation[J]. Nucleic Acids Research, 2017, 45(D1): D18-D24.

[18] Song S, Ma L, Zou D, et al. The global landscape of SARS-CoV-2 genomes, variants, and haplotypes in 2019nCoVR[J]. Genomics Proteomics Bioinformatics, 2020, 18(6): 749-759.

[19] Sanger F, Nicklen S, Coulson A R. DNA sequencing with chain-terminating inhibitors[J]. Proc Natl Acad Sci U S A, 1977, 74(12): 5463-5467.

[20] Mullis K, Faloona F, Scharf S, et al. Specific enzymatic amplification of DNA in vitro: the polymerase chain reaction[J]. Cold Spring Harbor Symposia on Quantitative Biology, 1986 (51): 263-273.

[21] Heid C A, Stevens J, Livak K J, et al. Real time quantitative PCR[J]. Genome Research, 1996, 6(10): 986-994.

[22] Vogelstein B, Kinzler K W. Digital PCR[J]. Proceedings of the National Academy of Sciences of the United States of America, 1999, 96(16): 9236-9241.

[23] Schena M, Shalon D, Davis R W, et al. Quantitative monitoring of gene expression patterns with a complementary DNA microarray[J]. Science, 1995, 270(5235): 467-470.

[24] Jarvie T. Next generation sequencing technologies[J]. Drug Discovery Today Technologies, 2005, 2(3): 255-260.

[25] Gupta P K. Single-molecule DNA sequencing technologies for future genomics research [J]. Trends in Biotechnology, 2008, 26(11): 602-611.

[26] Van der Auwera G A, Carneiro M O, Hartl C, et al. From FastQ data to high confidence variant calls: the Genome Analysis Toolkit best practices pipeline[J]. Current Protocols in Bioinformatics, 2013, 43(1110): 11.10.1-11.10.33.

[27] Ozsolak F, Milos P M. RNA sequencing: advances, challenges and opportunities[J]. Nature Reviews Genetics, 2011, 12(2): 87-98.

[28] Zhao Y, Pan Z, Namburi S, et al. CUP-AI-Dx: A tool for inferring cancer tissue of origin and molecular subtype using RNA gene-expression data and artificial intelligence[J]. EBioMedicine, 2020(61): 103030.

[29] Rolland D C, Basrur V, Jeon Y-K, et al. Functional proteogenomics reveals biomarkers and therapeutic targets in lymphomas[J]. Proceedings of the National Academy of Sciences of the United States of America, 2017, 114(25): 6581-6586.

[30] Rizvi N A, Hellmann M D, Snyder A, et al. Cancer immunology. Mutational landscape determines sensitivity to PD-1 blockade in non-small cell lung cancer[J]. Science, 2015, 348 (6230): 124-128.

[31] Liu D, Schilling B, Liu D, et al. Integrative molecular and clinical modeling of clinical outcomes to PD-1 blockade in patients with metastatic melanoma[J]. Nature Medicine, 2019, 25(12): 1916-1927.

[32] Auslander N, Zhang G, Lee J S, et al. Robust prediction of response to immune checkpoint blockade therapy in metastatic melanoma[J]. Nature Medicine, 2018, 24(10):1545-1549.

[33] Long J, Wang D, Wang A, et al. A mutation-based gene set predicts survival benefit after immunotherapy across multiple cancers and reveals the immune response landscape[J]. Genome Medicine, 2022, 14(1):20.

[34] Du K, Wei S, Wei Z, et al. Pathway signatures derived from on-treatment tumor specimens predict response to anti-PD1 blockade in metastatic melanoma[J]. Nature Communications, 2021, 12(1): 6023.

[35] Yeh Y L, Su M W, Chiang B L, et al. Genetic profiles of transcriptomic clusters of childhood asthma determine specific severe subtype[J]. Clinical & Experimental Allergy, 2018, 48(9): 1164-1172.

[36] Ahlqvist E, Storm P, Käräjämäki A, et al. Novel subgroups of adult-onset diabetes and their association with outcomes: a data-driven cluster analysis of six variables[J]. The Lancet Diabetes & Endocrinology, 2018, 6(5): 361-369.

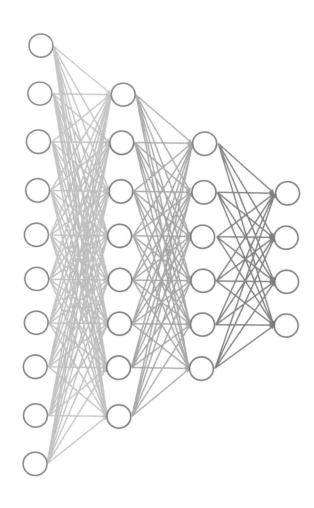

深度学习从属于机器学习。为了让机器学习模型模仿人脑神经系统来处理声音、文本或图像数据，深度学习便应运而生。深度学习起源于人工神经网络，通过多个隐藏层提取数据的抽象信息，可发现数据的本质特征。近年来，深度学习在医药领域中被广泛应用于靶点识别、药物研发等任务。本章主要介绍深度学习的基础理论和常见的深度学习模型，并浅析深度学习的应用流程。

第一节 · 深度学习导论

一、从线性回归到感知机

线性回归（linear regression）是一个简单的回归模型，即用一条直线去拟合训练数据，其输出的是连续值。这类回归问题在药学实践中很常见，如预测药物分子的油水分配系数、血药浓度等连续值。与回归问题不同，分类问题中模型的最终输出是离散值。蛋白质家族分类、小分子抑制剂筛选等输出为离散值的任务都属于分类问题的范畴。

如图6-1所示，线性回归中输入层（input layer）的输入特征个数为两个，分别为x_1和x_2。输入个数也叫特征数或特征向量维度。输出层（output layer）的输出个数为一个，输出为o。每一个输入和输出都被称为神经元（neuron）。直接将图6-1中的输出o作为线性回归的输出y，即$y = o$，此时线性回归就可理解为一个感知机。

这种仅由输入层神经元和输出层神经元组成的网络模型被称为感知机（perceptron）。

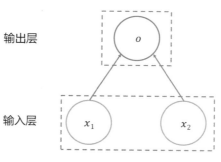

图6-1 线性回归可理解为一个感知机

感知机模仿生物神经元，它需要一个或多个输入并将它们进行组合以产生输出。如图6-2所示，感知机接收三个输入并将其相加得到输出y。

上述感知机过于简单，没有任何实际用途。不过，通过增加权重（weight）、偏置（bias）等参数可以使感知机的表达能力增强，即对每个输入值进行加权求和：$y = \sum_{i=1}^{d} w_i x_i + b$，如图6-3所示。

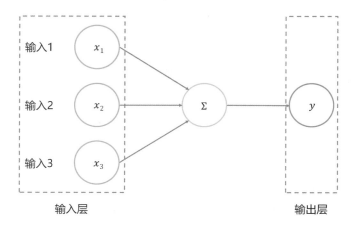

图6-2　感知机接收三个输入并求和得到输出

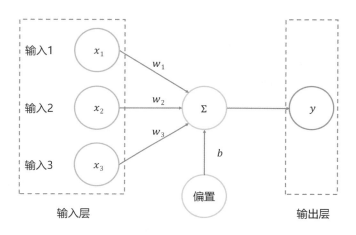

图6-3　通过增加权重和偏差增强感知机

至此，感知机是一个线性函数，它只能做出线性决策。为了使感知机能够具备非线性映射能力，可通过非线性激活函数（activation function）进一步计算输出值（见图6-4）。有许多流行的激活函数可以使用，这里以Sigmoid函数为例，它可以将输出值z平滑到（0，1）：

$$y = \text{Sigmoid}(z) = \frac{1}{1 + \exp(-z)} \tag{6-1}$$

将神经元输出值经过激活函数处理形成一个典型的感知机，其将一个或多个输入通过与权重、偏置进行线性组合，最后经过一个激活函数以产生输出。

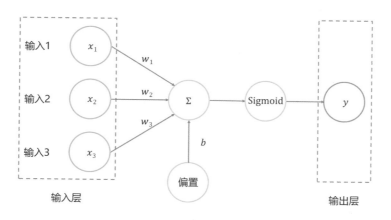

图6-4　感知机结构

二、激活函数

不使用激活函数的感知机仅仅是个线性模型，无法解决线性不可分问题。如图6-5所示，样本是二维平面上的点，假设点a、c和d属于类别A，点b属于类别B，此时A、B两类是线性可分的；若点b和d属于类别A，点a和c属于类别B，则该问题变为线性不可分，此时无法找到一条直线来区分这两类。在药学研究领域中，大多数问题往往是线性不

常用激活函数

可分的，为了拟合这些复杂的非线性问题，需要引入激活函数，同时将多个感知机进行组合，形成复杂的网络结构，这就是神经网络模型，也即深度学习的雏形。

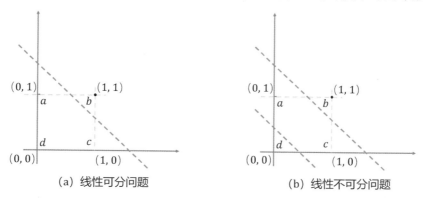

图6-5　线性可分问题和线性不可分问题

激活函数在神经网络模型中非常重要，为了增强模型的学习能力，激活函数需要具备以下几个特点：

（1）激活函数必须为连续可导的非线性函数，仅允许在少数点上不可导。可导的激活函数可以方便后续网络参数更新。

（2）激活函数及其导函数表达式尽可能简单，可以提高计算效率。

（3）激活函数的导函数值域要在一个合适区间内，否则会影响训练的稳定性。

以下将介绍几种常用的激活函数。

（一）Sigmoid 激活函数

Sigmoid 函数是一个 "S" 形曲线函数，曲线两端饱和（见图6-6）。Sigmoid 函数中输入越小其输出越接近于 "0"，输入越大其输出越接近于 "1"。当输出接近于 "1" 时神经元会被激活，当输出接近于 "0" 时神经元则被抑制。这与生物神经元很相似，能够对输入产生兴奋或者抑制反应。Sigmoid 是连续可导的函数，在早期神经元模型中经常使用。其表达式为：

$$\text{Sigmoid}(x) = \frac{1}{1 + \exp(-x)} \tag{6-2}$$

（二）tanh 激活函数

tanh 函数可看作放大并平移的 Sigmoid 函数，其值域为（-1，1）（见图6-7）。tanh 函数的输出是零中心化的，可以防止后一层的神经元输入发生偏移，并加快模型收敛速度。其表达式为：

$$\tanh(x) = \frac{\exp(x) - \exp(-x)}{\exp(x) + \exp(-x)} \tag{6-3}$$

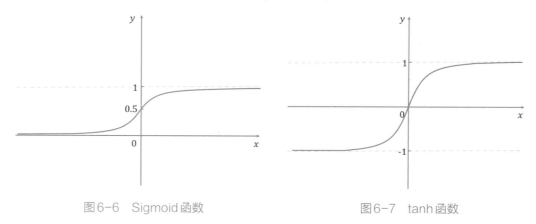

图6-6 Sigmoid 函数   图6-7 tanh 函数

（三）线性整流函数

线性整流函数（rectified linear unit，ReLU），又称修正线性单元，为左饱和函数，在 $x < 0$ 时函数值和导数均为 "0"，在 $x \geqslant 0$ 时导数为 "1"，能够在一定程度上缓解梯度消失，加快模型收敛速度（见图6-8）。ReLU 函数能够使网络具有较好的稀疏性，会使相当一部分神经元处于抑制状态。其表达式为：

$$\mathrm{ReLU}(x)=\begin{cases} x, & x\geqslant 0 \\ 0, & x<0 \end{cases}$$

$$=\max(0,x) \tag{6-4}$$

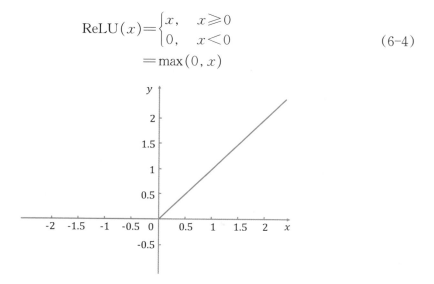

图6-8　ReLU 函数

带泄露修正线性单元（LeakyReLU）是 ReLU 函数的一种变体，其在 $x\geqslant 0$ 时与 ReLU 函数一致，当 $x<0$ 时保持一个很小的梯度 γ，同样可以用于参数更新（见图 6-9）。其表达式为：

$$\mathrm{LeakyReLU}(x)=\begin{cases} x, & x\geqslant 0 \\ \gamma x, & x<0 \end{cases}$$

$$=\big[\max(0,x)+\gamma\min(0,x)\big] \tag{6-5}$$

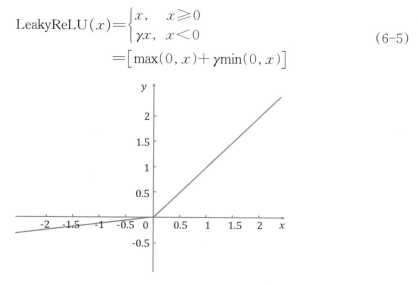

图6-9　LeakyReLU 函数

指数线性单元（exponential linear units，ELU）也是 ReLU 函数的一种变体，其左侧具有软饱和性，右侧具有无饱和性（见图6-10）。其表达式为：

$$\mathrm{ELU}(x)=\begin{cases} x, & x\geqslant 0 \\ \gamma(\exp(x)-1), & x<0 \end{cases} \tag{6-6}$$

其中$\gamma\geqslant 0$是一个超参数，决定了$x<0$时的饱和曲线。

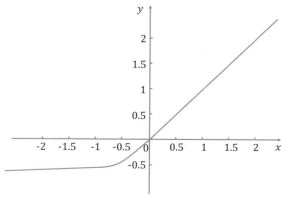

图6-10　ELU函数

（四）Softmax激活函数

Softmax函数又称归一化指数函数，能够用于多分类问题，以概率的形式展示多分类结果，其在深度学习中经常被用于模型的输出层。Softmax函数的计算公式为：

$$\mathrm{Softmax}(z_i)=\frac{\exp(z_i)}{\sum_i^j \exp(z_j)} \tag{6-7}$$

式（6-7）中z_i为第i个输出值，j为输出层神经元的个数，即多分类中的类别个数。Softmax函数可以将多分类的输出值转换为范围在[0，1]且总和为1的概率值（见图6-11）。

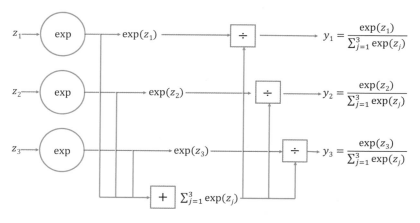

图6-11　Softmax激活函数原理

三、从感知机到神经网络

神经元是神经网络最基本的成分。相比于感知机的简单结构（只有输入层神经元和输出层神经元），神经网络（neural networks）的结构则更为复杂。将神经元串联起来，使上一层神经元的输出成为下一层神经元的输入，这种神经网络被称为前馈神经网络（feedforward neural networks）。这种网络可认为是由连接在一起的感知机组成，因此也被称为多层感知机（multi-layer perceptron，MLP）。MLP中除去输入层与输出层，其余中间层均被称为隐藏层（hidden layer）。

例如，图6-12中描述的多层感知机将4个特征值作为输入，共有 n 个隐藏层，每个隐藏层各有6个神经元，输出层有4个神经元。在多层感知机中，上一层的神经元与下一层的神经元之间是完全相连的，这样的层也被称为致密层（dense layer）或者全连接层（fully connected layer）。

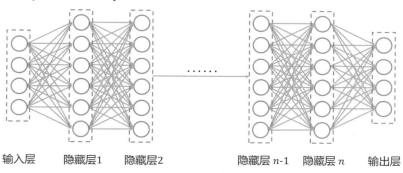

输入层　　隐藏层1　　隐藏层2　　　　　隐藏层 n-1　　隐藏层 n　　输出层

图6-12　多层感知机基本结构

多层感知机的结构更为复杂，在感知机的基础上进行了扩展：

（1）使用多个隐藏层，增强模型的表达能力。

（2）输出层神经元个数可以是一个或者多个，可以应用于回归、分类等多种任务。

（3）对激活函数做相应扩展。感知机中只有最后输出层使用激活函数，且使用的激活函数比较简单，处理能力有限，而多层感知机中的隐藏层也会使用一些激活函数，常使用 Tanh、ReLU 等激活函数引入更多的非线性变换。

虽然神经网络看起来很复杂，但是从局部模型来看，其与感知机一样，即先对输入进行线性变换，公式如下：

$$z = wx + b \tag{6-8}$$

式（6-8）中 w、b 分别为权重、偏置。在此基础上经过一个激活函数 σ 处理，即得到某个神经元的输出 $y = \sigma(z)$。

在神经网络中，将前一层各神经元的输出与对应的权重相乘，先求和后加上偏置项，再经过激活函数进行非线性变换，即可得到当前层神经元的输出值。通过这种方法进行逐层运算，得到输出层结果，这就是神经网络中非常重要的前向传播算法（forward propagation）。

四、神经网络的训练

以下将介绍一些与神经网络训练相关的重要概念。

（一）梯度下降法

神经网络的训练通常使用梯度下降法（gradient descent）。一个神经网络，通过一次前向传播后可以得到一个输出，但是由于神经网络中的参数（如权重、偏置等）都不是最优的（因为还未经过训练），所得的输出与真实值之间存在较大差距，这个差距常以损失（loss）抽象表示。损失值可由损失函数（loss function）计算得到。神经网络利用损失函数$J(\theta_0, \theta_1)$来训练网络参数θ，训练这些参数的过程，通常是一步一步地通过梯度下降法来实现的，如图6-13所示。

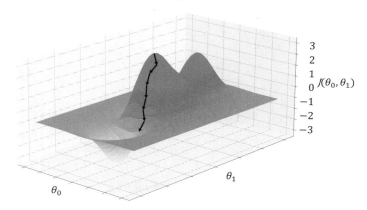

图6-13　梯度下降法求解参数示意

梯度下降，顾名思义，即沿着梯度方向下滑，找到最陡的下滑方向，先前进一小步，然后找当前位置最陡的方向，再前进一小步，不断重复上述过程来调整神经网络中的参数，直至求得最优解，即找到最低点，使损失值最小化。

常见梯度下降法有批量梯度下降法（batch gradient descent，BGD）、小批量梯度下降法（mini-batch gradient descent，MBGD）、随机梯度下降法（stochastic gradient descent，SGD）等，这三种方法的主要区别在于，更新参数时使用的训练样本数量不同。批量梯度下降法是指在每一次更新参数时使用所有训练样本计算梯度，全部样本都被用于更新参数则完成一个训练轮次（epoch）；随机梯度下降法每次仅使用一个样本计算梯度来更新参数；而小批量梯度下降法是前两种方法的折中，每次使用"batch size"个样本来计算梯度。相比于BGD和SGD，MBGD有其独特优势，也是最常用的方法。对于BGD，当样本量很大时，每次迭代都需要对所有样本进行计算，其训练过程会很慢；对于SGD，因为每次仅使用一个样本，所以模型参数很可能会在一个局部区域内振荡，最终收敛到局部最优，准确度下降。MBGD每次使用"batch size"个样本，不仅减少了迭代次数，还可以使结果更加准确。

（二）反向传播算法

根据前向传播算法，可以由训练集的输入x得到输出$f(x)$，那么应该如何调整网络参数（如权重、偏置等）使网络实际的输出$f(x)$与训练集的y标签尽可能接近呢？要想解决此问题就需要用到反向传播算法（back propagation，BP），即用反向传播算法来确定梯度下降过程中的每一小步。

反向传播算法的核心是计算损失函数J对网络各参数（各层的权重w和偏置b）的梯度（gradient），即偏导表达式$\dfrac{\partial J}{\partial w}$和$\dfrac{\partial J}{\partial b}$。这些表达式描述了损失值随权重$w$和偏置$b$变化而变化的程度。

反向传播算法的思路可以简单理解为：若当前损失值较大，则通过计算当前梯度，并利用梯度下降法来调整模型中的w、b等参数值，减小损失值。当前损失值与预期值相差越大，则参数调整的幅度就越大。不断重复该过程，直至损失值无法继续减小，即模型收敛。

（三）损失函数

常用的损失函数类型有均方误差损失函数、交叉熵损失函数等。

均方误差损失函数（mean square error，MSE）：

$$L=\frac{1}{N}\sum_{i=1}^{N}\left\| y'_i - y_i \right\|_2^2 \tag{6-9}$$

式（6-9）中，L为损失值，N为样本数量，y'_i为第i个样本的输出值，y_i为第i个样本的真实值。MSE适用于回归任务。

交叉熵损失函数（cross entropy loss function）：

$$L=-\frac{1}{N}\sum_{i=1}^{N}\left(y_i\log p_i+(1-y_i)\log(1-p_i)\right) \tag{6-10}$$

交叉熵损失函数适用于分类任务，式（6-10）中，N为样本数量，$y_i\in\{0,1\}$，p_i为模型将第i个样本标签预测为"1"的概率。

（四）早停法

在神经网络模型训练过程中，常常会出现过拟合现象，即模型在训练集上的预测性能很好，而在测试集或实际应用中的效果不佳，模型缺乏泛化能力。由于参数量很大，几乎所有的深度神经网络模型在训练过程中都很容易出现过拟合现象。

将训练集和验证集的损失值随训练轮次（epoch）的增加而变化的趋势以曲线形式展示，如图6-14所示。随着训练轮次不断增加，训练集的损失值会持续降低，而验证集的损失值会先下降到最低点然后逐渐上升。当验证集的损失值开始上升时，说明模型出现了过拟合现象，训练轮次继续增多则模型泛化能力会越来越差。验证集损失值最低时的训练轮次被称为最佳轮次（best epoch），代表此时模型具有良好的泛化能力。当验证集上的损失值开始增大时，立即终止模型训练，这种方法称为早停法（early stopping）。

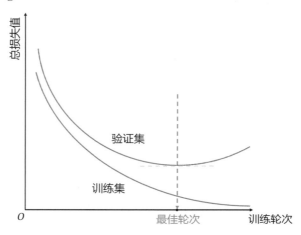

图6-14　训练集与验证的损失值随训练轮次变化趋势

防止过拟合的方法有早停法和正则化等，早停法使用更加广泛。以下将介绍Keras库中的EarlyStopping函数，使读者了解模型训练的早停操作。

TensorFlow中EarlyStopping的用法示例代码如下：

```
# 导入EarlyStopping函数
from keras.callbacks import EarlyStopping

# 传入参数
early_stopping = EarlyStopping(monitor = 'val_acc', patience = 30, mode = 'max')

# 模型训练
history = model.fit(train_x, train_y, epochs = 500, batch_size = 128,
                validation_data = (test_x, test_y), verbose = 2,
                shuffle = True, callbacks = [early_stopping])
```

Keras库中的EarlyStopping函数常用到3个参数，即monitor、patience和mode。

这3个参数的含义如下：

（1）monitor：监测指标，可以为验证集的损失值'val_loss'或验证集的准确度'val_acc'。

（2）patience：容忍度，即能够容忍模型在多少个训练轮次内监测指标没有提升，若设置(monitor = 'val_loss', patience = 30)，则代表如果在某个训练轮次后的30个轮次内验证集的损失值均没有降低则停止训练，保存该轮次训练的模型作为最终的模型。

（3）mode：模式，即 monitor 的趋势，如果 monitor = 'val_loss'，则 mode = 'min'，如果 monitor = 'val_acc'，则 mode = 'max'。

第二节 · 深度学习算法

一、深度神经网络

深度神经网络（deep neural networks，DNN）即前文所提到的多层感知机。深度神经网络包括输入层、隐藏层和输出层，输入层与输出层通过多个隐藏层连接在一起，构成了DNN的基本框架。

DNN模型代码

在DNN中，除输入层外，每一层的神经元都与上一层的所有神经元相连，即每一层都为全连接层，因此也被称为全连接神经网络。尽管DNN看上去很复杂，但其局部结构及运算方法与感知机完全相同，如图6-15所示。

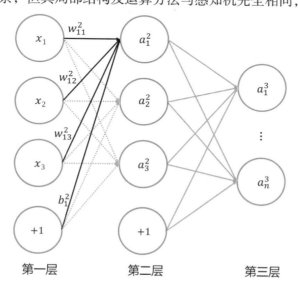

图6-15　DNN 的局部结构

对于第二层的输出 a_1^2，a_2^2，a_3^2，有：

$$a_1^2 = \sigma(z_1^2) = \sigma(w_{11}^2 x_1 + w_{12}^2 x_2 + w_{13}^2 x_3 + b_1^2) \tag{6-11}$$

$$a_2^2 = \sigma(z_2^2) = \sigma(w_{21}^2 x_1 + w_{22}^2 x_2 + w_{23}^2 x_3 + b_2^2) \tag{6-12}$$

$$a_3^2 = \sigma(z_3^2) = \sigma(w_{31}^2 x_1 + w_{32}^2 x_2 + w_{33}^2 x_3 + b_3^2) \tag{6-13}$$

式中，σ 为非线性激活函数。

同理，对于第三层的输出 a_1^3，有：

$$a_1^3 = \sigma(z_1^3) = \sigma(w_{11}^3 a_1^2 + w_{12}^3 a_2^2 + w_{13}^3 a_3^2 + b_1^3) \tag{6-14}$$

DNN模型训练的相关概念已经在本章第一节中介绍过，这里不再赘述。

二、卷积神经网络

（一）卷积神经网络的运算

卷积神经网络（convolutional neural networks，CNN）也是一种前馈神经网络，主要由输入层、卷积层、池化层、全连接层和输出层组成。CNN在图像识别方面有着非常突出的性能，是当前医药人工智能领域非常有吸引力的一种神经网络结构。

CNN模型代码

以图像识别为例，图像由像素点组成，彩色图中的每个像素点有三个通道，分别为RGB通道，灰度图像只有一个通道。如果某图像的尺寸为（28，28，1），则代表该图像长和宽均有28个像素，通道数为1，为灰度图像。若用全连接神经网络处理该图像，需要先将 28×28 的矩阵铺平成输入向量，则输入层有 $28 \times 28 = 784$ 个神经元，第一个隐藏层中的所有神经元（假设有128个神经元）均与这784个神经元连接，仅仅这一层的权重数量就达到 $784 \times 128 = 100{,}352$ 个，若继续增加隐藏层数量，则整个网络的参数量会非常大，反向传播时的计算量巨大，难以训练，且容易出现过拟合现象。所以，用全连接神经网络处理大尺寸的图像具有以下三个明显的缺点：

（1）将二维数据矩阵铺平成向量会导致图像的空间信息丢失。

（2）模型参数多，训练时模型难收敛。

（3）大量的参数容易导致模型过拟合。

CNN中每一层的特征值都由前一层的局部区域与共享权值的卷积核经过计算得到，这使得CNN更适合应用于图像的特征学习，使其在处理图像数据时能很好地解决以上问题。CNN主要有两种独特的运算方法：卷积层的卷积运算和池化层的池化运算。

1. 卷积运算

CNN的卷积运算（convolution）是指卷积核与输入矩阵中与卷积核大小相同的区域做点积运算，即相同位置的数字相乘再求和，得到一个标量。如图6-16所示，用一个大小为 3×3 的权重矩阵对大小为 8×8 的灰度图像进行扫描，从输入矩阵的左上角开始，每次移动一格，每一次卷积先将3×3的矩阵与输入矩阵中3×3大小的区域进行点积，再加上一个数值，得到一个标量，这样可得到一个6×6的输出特征图（feature map）。以第一次卷积的计算过程为例：

$$1\times2+0\times0+1\times1+0\times0+0\times0+1\times1+1\times1+1\times1+0\times0+1=7$$

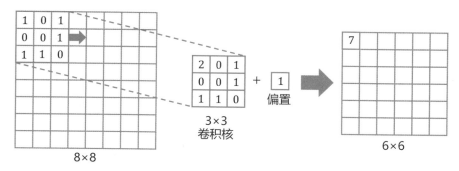

图6-16 卷积运算示意

上述3×3的权重矩阵被称为CNN的卷积核（kernel），也叫过滤器（filter），最后加上的数值叫作偏置（bias），卷积核内部的权值和偏置的数值都是初始化后通过模型训练逐渐优化得到的。每个卷积核具有长度、宽度、深度三个维度，如图6-17所示，若输入图像为8×8×3的RGB彩色图像，通道数为3，则每个卷积核的深度也为3，卷积核的每一个深度与相应的通道做卷积运算，最后将三个通道的卷积运算结果求和后再加上偏置，得到一个6×6的特征图。值得注意的是，卷积核中不同深度的权重是互不相同的，均是随机初始化的。

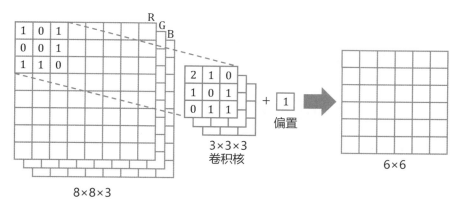

图6-17 多通道卷积运算示意

在实际应用时，每个卷积层都包含多个卷积核，卷积核的个数决定了输出特征图的数量。如图6-18所示，对8×8×3的输入图像用两个3×3×3的卷积核做卷积运算，分别得到一个6×6的输出特征图，两个输出特征图叠在一起可组成一个6×6×2

的新矩阵，作为下一个卷积层的输入。

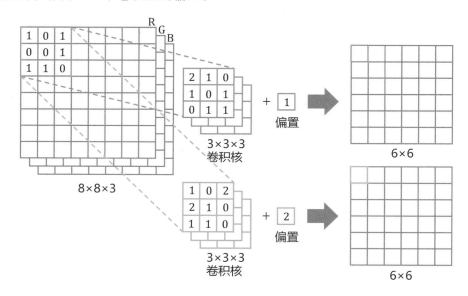

图6-18 多卷积核卷积运算示意

卷积核只与输入数据的局部区域进行连接，该局部区域的大小被称为感受野（receptive field），其尺寸等于过滤器的尺寸，是一个超参数。这个连接空间在宽和高上是局部的，但是在深度方向上，连接空间的深度与输入图的深度相等。输出特征图的数量（深度）由卷积核的个数决定，而输出图的尺寸则不仅取决于输入图的尺寸，还与卷积的步幅与填充有关。

卷积的步幅（stride）是指卷积核扫描时每次滑动的距离，也是一个超参数，默认值为1。在滑动卷积核时，需要指定步幅大小。若步幅为1，则卷积核每次移动1个像素；若步幅为2，则卷积核每次移动2个像素。当然，步幅也可以是其他数字，步幅大于1的卷积叫作步进卷积（strided convolution）。

增大卷积步幅会让输出特征图的尺寸变小，如图6-19所示，用3×3的卷积核对7×7的输入图做卷积运算，若步幅为1，则可得到大小为5×5的输出特征图；若步幅为2，则可得到3×3的输出特征图。卷积步幅的选择是有一定限制的，若输入图尺寸为8×8，卷积核尺寸为3×3，此时仍设置步幅为2，则卷积核不能完整地滑过整个输入图，导致输入图的最后一列无法做卷积运算，所以此步幅选择是不恰当的。

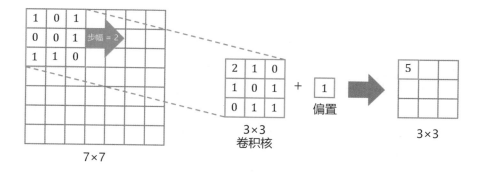

图6-19　步幅为2的步进卷积运算示意

　　除了卷积步幅外，填充（padding）也会影响输出图的尺寸。填充是指对原矩阵进行边界填充，即在矩阵的边界上填充一些值，以增大矩阵的尺寸。通常使用零填充（zero-padding），即用"0"来填充矩阵，可避免矩阵边缘信息损失。如图6-20所示，用3×3的卷积核对大小为5×5的输入图做卷积运算，步幅为1，若不进行任何填充，则得到一个3×3的输出特征图；若在输入特征图的左右各加一列"0"，上下也各加一行"0"，则可得到一个大小为5×5的输出特征图。该输出特征图的大小与原始输入特征图的大小相同。

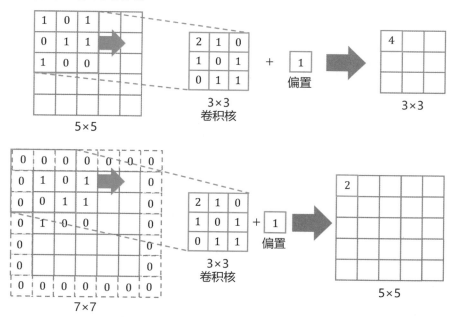

图6-20　零填充卷积运算示意

2. 池化运算

在卷积神经网络中，下采样是一个非常重要的操作。从一个数值序列中每间隔几个数值取样一次，得到一个比原序列短的新序列，这个过程叫作下采样。对输入数据进行下采样，可以降低数据的空间尺寸，降低计算资源耗费，有效控制过拟合。采用步进卷积可以实现下采样，此外，使用池化层也是CNN中常用的下采样方法。

池化层的主要操作是池化运算（pooling），将输入的数据矩阵划分为多个子区域，每个子区域输出一个值。可以使用尺寸为2×2的滤波器，以步幅为2对矩阵进行下采样，这样特征数量会减少75%。池化运算有很多种，CNN中常用的是最大池化（max pooling）和平均池化（average pooling）。最大池化是将子区域中的最大值作为该区域的输出，平均池化是将子区域内所有元素的平均值作为输出。实践证明，最大池化的效果往往比平均池化的效果更好。最大池化和平均池化的过程如图6-21所示。

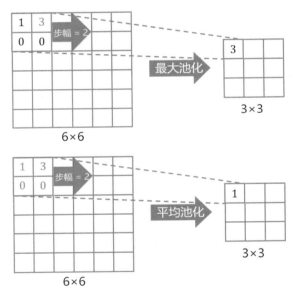

图6-21　最大池化和平均池化示意

池化层赋予了CNN一些特殊的性质，其作用为：

（1）减小特征图的尺寸，减小计算量，减少噪声，防止过拟合。

（2）增大卷积核的感受野，增大连续卷积的观察窗口，即增大卷积核覆盖原始输入矩阵的比例，从而引入空间过滤器的层级结构。

减少参数量的作用不是池化层独有的，各种下采样方式均可实现，而增大卷积核的感受野是池化层最重要的作用，可以让卷积核随着层数的增加提取到越来越高级的特征模式。如图6-22所示，用大小为2×2的卷积核对5×5的输入特征图做两次连续卷积运算，若两次卷积运算之间没有使用池化层，则得到一个3×3的输出特征图；若两次卷积运算之间增加了一个2×2的池化层，则可得到一个1×1的输出特征图。同样是使用两次卷积，使用池化层后得到的特征图覆盖原始输入的比例更大，即使用池化层后最终得到的一个元素包含了整个5×5原始输入特征图的信息，而不使用池化层得到的3×3输出特征图中的任意一个元素，只能覆盖原始输入特征图中大小为3×3的子区域。

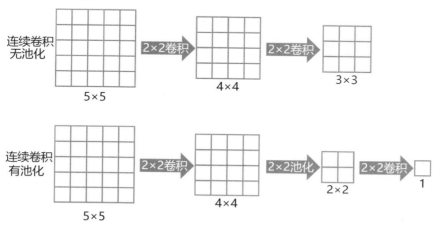

图6-22　通过池化层增大卷积核感受野示意

（二）卷积神经网络的特点与性质

由CNN的卷积运算原理可以总结出CNN的两个特点，即局部连接和权值共享。局部连接是指卷积核仅与输入特征图的一个子区域连接。权值共享是指对输入特征图的某个通道进行卷积运算时，使用的卷积核参数是共享的。这两个特点使得CNN在识别输入数据的模式时，具有平移不变性，即CNN在数据的某个局部区域学习到某种模式后，可以在任何地方识别出该模式。CNN的卷积核是特征检测器，若卷积核在某个位置学习到某种特定特征后，该卷积核的参数就被训练固定下来，因为具有权值共享的特点，下一次无论该特征出现在输入特征图中的哪个位置，此卷积核仍然可以检测到该特征，输出同样的响应值。

CNN的另外一个性质是，可学习模式的空间层级结构。在具有多个卷积层的CNN中，浅层卷积层的卷积核感受野比较小，可以学习到较细微的图像特征，比如色度、边缘、纹理等；深层卷积层的卷积核感受野较大，可学习由浅层特征组成的更大的模式，比如不同的形状。总之，随着层数增加，CNN可以学习越来越复杂、越来越抽象的概念。

（三）卷积神经网络在医药领域的应用

1. 二维卷积神经网络的应用

上述介绍的都是二维卷积神经网络（2D CNN），即卷积核沿着二维输入特征图的长和宽进行移动扫描，提取二维矩阵的特征。二维卷积神经网络的应用比较广泛，目前已经被广泛应用于医药领域的多种任务中，尤其是医学影像处理，比如牙科X射线图像的识别[1]，帕金森症患者多巴胺转运体单光子发射断层扫描（SPECT）图像的分类[2]，用单光子成像对热应激下药物抑制的快速预测[3]等。理论上，只要输入矩阵是二维的，均可以用2D CNN处理。

以多巴胺转运体SPECT图像的分类为例，图6-23是该研究所构建的CNN模型的简化结构。整个模型主要由一系列卷积层和池化层组成的卷积基以及全连接层组成的分类器两部分组成。卷积基（convolution base）由CNN中的卷积层和池化层组成，是特征提取器。此研究构建的CNN模型包含四个卷积基，前三个卷积基都由两个二维卷积层和一个最大池化层组成，最后一个卷积基只有两个二维卷积层。用卷积基提取图像特征之后，将得到的输出特征图输入到全连接层分类器，这需要先将得到的二维输出特征图铺平成一维向量。此研究的CNN分类器中有两层全连接层，其中最后一层全连接层使用了Softmax激活函数，用于输出样本属于各类别的概率。

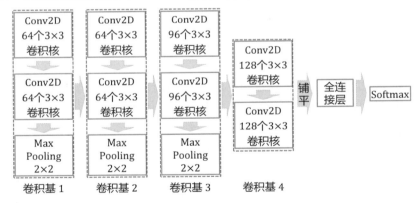

图6-23　用于多巴胺转运体SPECT图像分类的CNN模型简化结构

2. 一维卷积神经网络的应用

除了二维卷积神经网络外，还存在一维卷积神经网络（1D CNN），它可以有效地处理序列数据。与二维卷积的输入特征图的长度和宽度类似，一维卷积的输入特征图也有两个维度，即输入特征维度和时间序列维度。

如图6-24所示，一维卷积的特点是，卷积核宽度与输入矩阵宽度相同，卷积核仅沿着序列纵向扫描。设置三种不同长度的卷积核，若每一个卷积核扫描得到一个向量，则3个卷积核扫描得到3个向量。对得到的每个向量做全局池化（global pooling），即每个向量中仅进行一次池化，得到一个值，将三个池化结果进行拼接可得到一个三维的向量。一维卷积的卷积核每次从序列中提取一段子序列，识别序列中的局部潜在模式。因为相同的卷积核对每个子序列都会做卷积运算，所以在序列某个位置学习到的局部模式也可以在其他位置被识别出来，即1D CNN也具有平移不变性。

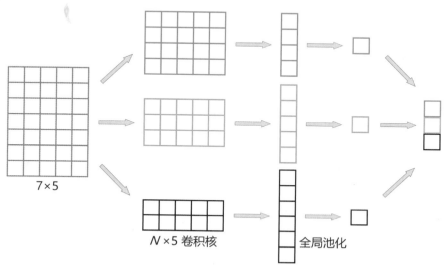

7×5

N ×5 卷积核　　全局池化

图6-24　一维卷积神经网络示意

在医药领域中有许多数据都是序列形式的，比如基因的核苷酸序列、蛋白质的氨基酸序列等，因此，一维卷积神经网络经常被用来处理这些数据，比如对基因进行功能注释[4]，预测组蛋白赖氨酸羰基化位点[5]等。

三、循环神经网络

（一）循环神经网络基本结构和原理

循环神经网络（recurrent neural networks，RNN）是一类以序列数据为输入，在序列演进方向（时间）进行递归（recursion）且所有节点按链式连接的递归神经网络（recursive neural networks）。这使其具有了时间动态行为，并可用其内部状态（记忆）参与任务处理。

传统的深度神经网络，神经元的输入和输出彼此独立，如图6-25（a）所示，而循环神经网络的类神经元节点（循环单元）会将输出值储存起来，作为"记忆"一起输入到下一个时间节点，如图6-25（b）。

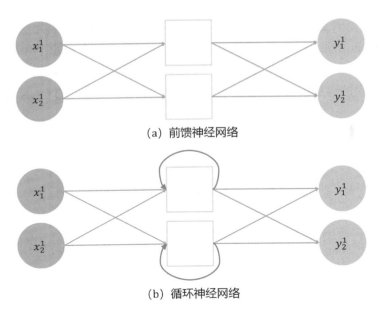

(a) 前馈神经网络

(b) 循环神经网络

图6-25　前馈神经网络与循环神经网络的比较

接下来举个例子来理解这种"记忆"。假设有一个三肽"Gly-Leu-Tyr"，每个氨基酸的特征向量均是二维的，分别表示为：$\begin{bmatrix} 0 \\ 1 \end{bmatrix} \begin{bmatrix} 1 \\ 1 \end{bmatrix} \begin{bmatrix} 1 \\ 2 \end{bmatrix}$。假设有一个全连接神经网络（fully connected neural network，FCNN）和一个RNN，两者的输入层、隐藏层、输出层均含有两个神经元，所有权重值都为1且偏置为0，均不使用激活函数。

对于FCNN，输入$\begin{bmatrix} x_1^1 = 0 \\ x_2^1 = 1 \end{bmatrix} \begin{bmatrix} x_1^2 = 1 \\ x_2^2 = 1 \end{bmatrix} \begin{bmatrix} x_1^3 = 1 \\ x_2^3 = 2 \end{bmatrix}$，其结果如图6-26所示。

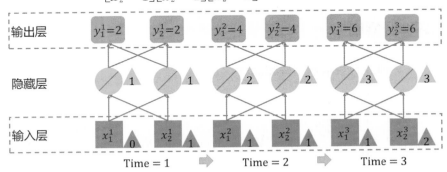

图6-26　FCNN处理结果

对于RNN，同样的输入产生的结果则完全不同，如图6-27所示。

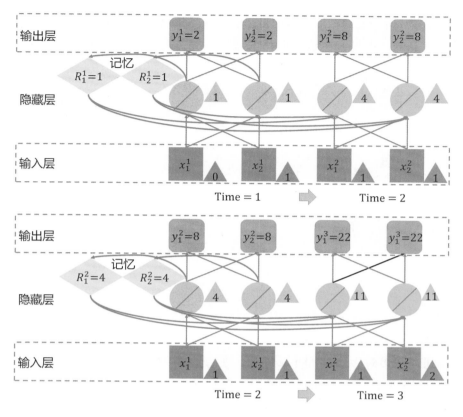

图6-27　RNN处理结果

FCNN的输出序列是 $\begin{bmatrix} 2 \\ 2 \end{bmatrix}\begin{bmatrix} 4 \\ 4 \end{bmatrix}\begin{bmatrix} 6 \\ 6 \end{bmatrix}$，RNN的输出序列是 $\begin{bmatrix} 2 \\ 2 \end{bmatrix}\begin{bmatrix} 8 \\ 8 \end{bmatrix}\begin{bmatrix} 22 \\ 22 \end{bmatrix}$。至此，输入数据已经经过了一个完整的RNN模型计算。可以发现，RNN中每一时刻的输出结果都与上一时刻相关联，如果改变输入序列的顺序，那么得到的结果也将截然不同。这就是RNN的特性，可以处理序列数据，并且对序列的顺序很敏感。

当然，循环神经网络可以是深度的，通过增加隐藏层的数量就可以实现。Basic RNN是由循环单元组成的连续层网络，如图6-28所示。一个隐藏层中的每个节点都通过一个有向连接与下一个层中的每个节点连接，且每个连接都对应一个权重参数。

RNN之所以可以解决序列问题，是因为它可以记住每一时刻的信息。每一时刻的隐藏层不仅由该时刻的输入决定，还与上一时刻的隐藏层有关，即 H^t 的取值不仅仅取决于 X^t，还取决于 H^{t-1}：

$$y^t = \sigma_y(VH^t + b_y) \tag{6-15}$$

$$H^t = \sigma_H(Ux^t + WH^{t-1} + b_H) \tag{6-16}$$

式中，V、U、W 为不同的权重参数，b_y 和 b_H 为不同的偏置参数，σ_y 和 σ_H 为不同的激

活函数，H^t为t时刻的隐藏层输出向量，y^t为t时刻的输出层向量。

值得注意的一点是，在整个RNN模型中，每一时刻所用的权重参数 W、U 和 V 都是同样的，这是RNN的另一个显著特征，即它们在网络的每一时间点的隐藏层之间共享参数。这些权重参数会在模型的训练过程中进行更新。

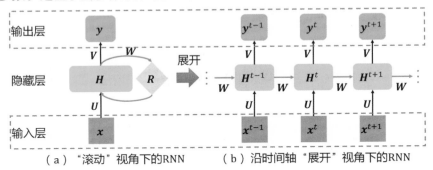

图6-28　Basic RNN的结构

在此基础上，特定的时间步骤为某些输出节点单元提供指定的激活函数，可以实现多种输出模式，包括序列-分类器（"多对一"的单输出，如蛋白质注释）、序列-序列（"多对多"的同步多输出，如蛋白质-蛋白质结合位点注释）等，如图 6-29 和图 6-30 所示。例如，如果输入序列是不同蛋白质家族的蛋白质序列，则 RNN 的最终输出是对蛋白质的分类标签。

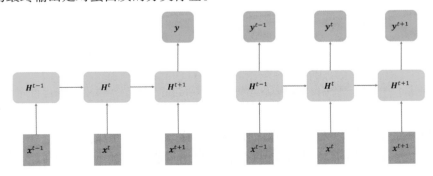

图6-29　RNN中"多对一"输出模式　　图6-30　RNN中"多对多"输出模式

（二）循环神经网络的变体

简单循环神经网络（simple RNN）仅包含一组循环单元，只有一个隐藏层。最经典的有两种：Elman Network 和 Jordan Network。两者的主要区别在于循环的连接方式不同：前者为前一时刻循环单元与当前循环单元之间的连接，记忆中存储的是隐藏层的输出值；后者为前一时刻输出节点与当前循环单元的连接，记忆中存储的是前一时刻整个网络的输出值，其效果会比 Elamn Network 好一些。两种网络的连接方式如图 6-31 所示。

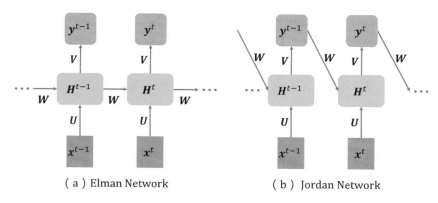

（a）Elman Network　　　　　（b）Jordan Network

图6-31　两种simple RNN的结构

Elman Network的输出计算公式如下：

$$H^t = \sigma_H\big(Ux^t + WH^{t-1} + b_H\big) \tag{6-17}$$

$$y^t = \sigma_y\big(VH^t + b_y\big) \tag{6-18}$$

Jordan Network的输出计算公式如下：

$$H^t = \sigma_H\big(Ux^t + Wy^{t-1} + b_H\big) \tag{6-19}$$

$$y^t = \sigma_y\big(VH^t + b_y\big) \tag{6-20}$$

这两种简单循环网络的记忆机制是单向的，即当前循环单元只会考虑在该时间点之前的序列特征。但在实际问题中，往往需要将时间点后的序列特征纳入考虑之中。双向RNN（bidirectional RNN）就弥补了这种缺陷，它在模型训练时可同时考虑正反向的时间轴，其结构如图6-32所示。

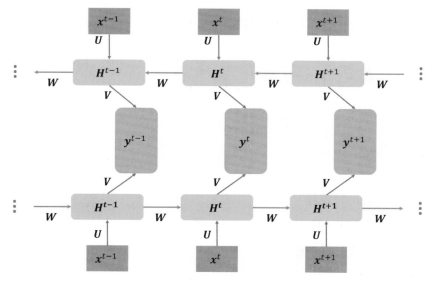

图6-32　双向RNN的示意

实际上，应用更广泛的是采用了门控算法的循环神经网络模型，如长短期记忆网络（long short-term memory，LSTM）和门控循环单元网络（gated recurrent unit，GRU）。门控算法使RNN能够处理长距离依赖的信息，其通过门控单元使RNN能够自行控制内部信息记忆，既能掌握长距离依赖信息，又能选择性地遗忘信息防止记忆过载，以下将具体介绍LSTM和GRU。

（三）长短期记忆网络

1. 长短期记忆网络的基本结构

LSTM单元在Simple RNN循环单元的基础上增加了三个门控来控制LSTM单元的输出，分别为输入门（input gate）、输出门（output gate）和遗忘门（forget gate），如图6-33所示。每一个LSTM单元的内部都建立了自循环。此外，LSTM单元还有一个记忆单元（memory cell），用于存储信息。

LSTM模型代码

这三个门可以控制LSTM单元与其他网络的数据交互，并由机器来学习什么时候开或者关，从而让模型"只记该记的东西"。其中，输入门决定了当前时刻的输入和当前系统状态对内部状态的更新；输出门决定了当前内部状态对系统状态的更新；遗忘门决定了前一个时刻内部状态对当前内部状态的更新。因为LSTM的记忆是可控的，所以其能够学习到序列中的长距离依赖信息。

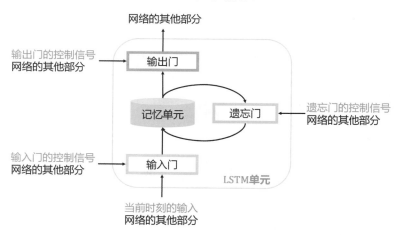

图6-33　LSTM单元的基本结构

2. LSTM模型计算流程

一个LSTM单元的计算流程如图6-34所示。

图6-34中，LSTM使用的门控激活函数f一般是Sigmoid函数，使得门控输出值为（0，1），可以实现门的闭或开。激活函数g常使用tanh函数。

对于单个LSTM单元，其中的记忆单元在当前时间点 t 收到的接收值 $\widehat{c^t}$，取决于输入值 z^t 以及输入门的门控输入值 z_i^t：

$$\widehat{c^t} = g(z^t) f(z_i^t) \qquad (6-21)$$

记忆单元在当前时间点的记忆更新值 c^t，取决于记忆单元的接收值 $\widehat{c^t}$、上一个时间点的记忆 c^{t-1} 和遗忘门的门控输入值 z_f^t：

$$c^t = g(z^t) f_i(z_i^t) + c^{t-1} f_f(z_f^t) \qquad (6-22)$$

记忆单元在当前时间点的输出值 h^t，取决于当前记忆单元的输出值 c^t 以及输出门的门控输入值 z_o^t：

$$h^t = h(c^t) f_o(z_o^t) \qquad (6-23)$$

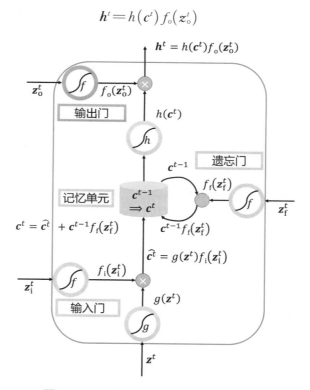

图6-34　一个LSTM单元的计算过程

普通的LSTM根据当前 t 时刻的输入 x^t 来计算四个不同的 z 值，如图6-35（a）所示，其变体peephole LSTM计算 z 值的方式与其相比有所不同。

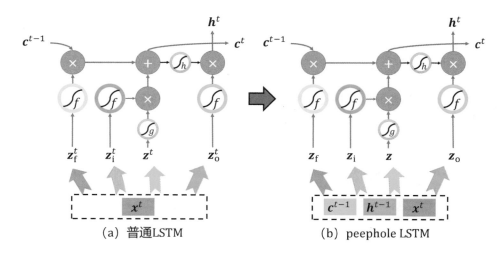

图6-35　普通LSTM单元及peephole LSTM单元结构

单个peephole LSTM单元用图6-35（b）表示。其中，输入层输入值z^t、三个门控输入值z_i^t、z_f^t、z_o^t均由输入值x^t、上一个时间点的输出值h^{t-1}以及上一个时间点的单元记忆值c^{t-1}三个因素共同控制。这三个值通过与各自相应的权重和偏置参数（W_i, b_i）、（W_f, b_f）、（W_o, b_o）进行计算，得到各门控输入值z_i^t、z_f^t、z_o^t的特征向量，其维度与每层中的LTSM单元数相同。各值计算方式如下：

$$f_i(z_i^t) = \text{sigmoid}\left(W_i[h^{t-1}, c^{t-1}, x^t] + b_i\right) \tag{6-24}$$

$$f_f(z_f^t) = \text{sigmoid}\left(W_f[h^{t-1}, c^{t-1}, x^t] + b_f\right) \tag{6-25}$$

$$f_o(z_o^t) = \text{sigmoid}\left(W_o[h^{t-1}, c^{t-1}, x^t] + b_o\right) \tag{6-26}$$

$$\widehat{c^t} = g(z^t) = g\left(W_g[h^{t-1}, c^{t-1}, x^t] + b_g\right) \tag{6-27}$$

$$c^t = \widehat{c^t} f_i(z_i^t) + c^{t-1} f_f(z_f^t) \tag{6-28}$$

$$h^t = h(c^t) f_o(z_o^t) \tag{6-29}$$

LSTM相比于同样单元数量的simple RNN需要更多参数，因此，LSTM比较难训练。通过增加层数可以构成多层LSTM网络，如图6-36所示。

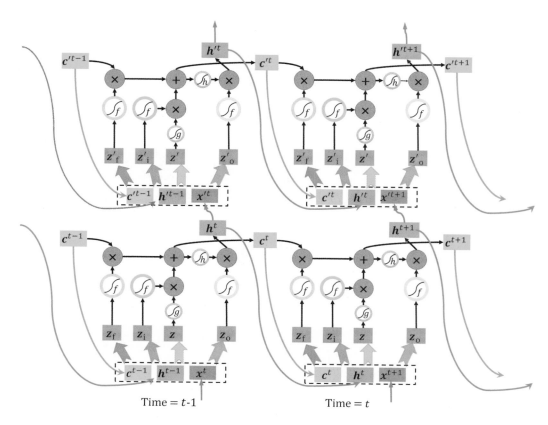

图6-36　多层LSTM网络结构

（四）门控循环单元网络

LSTM单元中三个门控对提升模型学习能力的贡献不同，因此可以去掉贡献较小的门控，简化循环单元的结构并提升学习效率。门控循环单元网络就是基于以上观点提出的。GRU的循环单元仅包含重置门（reset gate）和更新门（update gate）两个门控，其中，重置门的作用与LSTM单元的输入门相似，更新门兼具LSTM单元中遗忘门和输出门的功能。GRU模型的学习效果几乎与LSTM相近，但其训练较LSTM要容易得多，因此应用广泛。GRU的结构如图6-37所示。

GRU模型代码

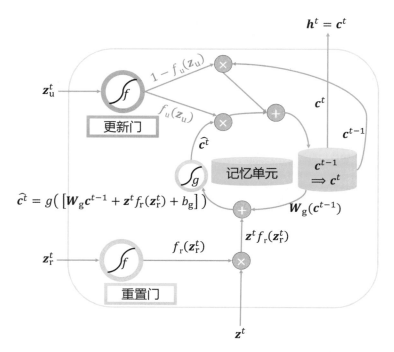

图6-37　GRU的结构

GRU的三个输入z^t、z_r^t、z_u^t均由当前时刻输入x^t控制。GRU的计算过程如下：

$$f_r(z_r^t) = \text{sigmoid}(W_r[h^{t-1}, x^t] + b_r) \tag{6-30}$$

$$f_u(z_u^t) = \text{sigmoid}(W_u[h^{t-1}, x^t] + b_u) \tag{6-31}$$

$$\widehat{c^t} = g([W_g c^{t-1} + z^t f_r(z_r^t) + b_g]) \tag{6-32}$$

式中，W_r、W_u、W_g为不同的权重参数，b_r、b_u、b_g为不同的偏置参数。

更新记忆：

$$c^t = (1 - f_u(z_u^t)) c^{t-1} + f_u(z_u^t) \widehat{c^t} \tag{6-33}$$

对于GRU，有：

$$h^t = c^t \tag{6-34}$$

多层 GRU 的结构如图 6-38 所示。GRU 模型的关键点在于，使用 $(1 - f_u(z_u^t)) c^{t-1} + f_u(z_u^t) \widehat{c^t}$ 的操作来更新记忆，即用一个门控 u 同时进行遗忘记忆和选择性更新记忆的操作，并且这两个操作是互相联动的，与 LSTM 中两个操作各自独立不同。GRU 中遗忘了多少权重 $f_u(z_u^t)$ 的旧记忆，就会有相应权重的新信息被选择存入记忆，使记忆单元的存储信息更加恒定。

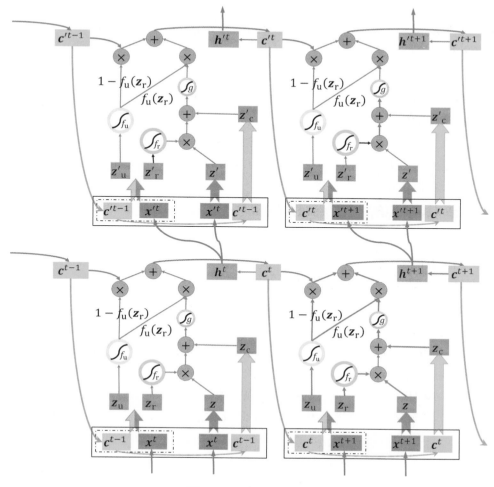

图6-38 多层GRU的结构

（五）循环神经网络的训练

1. 梯度消失和梯度爆炸

反向传播算法中使用了矩阵求导的链式法则，后层的梯度以连乘的方式传导到前层。基于梯度更新参数时，若每层的梯度都小于1，则越靠前的层求得的梯度越小，甚至衰减为0，使前层的参数无法有效更新，这就会导致梯度消失（vanishing gradient）；如果每层的梯度都较大，则梯度越往前层越大，会导致梯度爆炸（exploding gradient）。

梯度消失会导致隐藏层的 W 和 b 参数几乎没有太大的改变，模型难以收敛；梯度爆炸会导致网络参数更新幅度很大，模型性能不稳定，在极端情况下，参数值会变得非常大，以至于溢出。

与普通的深度神经网络的梯度消失主要由激活函数的饱和性造成不同，RNN的梯度消失和梯度爆炸主要是梯度回传时参数的反复迭代造成的。

2. RNN梯度爆炸的缓解

研究人员在对RNN模型进行研究后指出，RNN的损失值表面是十分崎岖的，在梯度下降的过程中，如果突然遇到梯度大的区域，原先适用于平坦区的训练步长可能会造成模型参数的巨幅波动。

因此，在实际训练过程中，可以设置一个阈值将梯度进行限定，即当梯度值大于α时，限定梯度值等于α，这样在原先平坦区时的训练步长下，模型参数的变化幅度可以被有效限制，防止发生梯度爆炸。

（六）循环神经网络在医药领域的应用

循环神经网络能够处理时间序列关联，被用于解决在医药领域中与时间或空间序列相关的一些问题。

1. 循环神经网络用于药物性质预测

有研究人员提出了一种基于多输入RNN的蛋白激酶抑制剂虚拟筛选模型[6]。研究人员将获得的分子-靶标相互作用数据应用于一个多输入的RNN模型中，对数据使用one-hot编码和嵌入特征编码后用于训练模型，模型能够预测分子的IC50值并用于筛选评估。还有研究人员提出了一种用LSTM模型提取动态对比增强磁共振成像DCE-MRI中与时间有关的长时和短时特征来预测药物的代谢动力学参数的方法，相比于使用最小二乘法拟合药代动力学模型的量化方法，LSTM模型的性能更好，准确性更高[7]。

2. 循环神经网络用于药物分子生成

研究人员使用SMILES字符串作为分子表征，开发了基于双向RNN结构和交替学习的双向分子设计模型（BIMODAL）[8]。双向RNN由两个单向RNN组成，以允许模型同时进行正向和反向学习。BIMODAL中的两个RNN分别用于读取分子SMILES的正向序列和反向序列，然后将其组合以提供联合预测。除此之外，还有其他研究也报道过用RNN模型进行分子设计，证实了RNN在从头药物分子设计中的潜力[9]。

3. 循环神经网络用于临床电子健康记录数据分析

有临床研究人员使用RNN模型对电子健康记录（electronic health record，EHR）中的事件之间的时间关系进行建模，从而提高模型对心力衰竭患者的早期诊断能力。研究人员收集了3,884例心衰患者和28,903例治愈者的EHR数据，用GRU模型检测事件之间的时间联系（如疾病诊断、药物订单等），研究证明时序关系的引入提高了模型的预测能力[10]。此外，还有其他学者也报道了相似的研究方法，运用LSTM对电子健康记录中的事件进行建模，识别各种事件之间的关联，用来预测患者的心衰风险[11]。

第三节 · 深度学习应用浅析

深度学习在医药领域中广泛应用于辅助诊断、靶标识别、药物研发、药物-靶点相互作用预测、蛋白质功能与结构预测等任务。

为了让读者深入了解深度学习在医药领域应用的整体流程，本节将以一项应用卷积神经网络识别细菌IV型分泌系统效应蛋白的研究[12]为载体，从研究背景、数据准备、数据表征、模型构建和模型评价五个方面介绍其研究流程。

一、研究背景

细菌分泌系统能够转运多种毒力因子，是病原菌侵入宿主细胞的重要因素。其中，细菌IV型分泌系统效应蛋白（type IV secretion system effectors，T4SE）被报道为自然界中最普遍的效应蛋白之一，可诱发宿主百日咳、胃炎和肝胆肿瘤等疾病。因此，识别细菌的T4SE至关重要，并且能够发现一些潜在的新型抗菌靶标，推动抗菌药物的研发。传统的基于实验的方法在识别新T4SE时，效率很低，且无法对整个细菌基因组进行大规模扫描。因此，有必要开发一种基于深度学习方法的细菌T4SE注释工具。

二、数据准备

该研究从一项前人的研究中收集到了T4SE数据集[13]，其中包含了420个T4SE和1,262个非T4SE。从这些蛋白质中随机抽样得到独立测试数据集，含30个T4SE和150个非T4SE，剩余的390个T4SE和1,112个非T4SE用于模型训练和验证。

T4SE 数据集

三、数据表征

该研究采用了多种蛋白质表征方法，包括氨基酸组成、独热编码（one-hot）、蛋白质二级结构与溶剂可及性（PSSSA）、位置特异性得分矩阵（position-specific scoring matrix，PSSM），以及蛋白质的组成、转变与分布特征（composition，transition and distribution，CTD）等。以下主要介绍one-hot、PSSSA和PSSM三种编码方式。

（一）one-hot编码

one-hot编码基于氨基酸序列表征蛋白质，该编码方法已被广泛应用于预测蛋白质乙酰化位点和注释RNA结合蛋白。如图6-39所示，每个氨基酸由一个对应的20维向量表示，长度为L的蛋白质序列被编码为$L \times 20$的矩阵。矩阵中的每一行由19个"0"和一个"1"组成，"1"的位置表示蛋白质中该位置的氨基酸种类。除了20种常见氨基酸外，其余氨基酸由一个20维的零向量表示。对于长度大于1,000的序列，仅选择其羧基末端的前1,000个氨基酸残基；而对于序列长度小于1,000的蛋白质，则使用零向量来补全。因此，每个蛋白质会被表征成$1,000 \times 20$的矩阵。

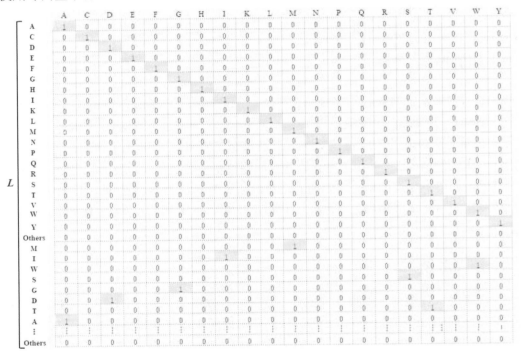

图6-39　T4SE的one-hot编码方式

（二）PSS和PSA编码

如图6-40所示，氨基酸序列首先由其二级结构（"H""E"和"C"分别表示螺旋、折叠和其他）和溶剂可及性（"b"和"e"分别表示包埋和暴露）来表示，即PSS和PSA编码方式需要分别将给定的氨基酸序列转换为两个新序列。"C""H"和"E"分别由三维向量（0，0，1）、（0，1，0）和（1，0，0）编码，而"e"和"b"分别由二维向量（0，1）和（1，0）编码。通过组合二级结构和溶剂可及性，PSS和PSA编码为所有蛋白质序列生成了$1,000 \times 5$的二进制矩阵。同样地，该研究仅对序列长度不超过1,000个氨基酸的蛋白质进行分析。对于序列长度大于1,000的蛋白质,则选择其羧基末端前1,000个氨基酸残基;对于序列长度小于1,000的蛋白质,则使用五维的零向量来填充空缺的氨基酸位置。因此,每个蛋白质会被表征成1,000×5的矩阵。

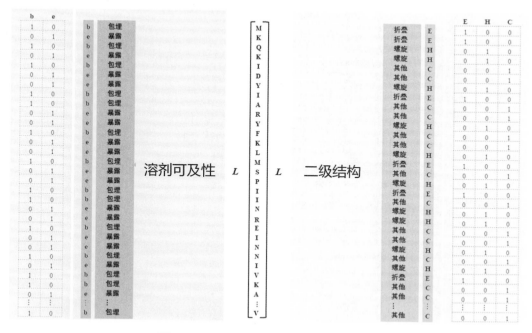

图6-40 T4SE的PSS和PSA编码方式

(三)PSSM编码

PSSM编码是一种提供蛋白质进化信息的全局序列编码策略。如图6-41所示,矩阵(i, j)位置的数值表示序列中第i个氨基酸残基突变为氨基酸种类j的概率的对数值。对于序列长度大于1,000的氨基酸,同样使用其选择羧基末端前1,000个氨基酸残基;而对于序列长度小于1,000的氨基酸,则使用零向量来填充空缺的氨基酸位置。因此,每个蛋白质会被表征成1,000×20的矩阵。

		A	R	N	D	...	W	Y	V
	M	-1	-1	-2	-3		-2	-1	1
	K	-1	2	0	-1		-3	-2	-2
	Q	-1	1	0	0		-2	-2	-2
	K	-1	2	0	-1		-3	-2	-2
	I	-1	-3	-3	-3		-3	-1	3
	D	-2	-2	1	6		-4	-3	-3
	Y	-2	-2	-2	-3		2	7	-1
	I	-1	-3	-3	-3		-3	-1	3
	A	4	-2	-2	-2		-3	-2	0
	R	-2	6	0	-2		-3	-2	-3
	Y	-2	-2	-2	-3		2	7	-1
	F	-2	-3	-3	-4		0	2	0
	K	-1	2	0	-1		-3	-2	-2
	L	-2	-2	-4	-4		-2	-1	1
L	M	-1	1	-1	-2		-2	-1	0
	S	1	-1	1	0	...	-3	-2	-2
	P	-1	-2	-2	-2		-4	-3	-3
	I	-1	-3	-3	-3		-3	-1	3
	I	-1	1	-1	-2		-3	-2	1
	N	0	-1	4	1		-4	-2	-2
	R	-1	4	0	-1		-3	-2	-3
	E	-1	0	0	2		-3	-2	-3
	I	-1	0	0	2		-3	-1	3
	N	-1	-3	-3	-3		-3	-1	3
	N	-1	1	4	3		-4	-2	-3
	V	-2	-1	4	5		-4	-3	-1
	K	-2	-3	-4	-4		-2	-1	2
	A	0	-3	-3	-3		-3	-1	4
	⋮	-1	2	-1	-1		-3	-2	-1
	V	0	0	0	-1		-3	-2	-2

图6-41　T4SE 的 PSSM 编码方式

四、模型构建

该研究中构建的卷积神经网络由一个卷积层、一个池化层、两个全连接层和一个Softmax层组成，如图6-42所示。

以 PSS 和 PSA 蛋白质编码方式为例，首先，将编码好的蛋白质矩阵输入卷积层。为了充分提取蛋白质特征，用8种不同长度的一维卷积核（每种长度的卷积核都有120个，即120个通道）扫描蛋白质编码矩阵，图中不同的扫描框代表了不同长度的卷积核。然后，在池化层中，使用了全局最大池化，选取特征向量中的最大神经元值作为池化层的输出。然后将池化得到的结果进行拼接，经过全连接层进一步提取特征。最后，将全连接层的输出向量作为Softmax层的输入，计算出蛋白质为T4SE的概率。

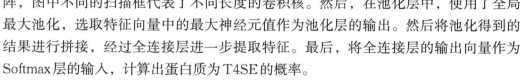

T4SE 的 CNN
分类模型代码

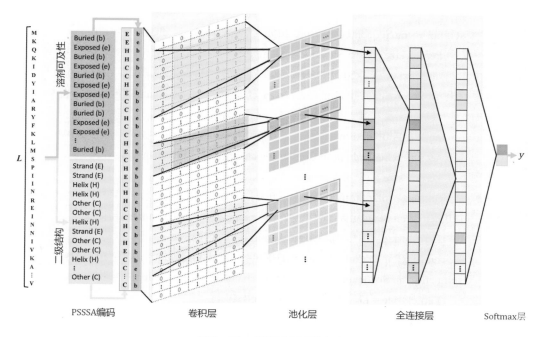

PSSSA编码　　　　　卷积层　　　　　池化层　　　　　全连接层　　　　Softmax层

图6-42　卷积神经网络框架

以下基于Pytorch框架构建该卷积神经网络的示例代码如下：

```
# 导入pytorch包
import torch
import torch.nn as nn

# 构建CNN模型框架
class CNN(nn.Module):
    def __init__(self):
        super().__init__()

        # 由于含有8个大小不同的卷积核，为了方便展示，因此建立了8个包含卷积层、
        激活函数和池化层的net，调用self.net函数即可完成卷积、激活、池化操作
        self.net1 = nn.Sequential(nn.Conv2d(in_channels = 1,out_channels = 120,
            kernel_size = (1*5,5), stride = 1), nn.ReLU(),
            nn.MaxPool2d(kernel_size = ((1000−1*5)+1,1), stride = 1000−1*5+1))
        self.net2 = nn.Sequential(nn.Conv2d(in_channels = 1,out_channels = 120,
            kernel_size = (2*5,5), stride = 1), nn.ReLU(),
            nn.MaxPool2d(kernel_size = ((1000−2*5)+1,1), stride = 1000−2*5+1))
```

```
        self.net3 = nn.Sequential(nn.Conv2d(in_channels = 1,out_channels = 120,
            kernel_size = (3*5,5), stride = 1), nn.ReLU(),
            nn.MaxPool2d(kernel_size = ((1000−3*5)+1,1), stride = 1000−3*5+1))
        self.net4 = nn.Sequential(nn.Conv2d(in_channels = 1,out_channels = 120,
            kernel_size = (4*5,5), stride = 1), nn.ReLU(),
            nn.MaxPool2d(kernel_size = ((1000−4*5)+1,1), stride = 1000−4*5+1))
        self.net5 = nn.Sequential(nn.Conv2d(in_channels = 1,out_channels = 120,
            kernel_size = (5*5,5), stride = 1), nn.ReLU(),
            nn.MaxPool2d(kernel_size = ((1000−5*5)+1,1), stride = 1000−5*5+1))
        self.net6 = nn.Sequential(nn.Conv2d(in_channels = 1,out_channels = 120,
            kernel_size = (6*5,5), stride = 1), nn.ReLU(),
            nn.MaxPool2d(kernel_size = ((1000−6*5)+1,1), stride = 1000−6*5+1))
        self.net7 = nn.Sequential(nn.Conv2d(in_channels = 1,out_channels = 120,
            kernel_size = (7*5,5), stride = 1), nn.ReLU(),
            nn.MaxPool2d(kernel_size = ((1000−7*5)+1,1), stride = 1000−7*5+1))
        self.net8 = nn.Sequential(nn.Conv2d(in_channels = 1,out_channels = 120,
            kernel_size = (8*5,5),stride = 1), nn.ReLU(),
            nn.MaxPool2d(kernel_size = ((1000−8*5)+1,1), stride = 1000−8*5+1))

        # self.fc 则是将所有的全连接层连接在一起，并在层与层之间添加了 Dropout
        self.fc = nn.Sequential(nn.Flatten(),
            nn.Linear(960,480),nn.Dropout(p = 0.5),
            nn.Linear(480,120),nn.Dropout(p = 0.5),
            nn.Linear(120,60),nn.Dropout(p = 0.5),
            nn.Linear(60, 2),nn.Softmax(dim = 1))

    # 定义前向传播过程
    def forward(self,x):
        # 对输入的 x 通过 net 函数分别进行 8 次卷积与池化操作，数据的维度由(Batch, 1,
        1000, 5)变为(Batch, 120, 1, 1)，通过 torch.cat 函数拼接在一起后变为(Batch, 960, 1,
        1)，再在全连接层 self.fc 函数下将维度变为(Batch, 2)
        y1 = self.net1(x)
        y2 = self.net2(x)
        y3 = self.net3(x)
        y4 = self.net4(x)
        y5 = self.net5(x)
```

```
            y6 = self.net6(x)
            y7 = self.net7(x)
            y8 = self.net8(x)
            y = torch.cat((y1,y2,y3,y4,y5,y6,y7,y8), 1)
            output = self.fc(y)
            return output
```

以下是精简版的CNN示例代码：

```
class CNN(nn.Module):
    def __init__(self, n_class = 2):
        super().__init__()
        self.conv = [nn.Conv2d(in_channels = 1, out_channels = 120,
                    kernel_size = (5*(i+1),5),stride = 1) for i in range(8)]
        self.net = [nn.Sequential(self.conv[i], nn.ReLU(),
                    nn.MaxPool2d(kernel_size = (1000−5*(i+1)+1,1),stride = 1000−5*(i+1)+
                    1)) for i in range(8)]
        self.fc = nn.Sequential(nn.Flatten(),
                    nn.Linear(960,480),nn.Dropout(p = 0.5),
                    nn.Linear(480,120),nn.Dropout(p = 0.5),
                    nn.Linear(120,60),nn.Dropout(p = 0.5),
                    nn.Linear(60, 2),nn.Softmax(dim = 1))
    def forward(self,x):
        for i in range(8):
            y = torch.cat((y,self.net[i](x)), 1) if i else self.net[i](x)
        output = self.fc(y)
        return output
```

五、模型评价

该研究采用了五折交叉验证法来评估模型的分类性能，并使用了准确性（accuracy，Acc）、精密度（precision，PR）、敏感性（sensitivity，SE）、特异性（specificity，SP）和马修斯相关系数（Matthews correlation coefficient，MCC）作为度量标准。

Acc表示所有研究序列中正确预测的T4SE和非T4SE的百分比，MCC反映了特定注释模型的稳定性，并描述了预测结果与实际蛋白质类别之间的相关性。Acc是目前应用最广泛的蛋白质功能标注性能评价指标之一，而MCC因其充分考虑了多个指标而被认为是最全面的指标之一。如表6-1所示，以CNN-PSSSA为例，其五折交叉验证结果的SE、SP、PR、Acc和MCC平均值分别为71.50%、93.50%、81.40%、87.80%和0.68。所有模型的五折交叉均值MCC在0.53～0.99，表明CNN模型对T4SE的注释有良好的性能。

表6-1　3种CNN模型的五折交叉验证结果

模型	Fold	SE	SP	PR	Acc	MCC
CNN-one-hot	1	68.90%	97.10%	89.90%	89.40%	0.72
	2	88.90%	79.60%	62.00%	82.10%	0.62
	3	80.00%	81.90%	83.90%	85.60%	0.53
	4	43.30%	97.60%	83.90%	85.60%	0.53
	5	80.00%	96.30%	62.30%	84.90%	0.61
	均值	72.20%	88.50%	72.70%	84.70%	0.62
CNN-PSSSA	1	84.60%	87.40%	70.20%	86.70%	0.68
	2	66.70%	96.40%	86.70%	88.70%	0.69
	3	61.50%	98.60%	94.10%	89.00%	0.70
	4	74.40%	95.90%	86.60%	90.30%	0.74
	5	70.50%	89.20%	69.60%	84.30%	0.6
	均值	71.50%	93.50%	81.40%	87.80%	0.68
CNN-PSSM	1	82.20%	89.60%	74.70%	87.60%	0.70
	2	100.00%	99.60%	98.90%	99.70%	0.99
	3	80.00%	99.60%	98.60%	94.20%	0.85
	4	85.00%	100.00%	100.00%	96.70%	0.90
	5	96.70%	98.90%	96.70%	98.30%	0.96
	均值	88.80%	97.50%	93.80%	95.30%	0.88

为了进一步评估模型的注释能力，还用该模型扫描了嗜肺军团菌基因组编码的2,950个蛋白质，以富集因子（enrichment factor，EF）评估模型的注释性能，若EF越大，则模型注释能力越好。表6-2提供了三种模型从该基因组中识别T4SE的结果。其中，CNN-PSSSA和CNN-one-hot正确注释了5个真实的T4SE，而CNN-PSSM是唯一能够发现全部真实T4SE的模型。

表6-2　三种CNN模型基因组编码蛋白质扫描结果

模型	预测的T4SE数量	识别的真实T4SE数量	真实存在的T4SE数量	总蛋白质的数量	EF
CNN-PSSSA	366	5	6	2950	6.72
CNN-one-hot	382	5	6	2950	6.44
CNN-PSSM	431	6	6	2950	6.84

综上所述，该应用采用了三种编码方式（one-hot、PSSSA 和 PSSM）对蛋白质序列进行编码，并构建了基于卷积神经网络的深度学习模型对细菌 IV 型分泌系统效应蛋白进行注释。结果发现，三种卷积神经网络模型都对细菌 IV 型分泌系统效应蛋白有良好的识别能力。

在医药领域的其他任务中，如药物-靶标相互作用预测和虚拟筛选，通过结合深度学习方法，研究人员能够在有限的时间内寻找出一批潜在靶点或候选药物。与传统的实验相比，基于深度学习的方法能极大地提升药物研发的效率。

结 语

深度学习在医药领域的成功应用极大地推动了医药领域的发展进程。本章主要介绍了深度学习的基础理论及几种经典的神经网络模型，包括深度神经网络、卷积神经网络和循环神经网络，并通过卷积神经网络的应用实例为读者介绍了深度学习在医药领域应用的整体流程。随着深度学习的快速发展，研究人员对于模型的要求逐渐提高，不仅关注模型的预测性能，还要求模型具有较强的可解释性。因此，开发可解释的深度学习模型已经成为当前的一大研究热点。除了本章介绍的几种深度学习模型外，读者还可以自行学习一些前沿的深度学习模型，如图神经网络和 Transformer 模型等。

理论练习与上机实验

测试题 01：什么是深度学习，哪些模型能被称为深度学习模型？

测试题 02：有哪些激活函数，如何选择激活函数？

测试题 03：什么是前向传播与反向传播？

测试题 04：简述梯度下降算法的原理与步骤。

测试题 05：有哪些常见的循环神经网络模型，它们各有什么特点？

测试题 06：除文章介绍的应用之外，你还能列举出哪些深度学习模型在医药领域中有所应用？

参考文献

[1] Lai Y, Fan F, Wu Q, et al. LCANet: learnable connected attention network for human identification sing dental images[J]. IEEE Transactions on Medical Imaging, 2021, 40(3): 905-915.

[2] Wenzel M, Milletari F, Kruger J, et al. Automatic classification of dopamine transporter SPECT: deep convolutional neural networks can be trained to be robust with respect to variable image characteristics[J]. European Journal of Nuclear Medicine and Molecular Imaging, 2019, 46(13): 2800-2811.

[3] Lin H, Xie J, Fan T, et al. Rapid prediction of drug inhibition under heat stress: singlephoton imaging combined with a convolutional neural network[J]. Nanoscale, 2020, 12(45): 23134-23139.

[4] Peng J, Xue H, Wei Z, et al. Integrating multi-network topology for gene function prediction using deep neural networks[J]. Briefings in Bioinformatics, 2021, 22(2): 2096-2105.

[5] Lv H, Dao F Y, Guan Z X, et al. Deep-Kcr: accurate detection of lysine crotonylation sites using deep learning method[J]. Briefings in Bioinformatics, 2021, 22(4): bbaa255.

[6] Carpenter K, Pilozzi A, Huang X. A pilot study of multi-input recurrent neural networks for drug-kinase binding prediction[J]. Molecules, 2020, 25(15): 3372.

[7] Zou J, Balter J M, Cao Y. Estimation of pharmacokinetic parameters from DCE-MRI by extracting long and short time-dependent features using an LSTM network[J]. Medical Physics, 2020, 47(8): 3447-3457.

[8] Grisoni F, Moret M, Lingwood R, et al. Bidirectional molecule generation with recurrent neural networks[J]. Journal of Chemical Information and Modeling, 2020, 60(3): 1175-1183.

[9] Gupta A, Muller A T, Huisman B J H, et al. Generative recurrent networks for de novo drug design[J]. Molecular Informatics, 2018, 37(1-2): 1700111.

[10] Choi E, Schuetz A, Stewart W F, et al. Using recurrent neural network models for early detection of heart failure onset[J]. Journal of the American Medical Informatics Association, 2017, 24(2): 361-370.

[11] Lih O S, Jahmunah V, San T R, et al. Comprehensive electrocardiographic diagnosis based on deep learning[J]. Artificial Intelligence in Medicine, 2020(103): 101789.

[12] Hong J, Luo Y, Mou M, et al. Convolutional neural network-based annotation of bacterial type IV secretion system effectors with enhanced accuracy and reduced false discovery [J]. Briefings in Bioinformatics, 2020, 21(5): 1825-1836.

[13] Wang J, Yang B, An Y, et al. Systematic analysis and prediction of type IV secreted effector proteins by machine learning approaches[J]. Briefings in Bioinformatics, 2019, 20(3): 931-951.

第七章

深度学习在医药领域的应用

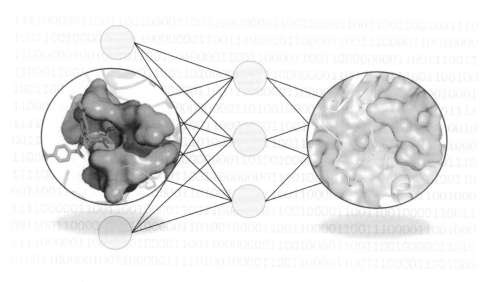

生物大分子的结构研究和生物系统内的复杂网络关系挖掘，对于系统了解生物体的生理、病理过程至关重要。在药物研发领域，用计算方法研究生物大分子的三维结构及生物大分子之间的相互作用，对于药物靶标发现和药物设计具有重大意义。本章将重点介绍深度学习方法在生物大分子结构预测、药物-靶点相互作用、蛋白质-蛋白质相互作用、RNA-RNA相互作用等研究方向上的应用现状，并对典型的应用案例进行分析。

第一节 | 生物大分子结构预测

一、蛋白质结构预测

蛋白质是生命功能的执行者，它是由氨基酸组成。天然氨基酸一共有20种，每一种都有独特的侧链[1]。每一种蛋白质都有各自独特的三维结构，其结构决定了其生物学功能。了解蛋白质的三维结构对于理解蛋白质相关的生物学反应是至关重要的。蛋白质结构的应用领域十分广泛，如图7-1所示。

蛋白质结构预测

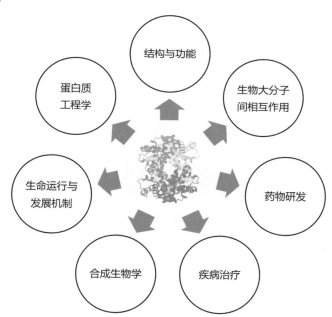

图7-1　蛋白质结构的主要应用领域

获得蛋白质的精确结构是理解其生物学功能的重要步骤。虽然蛋白质结构测定技术在不断改进，但由于实验成本高昂、实验难度高等，绝大多数已知序列的蛋白质结构仍然无法获取。因此，用计算的方法预测蛋白质结构是结构生物学领域的重要方向之一。

蛋白质结构预测一般有两种方法：①基于模板建模，使用已知结构的相关蛋白质来模拟构建选定蛋白质的结构；②无模板建模，不依赖于已知结构的同源蛋白质。

这两种方法的原理截然不同，如图7-2所示，基于模板建模侧重于与已知结构的相关蛋白质进行比对，而无模板建模则依赖于大规模构象采样和基于物理的能量函数的应用。以下将介绍基于模板建模和无模板建模方法，以及深度学习在蛋白质结构预测中的应用。

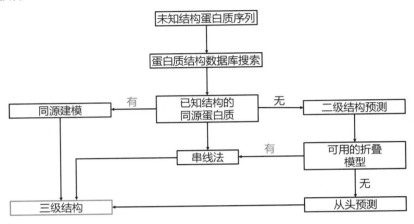

图7-2　蛋白质结构预测方法

（一）基于模板的建模方法

基于模板的建模方法主要步骤为：①选择合适的蛋白质结构模板；②将目标蛋白质的序列与模板序列对齐；③针对目标蛋白和模板比对中出现的氨基酸突变、插入和缺失构建分子模型。通过使用BLAST等单序列搜索方法扫描PDB数据库中的蛋白质序列，可以检测到密切相关的蛋白质模板。为了检测更多的远亲模板，可以利用多序列比对建立的目标序列图谱，通过图谱比较来扫描已知结构蛋白质的序列图谱数据库。模板选择方法返回目标蛋白质-模板对齐结果，该结果通常在模型构建之后以迭代的方式进行调整。模板对齐后，可以利用现有工具在突变位置进行侧链优化，并根据插入和缺失氨基酸重建主链，快速构建目标序列的分子模型。对于那些在已知蛋白质结构库中只能找到低相似度模板蛋白质的目标蛋白质，可能需要依赖于多个模板并进行主链构象采样等更为复杂的方法。利用已知的蛋白质晶体结构，基于模板的建模方法可以提供大约2/3的已知蛋白质家族的结构信息[2]。

SWISS-MODEL（https://swiss model.expasy.org/）是第一个完全自动化的蛋白质同源性建模服务器（见图7-3）[3, 4]。SWISS-MODEL基于分子动力学、分子热力学等理论知识，根据能量最低、同一位置不能同时存在两个原子等基本原则，预测蛋白质的三维结构。

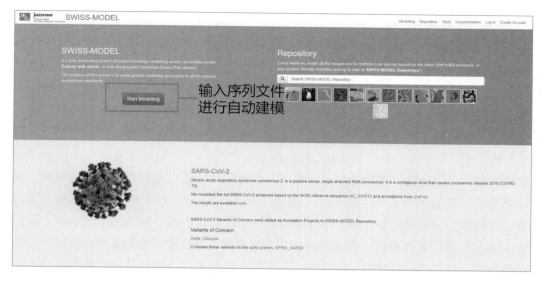

图7-3　SWISS-MODEL

SWISS-MODEL的蛋白质建模过程包括以下几个主要步骤。

（1）输入数据：目标蛋白质以氨基酸序列形式提供，可以是FASTA、Clustal、纯文本格式等。如果目标蛋白质是异构体，即由不同的多肽链组成，则必须为每个亚基指定氨基酸序列。

（2）模板搜索：将提供的数据用于查询，在SWISS-MODEL模板库SMTL中搜索进化相关的蛋白质结构。SWISS-MODEL使用两种数据库搜索方法执行此任务，分别为BLAST和HHblits，前者对于密切相关的模板进行快速搜索且准确性较高，后者对于同源关系较远的蛋白质有较高的灵敏度。

（3）模板选择：模板搜索完成后，根据结果模型的期望质量对模板进行排序，可以使用全局模型质量评估（global model quality estimate，GMQE）和四级结构质量评估（quaternary structure quality estimate，QSQE）方法进行估计。使用排名比较靠前的模板进行比对，以验证它们是否能够覆盖目标蛋白质的不同区域。在这种情况下，会自动选择多个模板，并相应地构建不同的模型。

（4）蛋白质结构建模：对于每个选定的模板，首先确定目标蛋白质中与模板对齐的保守氨基酸原子坐标，自动生成三维蛋白质模型。通过模型生成序列中插入、缺失对应的残基坐标，构建非保守的氨基酸侧链得到全原子蛋白质模型。SWISS-MODEL依赖于OpenStructure计算结构生物学框架和ProMod3建模引擎来执行这一步。

（5）模型质量评估：为了量化建模误差并评估模型精度，SWISS-MODEL使用了定量模型能量评估（quantitative model energy analysis，QMEAN）评分函数。QMEAN使用平均力势生成全局和每个残差的质量评分。

（二）无模板的建模方法

无模板的建模方法可以应用于无已知结构的同源蛋白质的目标蛋白质建模。由于缺乏结构模板，这些方法需要通过构象采样策略生成候选结构模型，并对这些构象进行排序。无模板建模方法首先预测局部结构特征及非局部特征，前者包括二级结构和主链扭转角度等，后者包括残基间的距离等。基于预测得到的局部特征构建目标蛋白结构的三维模型，然后对这些模型进行细化、排序和比较，并选择最优的预测结果。

Rosetta（https://www.rosettacommons.org/）是一个常用的无模板结构模拟综合软件。作为一个灵活、多用途的应用程序，它能够用于蛋白质和核酸的结构预测、设计和重塑。自1998年以来，Rosetta网络服务器已经运行了数十亿次结构预测和蛋白质设计模拟[5]。Rosetta提供了多种有效的采样算法探索主链、侧链和序列空间。使用Rosetta进行蛋白质建模时，首先将目标蛋白质序列切割成多个互相重叠的片段，分别预测出每个片段的二级结构，然后使用基于贝叶斯概率理论的能量函数和片段插入法组装这些局部结构，生成多种三维结构模型，选择能量最小的模型作为预测结构。

（三）基于深度学习的蛋白结构预测工具

1. AlphaFold2

AlphaFold2是DeepMind公司开发的先进人工智能系统，能够以前所未有的准确度和速度预测蛋白质的三维结构。它主要通过预测蛋白质中氨基酸残基对之间的距离分布及其化学键角度来生成蛋白质的三维结构，实现端到端的蛋白质结构预测[6]。

AlphaFold2目前已经预测了超过35万个蛋白质结构（涉及40多个物种），覆盖98.5%的人体已知蛋白。基于AlphaFold2预测的蛋白质结构数据，DeepMind与EMBL-EBI合作开发了开源数据库AlphaFold DB（https://www.alphafold.ebi.ac.uk/）（见图7-4）。截至2023年1月，AlphaFold DB已经收录了超过2亿个蛋白质的预测结构数据。相对于传统的蛋白结构解析方法，AlphaFold2计算耗时少，预测一个结构只需要几分钟到几十分钟不等，而预测一个常见的蛋白质结构只需几秒，并且其预测精度远远高于其他结构预测模型。

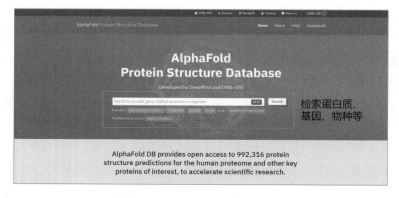

图7-4　AlphaFold DB数据库

AlphaFold2介绍

AlphaFold2是一个结合蛋白质结构的进化、物理和几何约束信息的新型神经网络架构，极大地提高了结构预测的准确性。AlphaFold2使用了一种新的架构来联合嵌入多序列比对（multiple sequence alignment，MSA）和成对氨基酸残基特征，构建了一种全新的多头注意力架构，并基于全新的模型输出结果（氨基酸残基对之间的距离和扭角）来构造损失函数，使MSA和残基对矩阵交换信息，从而从氨基酸序列中学习三维结构的空间信息。

AlphaFold2的一大特点是，实现了端到端的蛋白质结构预测，只需输入需要预测的蛋白质氨基酸序列，即可直接预测出该蛋白的三维结构。该模型的理论依据是，蛋白质高级空间结构由其氨基酸序列所决定的理论假说。将氨基酸序列输入模型之后，AlphaFold2会自动使用目前已有的一些序列搜索比对方法进行特征构造，一共在5个数据库中进行同源模板搜索，得到MSA信息和依据模板构建的氨基酸残基对信息。

AlphaFold2框架使用氨基酸序列和同源物的比对序列信息，直接预测给定蛋白质的所有主链原子的三维坐标。该框架主要包括两个模块，分别为Evoformer模块和结构模块。首先，输入信息通过Evoformer模块产生两个矩阵，一个是表示其进化信息的矩阵（包含MSA信息），另一个是表示氨基酸残基对之间关系的邻接矩阵。Evoformer模块是Transformer算法的一种变体，其使用两次自注意力机制替换第一代AlphaFold模型中的卷积神经网络，这也是AlphaFold2预测性能得到显著提升的一个重要原因。为了解决神经网络层数过多产生梯度消失的问题，AlphaFold2中的48个Evoformer模块分别进行单独训练，且训练单一Evoformer模块时会将其他模块的参数进行冻结。经过这些Evoformer模块之后，蛋白质的结构信息即被提取出来。Evoformer模块的关键创新之处在于，将MSA信息矩阵和氨基酸残基对矩阵进行信息交互，使模型能够同时学习结构信息和进化信息。

Evoformer模块之后是结构模块，该模块将从Evoformer得到的残基对之间的距离和扭转角度信息转化为明确的蛋白质三维结构。将Evoformer模块和结构模块的输出结果重新用于特征构造，生成新的MSA信息和氨基酸残基对信息，再次经过Evoformer模块和结构模块，如此重复三遍，强化迭代细化的过程，有助于提高模型的准确性。AlphaFold2对许多蛋白质的结构预测具有惊人的准确性，将近2/3的预测结果与实验所得的结构数据相当，其将成为现代生物学的重要工具。

2. trRosetta

trRosetta服务器（https://yanglab.nankai.edu.cn/trRosetta/）也使用了深度学习模型来预测蛋白质的三维结构，能够对感兴趣的目标蛋白质结构进行从头建模[7-9]。为了提高具有已知结构的同源蛋白质的目标蛋白质建模性能，trRosetta服务器自动包含基于同源模板建模的功能。因为trRosetta同时结合了从头建模和基于模板建模两种方法，所以可以应用于预测许多目标蛋白质的三维结构。trRosetta服务器界面如图7-5所示。使用trRosetta时，首先输入目标蛋白质序列，在蛋白质结构数据库中进行多序列比对，当发现同源模板时，将生成的多序列比对结果输入深度神经网络；然后预测残基间的距离和方向分布，生成几何约束条件，用于指导后续的结构建模；最后基于能量约束条件生成预测的结构模型，并给出相应的评分。

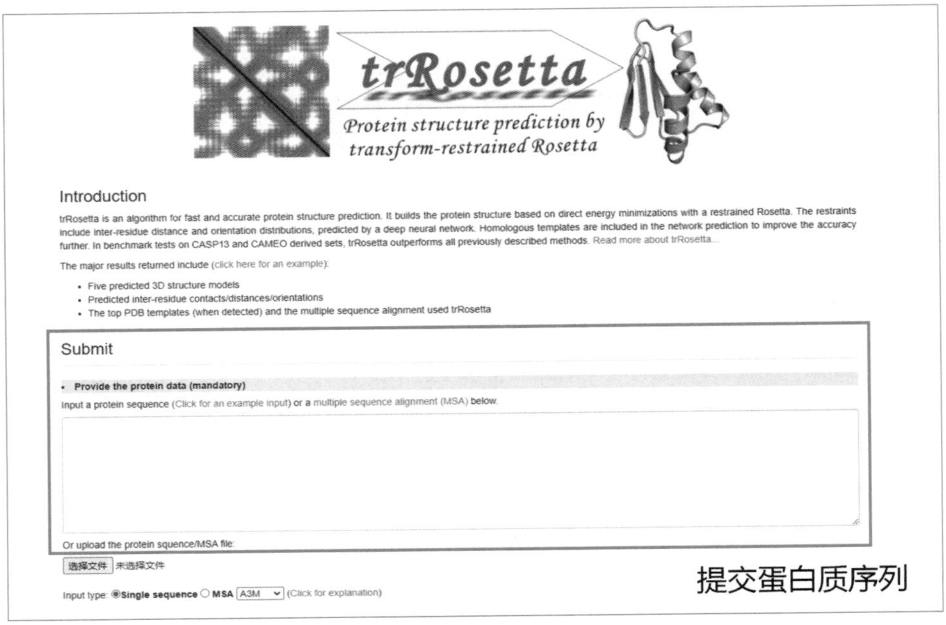

图7-5 trRosetta服务器

二、RNA结构预测

核糖核酸（ribonucleic acid，RNA）是一类无支链的聚合大分子，具有多种重要的生物学功能，如携带遗传信息、指导蛋白质合成、调节基因表达等。人类基因组中大部分为非编码区，能够转录出非编码RNA（ncRNA）。这些ncRNA在人类正常生理和疾病发生发展过程中发挥着重要的作用，如癌症、糖尿病和动脉粥样硬化等疾病，均与ncRNA的调控过程有关[10]。RNA单链可以折叠形成隆起、假结、发夹等多种复杂结构。RNA结构对于其调控功能具有重要的作用。然而，RNA的结构测定比较困难，目前大多数RNA的结构仍然未知。用深度学习方法预测RNA的结构是当前的一个重要研究方向，对于理解RNA功能机制、设计合成RNA和发现RNA靶向药物具有重要意义。

（一）RNA二级结构预测工具

1. Mfold

Mfold服务器（http://www.mfold.org/）可以根据输入的RNA序列，利用自由能最小化原理及动态规划算法进行RNA的二级结构预测。Mfold服务器使用最近邻能量原理，可将一个RNA分子分解为确定的loop环。对于不同类型的loop环，根据公式得出自由能的增量函数，可以此预测RNA的二级结构。

2. RNAfold

RNAfold服务器（http://rna.tbi.univie.ac.at/cgi-bin/RNAWebSuite/RNAfold.cgi）可以预测单链RNA序列的二级结构。使用时，只需要上传FASTA格式的RNA序列即可。使用默认参数可得到两种预测的二级结构，即最佳二级结构（optimal secondary structure）和质心二级结构（centroid secondary structure），并得到相应的可视化图形，其中最佳二级结构的自由能最小。

（二）RNA三维结构预测工具

RNA三维结构对RNA功能至关重要，例如，RNA核糖开关（RNA riboswitch）是信使RNA分子的一个调节段，其可以通过构象改变来调控转录或翻译。与RNA一级结构和二级结构测定相比，实验测定RNA的三维结构要昂贵和费力得多[11]。研究人员开发了一些计算方法来预测RNA的三维结构。

1. 3dRNA

3dRNA是一种自动、快速、高精度的RNA三维结构预测方法。其能够基于RNA的序列和二级结构预测RNA的三维空间结构。3dRNA的工作原理如下：①对于目标RNA，3dRNA用树状结构表示其二级结构，其中每个节点对应一个最小二级元件。②3dRNA通过将最小二级元件的序列和二级结构类型与模板库进行匹配，为每个最小二级元件找到一个三维模板。③3DRNA遍历树，将每个节点的三维模板与其父节点的三维模板组装起来，得到一个完整的三维结构。如果没有合适的模板，则使用距离几何学方法来从头构建其三维模板。④优化给定的结构，对结构进行排序，供用户选择合适的结构。

2. VfoldLA

VfoldLA网络服务器使用基于循环模板的算法，同样根据RNA序列和二级结构预测三维结构，其界面如图7-6所示。服务器可以对单个RNA的结构及RNA-RNA复合物进行建模，其通过组装二级结构来生成RNA的三维结构[12]。

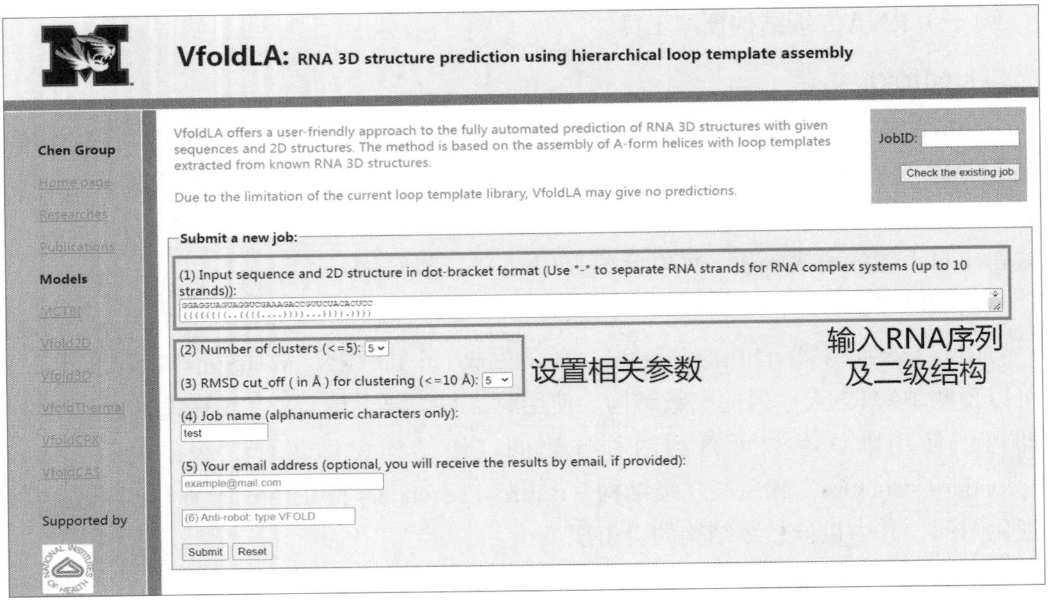

图7-6 VfoldLA服务器

3. ARES

原子旋转等变评分器（atomic rotationally equivariant scorer，ARES）是一个能够预测RNA三维结构的深度神经网络模型。它只使用RNA的原子坐标作为输入，不需要特定的RNA信息就可以较准确地预测RNA三维结构。ARES只使用了18个已知的RNA结构进行训练，就能够从少量数据中进行有效的学习。ARES由许多层组成，其网络初始层能够识别结构基序，收集局部的信息，其余层则汇总所有原子的信息，这使得ARES能够预测RNA的全局属性，同时捕获局部结构基序和原子间的相互作用信息[13]。

第二节 · 药物–靶点相互作用预测

药物进入体内后通常与靶点相互作用，靶点主要包括蛋白质类靶点（如酶、受体和离子通道等）和核酸类靶点，其中绝大多数药物靶点是蛋白质。研究药物与靶点的相互作用在药物研发中起着至关重要的作用。

药物–靶点相互作用（drug-target interaction，DTI）对于靶向药物的发现与药物作用机制研究至关重要。例如，药物重定位是指将现有药物用于新的适应证，即其本质是通过药物–靶点相互作用研究发现现有药物的新靶标。因为现有药物的生物利用度、安全性等性质已经被广泛研究，将它们进行重新定位可以显著降低药物研发成本，加快药物研发进程，药物重新定位成为药物研发的常用手段。格列卫（甲磺酸伊马替尼）的药物重新定位就是一个典型的案例，它起初被认为只与白血病相关的 BCR-ABL 酪氨酸激酶相互作用，后来发现格列卫也可与另外两种激酶（PDGF 受体和 KIT 受体）相互作用，因此，其被重定位用于胃肠道间质瘤的治疗。一种药物分子可能与多个靶点相互作用，具有多种药理学作用，发现这些潜在的 DTI 能够有效推动药物的研发进程。随着分子生物学技术的发展，越来越多的蛋白质被发现，但并不是所有蛋白质都是与疾病相关的有效靶点，已知的蛋白类药物靶点只是其中的冰山一角。此外，大量小分子化合物的生物活性数据缺失，例如，PubChem 数据库目前收录了超过一亿个化合物，其中大多数分子与蛋白质相互作用特性仍然未知。检测这些化合物与疾病相关靶蛋白的相互作用，可以扩大药物分子涵盖的化学空间，有助于新药物研发。传统的实验方法检测 DTI，烦琐且耗时，若用计算方法预测 DTI，则具有高通量、快速等优势，可以有效筛选出有潜力的 DTI 用于实验验证，大幅度减少实验成本。预测 DTI 的计算方法主要有分子对接方法和机器学习方法两大类。

一、分子对接方法

自 20 世纪 70 年代中期首次出现以来，分子对接（molecular docking）已被证明是一种药物研发与设计的重要方法，它有助于理解化合物与靶标之间的相互作用[14]。分子对接技术通过将配体分子放置在受体蛋白质的活性结构域内，根据几何互补和能量互补的原则，评估配体与受体结合模式。分子对接的主要研究内容包括两方面：①利用分子对接方法确定配体-受体有效结合所需的结构因素；②开发更精确、更高效的对接方法。

分子对接方法已经被广泛应用于基于蛋白质靶标结构的药物研发与设计，多种分子对接软件相继被开发，如 Autodock、AutoDOCK Vina、Glide 等。分子对接需要同时考虑药物分子和靶点的三维结构，能够确定两者潜在的结合位点，为药物分子结构优化提供依据，分子对接的具体介绍可参考本书第三章内容。分子对接过程往往比较耗时，如果蛋白质的三维结构未知，则无法使用分子对接技术。机器学习方法可以有效解决以上问题，其不依赖于蛋白质的结构信息就可以对 DTI 进行有效预测。

二、机器学习方法

机器学习方法预测 DTI 主要包括基于相似性的方法、基于特征的方法、基于深度学习的方法和基于网络的方法等[15]。

（一）基于相似性的方法

基于相似性的方法的前提假设为，相似药物能够靶向相同靶点，相同药物能够靶向相似靶点[16]。基于相似性的方法，通过评分函数预测药物-靶点相互作用，评分越高，存在药物-靶点相互作用的可能性就越大。已经有许多基于相似性的DTI预测方法相继被提出，这些方法都有各自的特点。基于相似性的方法可以分别从药物和靶标两个方面计算得分。例如，有研究人员构建了二部图局部模型，利用药物相似性预测不同药物与给定靶点的相互作用，利用靶点相似性预测给定药物与不同靶点的相互作用，然后综合考虑两个预测结果推断药物与靶点是否存在相互作用。该方法在不同类型蛋白质类靶点（如酶、离子通道、G蛋白偶联受体和核受体）的DTI数据集上均得到了比较理想的预测结果[17]。有研究人员利用基于统计的化学信息学方法，预测小分子药物-靶点的相互作用；基于每个靶点的配体相似性评估靶点之间的相似性，以识别新的药物-靶点相互作用。最终，通过实验测试发现，其中有5个新发现的DTI具有高活性，活性数值小于100nM，提示这些药物可能可以用于新适应证[18]。还有研究人员协同使用药物相似性矩阵、靶点相似性矩阵及两者之间已知的相互作用数据，推断药物和靶点之间的关系[19]。

（二）基于特征的方法

基于特征的方法分别计算药物的特征向量和靶点的特征向量，并将两个向量进行整合，用来表示药物-靶点对，然后将整合得到的向量用于训练机器学习模型[20]。基于特征的DTI预测方法流程如图7-7所示。首先，选择特定的属性对药物分子和靶点分子进行编码，这一步可以使用一些软件包或工具来完成。当编码得到的向量维度过高时，可以采用降维的方法来降低特征维数，以提高计算效率。然后，通过简单拼接或使用张量积计算等方法将两个特征向量组合起来，作为药物-靶点对的特征向量。将已知的高活性相互作用的药物-靶点对作为阳性数据，低活性或者未知的药物-靶点对作为阴性数据，用于训练DTI预测模型。

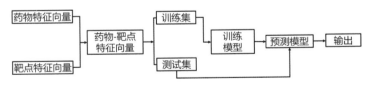

图7-7　基于特征的DTI预测方法流程示意

（三）基于深度学习的方法

深度学习因其强大的模式识别能力已经被广泛应用于DTI预测任务中。通常，基于深度学习的方法可以使用上述药物-靶点的特征向量作为输入，即根据药物-靶点的理化信息、拓扑信息等来表征药物-靶点，也可以用深度学习模型从药物分子的

SMILES 和靶点的氨基酸序列中自动提取特征。常用的深度学习模型包括深度神经网络、卷积神经网络、图神经网络等。

有许多研究基于卷积神经网络构建 DTI 预测模型，达到了较高的预测性能。CNN 模型包括多个按顺序连接的卷积层和池化层。这些层组合在一起作为特征提取器，可以有效提取小分子药物–靶点的隐藏特征，省去了复杂的特征工程。将特征提取器提取到的嵌入向量输入由全连接层组成的分类器中，即可预测输入的药物–靶点之间是否存在相互作用。

DeepDTA 模型是一个典型的基于 CNN 的回归预测模型，其结构如图 7-8 所示。它包含两个独立的 CNN 模块，分别用于在从药物分子的 SMILES 字符串和靶点的氨基酸序列中学习特征向量[21]。首先对 SMILES 和氨基酸序列进行编码，分别得到一个向量，然后分别使用 CNN 模块提取特征。每个 CNN 模块包含三个连续的卷积层，每一个卷积层中的卷积核数量不断增加，且第二层的卷积核数量是第一层的 2 倍，第三层的卷积核数量是第一层的 3 倍，以此来提取药物–靶点的抽象特征。卷积层提取特征之后将向量输入最大池化层，并将得到的特征向量进行拼接，输入后续全连接层。模型包含三个全连接层，前两个全连接层均包含 1,024 个神经元，每一层后面都使用了 Dropout 层，避免模型发生过拟合现象，第三层由 512 个神经元组成，最后输出层得到药物–靶点的活性预测值。

DeepDTA 模型源代码

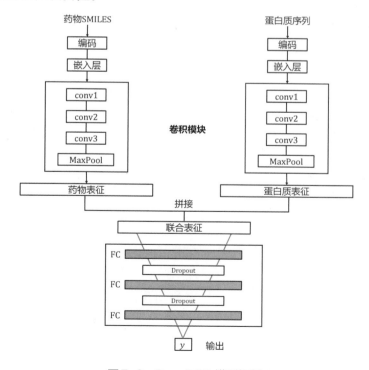

图7-8　DeepDTA 模型框架

（四）基于网络的方法

基于网络的方法通过构建DTI网络，根据网络中的节点关系提取药物-靶点的特征向量，这类方法大多使用基于图（graph）的技术来执行DTI预测任务，如图神经网络（graph neural network，GNN）[22]。基于网络的方法中，可以将药物-靶点相互作用网络、靶点-靶点相似性网络、药物-药物相似性网络集成到一个异质网络，并假设相似的药物或者相似的靶点具有相似的性质，用来完成DTI预测任务。

在实际预测建模过程中，通常组合使用基于相似性、基于特征、基于深度学习和基于网络等方法来预测DTI。例如，将基于相似性和基于特征的方法进行结合，可以使药物分子和靶点的表征更加全面、准确；将基于特征和基于深度学习的方法进行整合，可以同时使用药物的理化性质和潜在特征表征药物。组合使用这些方法通常能够提升DTI模型的预测性能。

第三节 · 蛋白质-蛋白质相互作用预测

蛋白质-蛋白质相互作用（protein-protein interaction，PPI）包括狭义和广义两类。狭义PPI是指蛋白质通过非共价键的方式形成蛋白质复合体的过程，而广义PPI还包括蛋白质之间的相互调控关系。蛋白质是生命活动的主要承担者，绝大部分蛋白质是通过与其他蛋白质发生相互作用来完成相应的调控过程，从而执行多样的生物学功能[23, 24]。目前，PPI是研究热点之一，深入了解蛋白质-蛋白质相互作用，不仅有助于全面理解细胞的生理过程，而且对于疾病机制的探索、新药物研发等方面都具有重要意义[25]。

蛋白质-蛋白质相互作用数据可通过酵母双杂交[26]、双分子荧光互补[27]、荧光共振能量转移[28]等实验方法完成获取。然而，这些实验方法既耗时又费力，因此，用计算方法预测PPI已经成为一个重要的研究手段。

一、蛋白质相关数据库

已经有许多与蛋白质相关的数据库被建立，这些数据库提供了大量的蛋白质相关信息，为PPI的预测研究打下了坚实的基础[29]。根据不同数据库中提供的蛋白质信息类型，可以将它们分为以下几类：蛋白质相互作用数据库、蛋白质序列数据库、蛋白质结构数据库等。

（一）蛋白质相互作用数据库

通过将PPI数据进行整合可以构建出蛋白质的相互作用网络，已经有多个PPI数据库相继被开发，如 HPRD、BIND、DIP、MINT、BioGRID、IntAct 和 STRING 等。不同 PPI 数据库提供了不同物种的 PPI 信息[30]。例如，HPRD 数据库由人类蛋白质相互作用数据组成，这些数据是由生物学专家在对已发表的文献进行彻底分析后提取到的，截至 2022 年 8 月，该数据库已经收录了 41,327 条 PPI 信息。不同数据库中，PPI 数据有较多重叠部分，但是也有部分数据是互补的。

BioGRID 数据库（https://orcs.thebiogrid.org）中可通过输入蛋白质并选择物种来获取查询蛋白质所涉及的 PPI 数据，主要包括蛋白质、遗传信息和化学相互作用的数据。该数据库涵盖了人类和其他物种中已知的 PPI 信息[31]。

STRING 数据库（https://string-db.org/）可以利用蛋白质名称、序列等多种形式进行 PPI 检索，检索结果为查询蛋白质的 PPI 数据所构成的网络。网络中的节点表示蛋白质，节点间存在连线即表示两个蛋白质之间存在相互作用，数据库中不同颜色的连线表示不同类型的相互作用[32]。

（二）蛋白质序列数据库

目前已经建立的较成熟的蛋白质序列数据库有 SWISS-PROT[33]、PIR[34] 等。SWISS-PROT 数据库提供了不同物种中蛋白质的氨基酸序列及其他注释信息，包括蛋白质名称、分类、功能、亚细胞定位、突变等信息。该数据库中提供的蛋白质序列已经过严格的审核，注释信息也较为完善，但是该数据库的数据存储量较少。PIR 数据库中存储的数据信息较多，还提供了许多蛋白质数据分析工具，但许多蛋白质序列信息都是未经实验验证的，注释信息也并不完善。

（三）蛋白质结构数据库

蛋白质结构数据库主要收集了蛋白质的结构数据。蛋白质的空间结构信息是以原子坐标的形式储存的[35]。PDB 数据库是最常用的蛋白质结构数据库，其提供了蛋白质的空间坐标、三维图形以及多种注释信息[36]。此外，PDB 数据库还收录了多糖、核酸等生物大分子的三维结构信息。这些数据都是通过 X 射线单晶衍射、电子衍射等实验方法获取的。

SCOP 数据库为蛋白质结构分类数据库，其根据蛋白质间的进化关系对已知结构蛋白质进行分类，还考虑了不同蛋白质的序列、二级结构和三级结构的相似性[37]。

二、蛋白质相互作用预测方法

预测 PPI 的计算方法根据使用的预测数据类型，可分为基于网络的方法、基于序列的方法和基于结构的方法三种。其中，基于网络的方法利用给定的蛋白质相互作用网络，从网络结构中挖掘信息，根据已知的 PPI 信息预测未知 PPI。基于序列的方法和基于结构的方法分别利用蛋白质的序列和结构来学习蛋白质相互作用的潜在模式。

（一）基于网络的方法

蛋白质-蛋白质相互作用网络由蛋白质（节点）和相互作用关系（边）构成，其中有少数高度连接的中心蛋白质和大量连接较少的蛋白质。基于网络的PPI预测方法能够分析网络中潜在的结构信息，利用不同的结构信息和度量方法计算两个蛋白质之间的拓扑相似性，从而对蛋白质间发生相互作用的概率进行评估。

构建基于网络的PPI预测方法，通常可以使用图神经网络模型，其操作步骤为：第一步，构建蛋白质相互作用网络，确定每个蛋白质的相互作用蛋白质作为其邻接节点；第二步，先对每个节点的蛋白质进行初始表征，然后根据其邻接节点的特征更新该蛋白质的表征向量；第三步，将最终得到的表征向量输入分类器，预测两个蛋白质之间是否存在相互作用。

（二）基于序列的方法

大多数蛋白质的三维结构信息是缺失的，因此，基于序列的PPI预测方法应用范围更广。这类方法能够基于序列从多种角度预测PPI，如序列相似性和共同进化信息，通过准确识别关键的氨基酸序列特征，可提升模型的预测性能。

基于序列的PPI预测方法，先使用蛋白质的原始氨基酸序列作为输入，也可以根据氨基酸序列提取出某些能够为PPI预测提供有效信息的特征（如氨基酸的疏水性、亲水性等），然后利用这些信息为每个蛋白质生成特定的特征向量，最后将提取出的特征向量输入机器学习模型中进行二分类预测，得到PPI预测结果。

（三）基于结构的方法

蛋白质的三维结构常被用于预测PPI，该类方法假设两个蛋白质的相互作用区域能完美嵌合，那么很可能存在相互作用[38]。由于目前对蛋白质结构的认知仍不够，所以基于结构的PPI预测方法数量较少，但是其准确性往往较高。

构建基于结构的PPI预测方法的步骤如下：①采集蛋白质三维空间结构标准数据，构建PPI正、负样本数据集；②提取正、负样本数据集中的蛋白质三维空间结构标准数据的结构矩阵，构建用于蛋白质相互作用预测的深度学习模型；③将正、负数据集的结构矩阵输入深度学习模型进行训练，获取目标蛋白质的三维空间结构数据；④提取目标蛋白质三维空间结构数据的结构矩阵，将目标蛋白质的结构矩阵输入已经训练好的深度学习模型中，并进行PPI预测，得到PPI预测结果。

三、基于深度学习的PPI预测模型

在预测PPI时，深度学习技术能够自动地从原始数据中学习稳定和抽象的高维特征，生成准确的特征向量，这在一定程度上可提升PPI预测性能。以下介绍两个基于深度学习的PPI预测模型。

（一）DPPI模型

DPPI模型使用深度卷积神经网络，基于高质量的实验测定，PPI数据和蛋白质对的进化信息，以氨基酸序列为输入数据预测PPI[39]。DPPI模型可以有效地处理大量的训练数据，可以稳定地捕捉到蛋白质相互作用中涉及的非线性关系。

DPPI模型有三个主要模块：①卷积模块。卷积模块为核心模块，其提取蛋白质序列信息，将蛋白质表示为特征向量。②随机映射模块。随机映射模块将卷积模块学习到的两个蛋白质特征向量分别映射到两个不同的特征空间。③预测模块。预测模块根据随机映射模块生成的结果，预测两个输入蛋白质之间存在相互作用的概率。

（二）CAMP模型

CAMP模型是一个用于预测多肽-蛋白质相互作用的深度学习框架，它能够捕获多肽与蛋白质之间的相互作用特征，并识别肽链中参与相互作用的结合残基[40]。CAMP首先根据氨基酸序列构建多肽和蛋白质的综合特征图谱，包括二级结构、疏水性、亲水性、极性以及通过序列比对得出进化信息。然后，通过多通道特征提取器从理化特征中提取出有效信息，进一步利用卷积神经网络和自注意力机制充分提取局部和全局信息，以预测多肽-蛋白质相互作用，并通过可视化自注意力机制的参数识别肽序列中的重要结合残基。CAMP模型只需要将氨基酸序列信息作为输入，就可以同时完成相互作用的预测和肽链中结合残基的识别。该模型预测速度快，可以在几秒钟内给出预测结果。CAMP模型有望推动医药领域中多肽药物的开发。

第四节 · RNA-RNA 相互作用预测

大量实验表明，RNA等在生命活动中起着重要作用，不同种类的RNA通过特定类型的RNA-RNA相互作用（RRI），参与调节各种细胞生命活动。例如，核小RNA（small nuclear RNA，snRNA）与信使RNA（messenger RNA，mRNA）前体的剪接位点结合，使内含子序列从前体mRNA中被剪切去除；长链非编码RNA（long non-coding RNA，lncRNA）可通过与mRNA的3′非翻译区结合，触发mRNA降解；microRNA（miRNA）主要通过结合mRNA的3′非翻译区诱发翻译抑制。

由于用实验手段检测RNA-RNA相互作用效率低下，因此，多种预测RNA-RNA相互作用的计算工具相继被开发。RRI数据库提供了丰富的RRI相关数据，为深度学习预测RRI提供了数据基础。用深度学习方法研究RRI，可以帮助解释疾病的发展过程，为新治疗方法的开发提供思路。

一、RNA-RNA相互作用数据库

（一）RNAInter数据库

RNAInter数据库（http://rnainter.org/）从文献及30个以上RNA相关数据库中，收录了154个物种中超过4,100万条的RRI数据，提供了五种RNA相关的相互作用数据，包括RNA-RNA相互作用、RNA-DNA相互作用、RNA-蛋白质相互作用、RNA-化合物相互作用以及RNA-组蛋白修饰相互作用。RNAInter数据库提供了精确、具体的注释信息，包括RNA编辑、定位、修饰、结构等信息，并且内嵌了RIscoper、IntaRNA、PRIdictor和DeepBind四个RRI预测工具，为使用者提供更为全面、细致的数据资源，以及更准确的预测结果[41]。

（二）NPInter数据库

NPInter数据库（http://bigdata.ibp.ac.cn/npinter）收录了非编码RNA（tRNAs和rRNAs除外）和生物大分子（如DNA、RNA和蛋白质等）之间的相互作用数据，这些相互作用数据大多数是经过实验验证的。数据库整合了文献中收录的非编码RNA相互作用数据以及高通量RNA相互作用测序数据，并对相互作用数据以及相关的分子进行了注释以及可视化分析，提供了一个系统的非编码RNA相互作用研究平台[42]。

二、基于深度学习的RRI预测模型

深度学习方法已经被广泛应用于RNA-RNA相互作用预测研究中。

（一）EPLMI模型

lncRNA和miRNA之间的相互作用与基因调控、细胞代谢、癌症的发展过程等密切相关。有研究人员构建了基于图的预测方法——EPLMI，根据已知的lncRNA-miRNA相互作用网络、lncRNA-lncRNA相似性、miRNA-miRNA相似性，预测潜在的未知lncRNA-miRNA相互作用[43]。研究人员将lncRNA和miRNA之间已知的相互作用表示为二部图，提取lncRNA和miRNA的表征向量，并利用全连接层预测lncRNA-miRNA相互作用。EPLMI模型在大规模的lncRNA-miRNA相互作用数据集上，以五折交叉验证的AUC均值为0.8447，其预测准确性较高。

（二）GEEL-PI模型和GEEL-FI模型

有研究人员提出了一种新的基于图嵌入和集成学习的lncRNA-miRNA预测方法[44]。该方法的实施步骤为：首先，计算lncRNA-lncRNA序列相似性和miRNA-miRNA序列相似性；然后，将以上相似性网络与已知的lncRNA-miRNA相互作用网络相结合，构建异质网络；最后，采用五种图嵌入方法从异构网络中分别学习lncRNA和miRNA的嵌入表示，得到五种不同的嵌入表示结果。研究人员基于五种嵌入表示构建了随机森林模型，并将五个预测器进行集成，得到了GEEL-PI模型。他们还利用深度注意力神经网络集成五种图嵌入表示，将集成得到的特征输入全连接层进行预测，得到了GEEL-FI模型。深度注意力神经网络由注意力层和全连接层组成，注意力机制能够自动学习不同嵌入表示的权重，消除冗余特征，减少噪声信息。实验结果表明，GEEL-PI模型和GEEL-FI模型的准确率均能达到0.9977，优于其他lncRNA-miRNA相互作用方法。利用GEEL-PI和GEEL-FI这两个模型，研究人员发现了一些全新的lncRNA-miRNA相互作用，为后续进行实验验证提供了指导。

（三）LncMirNet模型

LncMirNet模型是一种基于RNA序列特征预测lncRNA-miRNA相互作用的模型，它采用了深度卷积神经网络[45]。首先，研究人员使用了四种基于序列的特征来编码lncRNA和miRNA序列，分别为k-mer、CTD（composition transition distribution）、doc2vec和图嵌入特征。为了适应卷积神经网络的学习模式，研究人员将多种特征向量融合到特征矩阵中。

LncMirNet
模型源代码

LncMirNet模型将lncRNA和miRNA的特征矩阵分别输入卷积神经网络，用卷积层和池化层提取相互作用特征，再输入全连接层，最终输出lncRNA和miRNA之间存在相互作用的概率。与其他lncRNA-miRNA相互作用预测模型相比，LncMirNet模型在lncRNASNP2数据集上获得了优异的五折交叉验证结果。LncMirNet的准确率和AUC均提高了3%以上，马修斯相关系数提高了6%以上。这些结果表明，LncMirNet在预测lncRNA和miRNA之间潜在的相互作用方面具有较高的可信度。

结　语

深度学习技术已经被广泛应用于药物研发领域的各个研究方向，推动了药物研发的进程。本章重点介绍了深度学习在生物大分子结构预测、药物-靶点相互作用预测、蛋白质-蛋白质相互作用预测和RNA-RNA相互作用预测等研究方向的应用现状，并结合各研究方向的背景知识和数据情况进行阐述。深度学习在药物研发领域的应用范围越来越广，除了本章介绍的研究方向外，其还被应用于药物敏感性、药物-药物相互作用、RNA-蛋白质相互作用、RNA类别注释等预测研究。"深度学习＋新药研发"模式已经成为医药行业创新转型的重要驱动力。

理论练习与上机实验

测试题 01：简述 AlphaFold2 的模型框架。

测试题 02：简述 DeepDTA 的模型框架。

测试题 03：简要介绍蛋白质相关数据库。

测试题 04：尝试使用 DeepDTA 模型预测药物–靶点对的活性值。

测试题 05：尝试使用 LncMirNet 模型预测 lncRNA–miRNA 相互作用。

参考文献

[1] Jisna V A, Jayaraj P B. Protein structure prediction: conventional and deep learning perspectives[J]. The Protein Journal, 2021, 40(4): 522-544.

[2] Dhingra S, Sowdhamini R, Cadet F, et al. A glance into the evolution of template-free protein structure prediction methodologies[J]. Biochimie, 2020(175): 85-92.

[3] Guex N, Peitsch M C, Schwede T. Automated comparative protein structure modeling with SWISS-MODEL and Swiss-PdbViewer: a historical perspective[J]. Electrophoresis, 2009, 30 (S1): S162-S173.

[4] Bienert S, Waterhouse A, de Beer T A, et al. The SWISS-MODEL Repository-new features and functionality[J]. Nucleic Acids Research, 2017, 45(D1): D313-D319.

[5] Nerli S, Sgourakis N G. CS-ROSETTA[J]. Methods in Enzymology, 2019(614): 321-362.

[6] Jumper J, Evans R, Pritzel A, et al. Highly accurate protein structure prediction with Alpha-Fold[J]. Nature, 2021, 596(7873): 583-589.

[7] Du Z, Su H, Wang W, et al. The trRosetta server for fast and accurate protein structure prediction[J]. Nature Protocols, 2021, 16(12): 5634-5651.

[8] Su H, Wang W, Du Z, et al. Improved protein structure prediction using a new multi-scale network and homologous templates[J]. Advanced Science, 2021, 8(24): e2102592.

[9] Yang J, Anishchenko I, Park H, et al. Improved protein structure prediction using predicted interresidue orientations[J]. Proceedings of the National Academy of Sciences of the United States of America, 2020, 117(3): 1496-1503.

[10] Zhao Q, Zhao Z, Fan X, et al. Review of machine learning methods for RNA secondary structure prediction[J]. PLoS Computational Biology, 2021, 17(8): e1009291.

[11] Xu X, Chen S J. Hierarchical assembly of RNA three-dimensional structures based on loop templates[J]. The Journal of Physical Chemistry B, 2018, 122(21): 5327-5335.

[12] Xu X, Zhao C, Chen S J. VfoldLA: a web server for loop assembly-based prediction of puta-

tive 3D RNA structures[J]. Journal of Structural Biology, 2019, 207(3): 235-240.

[13] Townshend R J L, Eismann S, Watkins A M, et al. Geometric deep learning of RNA structure [J]. Science, 2021, 373(6558): 1047-1051.

[14] Pinzi L, Rastelli G. Molecular docking: shifting paradigms in drug discovery[J]. International Journal of Molecular Sciences, 2019, 20(18): 4331.

[15] Dhakal A, McKay C, Tanner J J, et al. Artificial intelligence in the prediction of protein-ligand interactions: recent advances and future directions[J]. Briefings in Bioinformatics, 2022, 23(1): bbab476.

[16] Ru X, Ye X, Sakurai T, et al. Current status and future prospects of drug-target interaction prediction[J]. Briefings in Functional Genomics, 2021, 20(5): 312-322.

[17] Bleakley K, Yamanishi Y. Supervised prediction of drug-target interactions using bipartite local models[J]. Bioinformatics, 2009, 25(18): 2397-2403.

[18] Keiser M J, Setola V, Irwin J J, et al. Predicting new molecular targets for known drugs[J]. Nature, 2009, 462(7270): 175-181.

[19] Hao M, Bryant S H, Wang Y. Predicting drug-target interactions by dual-network integrated logistic matrix factorization[J]. Scientific Reports, 2017(7): 40376.

[20] Sachdev K, Gupta M K. A comprehensive review of feature based methods for drug target interaction prediction[J]. Journal of Biomedical Informatics, 2019(93): 103159.

[21] Öztürk H, Özgür A, Ozkirimli E. DeepDTA: deep drug-target binding affinity prediction[J]. Bioinformatics, 2018, 34(17): 821-829.

[22] Bagherian M, Sabeti E, Wang K, et al. Machine learning approaches and databases for prediction of drug-target interaction: a survey paper[J]. Briefings in Bioinformatics, 2021, 22(1): 247-269.

[23] De Las Rivas J, Fontanillo C. Protein-protein interactions essentials: key concepts to building and analyzing interactome networks[J]. PLoS Computational Biology, 2010, 6(6): e1000807.

[24] Han J D, Dupuy D, Bertin N, et al. Effect of sampling on topology predictions of protein-protein interaction networks[J]. Nature Biotechnology, 2005, 23(7): 839-844.

[25] Sun T, Zhou B, Lai L, et al. Sequence-based prediction of protein protein interaction using a deep-learning algorithm[J]. BMC Bioinformatics, 2017, 18(1): 277.

[26] Sardiu M E, Washburn M P. Building protein-protein interaction networks with proteomics and informatics tools[J]. Journal of Biological Chemistry, 2011, 286(27): 23645-23651.

[27] Hu C D, Chinenov Y, Kerppola T K. Visualization of interactions among bZIP and Rel family proteins in living cells using bimolecular fluorescence complementation[J]. Molecular Cell, 2002, 9(4): 789-798.

[28] Sekar R B, Periasamy A. Fluorescence resonance energy transfer (FRET) microscopy imaging of live cell protein localizations[J]. Journal of Cell Biology, 2003, 160(5): 629-633.

[29] Farooq Q U A, Shaukat Z, Aiman S, et al. Protein-protein interactions: methods, databases, and applications in virus-host study[J]. World Journal of Virology, 2021, 10(6): 288-300.

[30] Hu L, Wang X, Huang Y A, et al. A survey on computational models for predicting protein-protein interactions[J]. Briefings in Bioinformatics, 2021, 22(5): bbab036.

[31] Stark C, Breitkreutz B J, Reguly T, et al. BioGRID: a general repository for interaction datasets[J]. Nucleic Acids Research, 2006, 34(D1): D535-D539.

[32] Szklarczyk D, Morris J H, Cook H, et al. The STRING database in 2017: quality-controlled protein-protein association networks, made broadly accessible[J]. Nucleic Acids Research, 2017, 45(D1): D362-D368.

[33] Boeckmann B, Bairoch A, Apweiler R, et al. The SWISS-PROT protein knowledgebase and its supplement TrEMBL in 2003[J]. Nucleic Acids Research, 2003, 31(1): 365-370.

[34] Wu C H, Nikolskaya A, Huang H, et al. PIRSF: family classification system at the Protein Information Resource[J]. Nucleic Acids Research, 2004, 32(D1): D112-D114.

[35] Burley S K, Berman H M, Kleywegt G J, et al. Protein Data Bank (PDB): the single global macromolecular structure archive[J]. Methods in Molecular Biology, 2017(1607): 627-641.

[36] Berman H M, Westbrook J, Feng Z, et al. The Protein Data Bank[J]. Nucleic Acids Research, 2000, 28(1): 235-242.

[37] Lo Conte L, Ailey B, Hubbard T J, et al. SCOP: a structural classification of proteins database[J]. Nucleic Acids Research, 2000, 28(1): 257-259.

[38] Zhang Q C, Petrey D, Deng L, et al. Structure-based prediction of protein-protein interactions on a genome-wide scale[J]. Nature, 2012, 490(7421): 556-560.

[39] Hashemifar S, Neyshabur B, Khan A A, et al. Predicting protein-protein interactions through sequence-based deep learning[J]. Bioinformatics, 2018, 34(17): 802-810.

[40] Lei Y, Li S, Liu Z, et al. A deep-learning framework for multi-level peptide-protein interaction prediction[J]. Nature Communications, 2021, 12(1): 5465.

[41] Lin Y, Liu T, Cui T, et al. RNAInter in 2020: RNA interactome repository with increased coverage and annotation[J]. Nucleic Acids Research, 2020, 48(D1): D189-D197.

[42] Teng X, Chen X, Xue H, et al. NPInter v4.0: an integrated database of ncRNA interactions [J]. Nucleic Acids Research, 2020, 48(D1): D160-D165.

[43] Huang Y A, Chan K C C, You Z H. Constructing prediction models from expression profiles for large scale lncRNA-miRNA interaction profiling[J]. Bioinformatics, 2018, 34(5): 812-819.

[44] Zhao C, Qiu Y, Zhou S, et al. Graph embedding ensemble methods based on the heterogeneous network for lncRNA-miRNA interaction prediction[J]. BMC Genomics, 2020, 21(13): 867.

[45] Yang S, Wang Y, Lin Y, et al. LncMirNet: predicting lncRNA-miRNA interaction based on deep learning of ribonucleic acid sequences[J]. Molecules, 2020, 25(19): 4372.

第八章

生成模型与强化学习

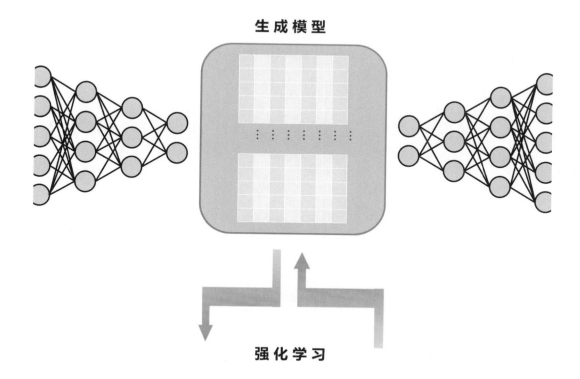

生 成 模 型

强 化 学 习

生成模型是近年来研究火热的一种数据生成技术，已经被广泛应用于医药领域的数据生成任务，它在小分子药物从头设计、多肽类药物设计等领域具有重大应用价值。生成模型在应用时经常与强化学习算法相结合，生成符合要求的高质量数据。本章将介绍几种主流的生成模型基本框架及强化学习算法的原理，并以医药领域的应用案例为载体，阐述强化学习优化生成模型，以生成高质量数据的过程。

第一节 · 生成模型

一、基于RNN的生成模型

机器学习模型可以分为判别模型（discriminative model）和生成模型（generative model）两大类。判别模型根据输入样本的特征给出判断，输出样本的类别或者数值。但在某些情况下我们希望机器能够学习训练数据的分布（distribution），并根据这个分布生成一些符合要求的新样本，这时就需要使用生成模型。生成模型能够根据给定的训练数据，从与该数据相同的分布中生成新的样本，即假设训练数据来自某种分布 $P_{data}(x)$，机器从中学习一个模型 $P_{model}(x)$ 拟合 $P_{data}(x)$，用 $P_{model}(x)$ 生成一些与原数据具有相同分布的新样本。

生成模型与判别模型的主要区别为所求的概率不同。判别模型求的是后验概率 $P(y|x)$，而生成模型求的是联合概率 $P(x,y)$。如图8-1所示，不同颜色的点表示不同类别的样本。对于样本 x，判别模型只需要根据后验概率判别 x 属于哪一类 y，但是生成模型要对每一类别的样本的边缘分布进行学习，再判断未知的 x 样本属于哪一类 y 的可能性更大。用一种经典的说法来理解这两种模型：假设农场里有大量的山羊和绵羊，这时从外面来了一只新的羊，不知道它是山羊还是绵羊。判别模型是从已经拥有的大量羊群中学习到模型 $P(y|x)$，在提取这只新羊的特征 x 后，将其带入模型预测它是山羊或者绵羊的概率。而生成模型要先根据已有的羊群学习山羊的模型 $P(y_1)$ 以及绵羊的模型 $P(y_2)$，然后将未知种类的羊分别代入求得 $P(x,y_1)$ 和 $P(x,y_2)$，比较两种概率的大小，选取比较大的值作为最终结果。

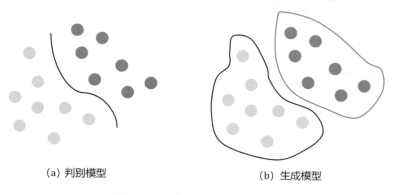

(a) 判别模型   (b) 生成模型

图8-1 判别模型和生成模型

生成模型虽然计算过程比较复杂，但是相对于判别模型而言，它的适用范围更广。朴素贝叶斯分类器是一种典型的生成模型。当数据分布十分复杂时，简单的生成模型无法准确拟合数据分布，因此，研究人员将深度学习技术与生成模型相结合，产生了深度生成模型。

深度生成模型是利用深度神经网络能够近似任意函数的特点对复杂的数据分布进行建模。其不仅能够模拟生成新的数据，还能够以隐向量的方法提取出样本的普遍特征。本节将重点介绍三种医药领域中常见的深度生成模型，即基于循环神经网络（recurrent neural network，RNN）的生成模型、变分自动编码器（variational auto-encoder，VAE）及生成式对抗网络（generative adversarial network，GAN）。

RNN能够处理具有序列特性的数据。在医药领域中，许多数据均可以用序列表示，比如小分子可以用SMILES序列表示，蛋白质可以用氨基酸序列表示，RNA可以用核苷酸序列表示等。因此，RNN在医药领域中应用十分广泛。在深度生成模型中，RNN也起到了重要的作用。利用RNN能够将序列中每一时刻的输入存入"记忆"的特征，研究人员开发了用RNN生成序列的方法，即根据序列中已有的元素生成下一个时间点的元素。这种思路最早被应用于图像生成领域，产生了像素循环神经网络（pixel recurrent neural networks，PixelRNN）。

PixelRNN能够根据已有的像素预测接下来的像素，其原理比较简单，如图8-2所示，给定左上角的一个像素，PixelRNN能够从左上角开始逐步生成像素，生成顺序为图中箭头所指顺序，每一个新产生的像素对已存在像素的依赖关系都是通过RNN来建模的。在训练过程中，只需要用没有标签的图像就可以训练PixelRNN，其训练过程中将预测的下一个像素向量与真实的下一个像素向量之间的差距作为损失，反向传播给RNN优化网络参数。将序列视为一个整体，因为数据没有标签，所以可认为PixelRNN是一种无监督学习模式；但是当把每一个像素作为一个样本时，下一个像素就成了虚拟的标签，这时又可认为PixelRNN的训练过程是一种监督学习模式。这种训练模式模糊了监督学习与非监督学习之间的界限。PixelRNN的缺点是，生成序列的时间成本较高，因为序列只能按顺序生成，当序列很长时，生成序列需要花费大量的时间。

基于PixelRNN的思路，研究人员也将RNN引入了分子生成领域。与生成像素的原理相似，可以用某一类分子数据训练RNN模型，模拟出该类分子的数据分布，当给定一个分子片段时，训练好的RNN模型能够在该分子片段的基础上逐一连接新原子或者新片段，最后生成该类分子的新骨架。

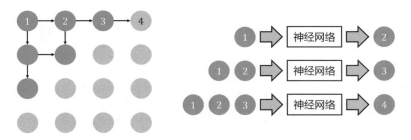

图8-2 PixelRNN的原理示意

二、变分自动编码器

变分自动编码器（VAE）是一种常用的深度生成模型，它整合了概率模型与神经网络的概念，将变分推断与自动编码器（AE）结合。VAE使用概率思想，计算生成数据分布与真实数据分布的相似度来判断差别，并以KL散度（Kullback-Leibler divergence）作为判断指标。

VAE模型代码

从神经网络的角度来讲，VAE与AE的结构相似，均由一个编码器和一个解码器组成。两者的主要区别为使用的目的不同，自动编码器是一种数据压缩方式，能够将数据进行降维，比如当输入数据是一个1,024维的分子指纹向量，编码器需要将1,024维的数据x映射到隐空间得到z，z的维度比1,024要小很多，再通过解码器将z还原为输出数据x'，尽可能减小x'与x的差距，z能够更准确地表征x。自动编码器生成的分子与输入的分子几乎相同，具有局限性，而变分自动编码器可以直接通过模型从隐空间的正态分布中采样生成隐向量z，z通过解码器可以生成与原数据分布相似的新数据，不同的z生成的数据x'也不相同。AE使用单个值来描述隐向量z的每一个维度，而VAE将隐向量z的每个维度表示为概率分布，在隐空间内有连续、平滑的特点。

VAE模型中引入了隐向量z的概念，它属于隐向量模型。隐向量模型中比较经典的是高斯混合模型（Gaussian mixed model，GMM）。VAE和GMM实际上都是假设多个高斯分布拟合真实的样本分布，其中，GMM是k个离散的高斯分布的组合，使用k个高斯分布（k需要提前确定）模拟真实分布。如图8-3所示，$P(m)$是每个高斯分布m的概率，$P(x|m)$是在高斯分布m上取x值的概率，所以x的概率分布就可以用联合概率分布的总和表示，即$P(x)=\sum_k P(m)P(x|m)$。GMM中隐向量z是一维的离散变量，其表达能力有限，只能用于解决一些低维离散数据的聚类问题，而VAE将其扩展为高维连续的变量，使用无限多个高斯分布拟合真实的样本分布。如图8-4所示，z的分布符合标准正态分布，$P(x)=\int P(z)P(x|z)\mathrm{d}z$。VAE可以解决一些比较复杂的问题，比如图像、分子的生成。

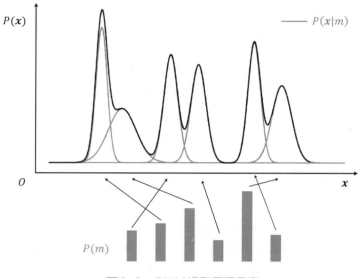

图8-3　GMM模型原理示意

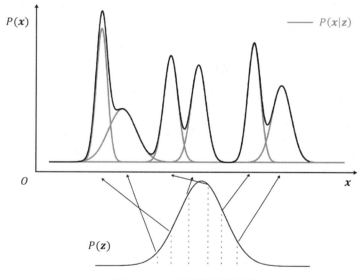

图8-4　VAE模型原理示意

变分自动编码器既涉及神经网络，又结合了概率模型，为了更加清晰地阐述其实现过程，以下将从神经网络和概率模型两个角度展开介绍。

（一）神经网络角度

从神经网络的角度来看，变分自动编码器主要包括编码器、解码器和损失函数三个部分。其中，编码器是一个神经网络，它的输入是x，输出是隐向量z的分布，

参数为ϕ，因此，编码器可以表示为$Q_\phi(z|x)$。编码器的实际过程可以分为两步，首先根据输入数据输出高斯分布的参数（包括均值和方差），然后将噪声与该高斯分布融合，并从中采样获得z，z的分布为$P(z)$。解码器也是一个神经网络，输入为采样得到的隐向量z，输出是x'，参数为θ，因此，解码器可以表示为$P_\theta(x'|z)$（见图8-5）。

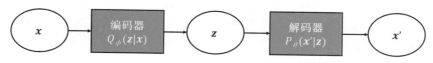

图8-5 VAE 结构示意

因为解码器只能接收到压缩的隐向量z，会导致部分信息丢失。变分自动编码器的损失函数公式可以表示为：

$$L(\phi, \theta) = -E_{z \sim Q_\phi(z|x)}\left[\ln P_\theta(x'|z)\right] + D_{KL}\left(Q_\phi(z|x) \| P(z)\right) \tag{8-1}$$

式（8-1）中等式右边第一项为重构损失，目的是让生成数据与原始数据尽可能相似，它保证了压缩数据的质量；第二项以 KL 散度作为正则项，它衡量了两个分布的相似性，因为变分自动编码器先验假设中$P(z)$被假设为标准正态分布，所以$Q_\phi(z|x)$就要接近标准正态分布。重构损失希望没有噪声的加入，而 KL 散度（正则项）使得方差尽可能接近"1"，即希望加入高斯噪声以增加随机性，两者实际上是对立的。简而言之，VAE 内部包含了一个对抗训练的思想，其对抗双方是混合在一起、共同进化的。

尽管 VAE 结合了复杂的变分推断和贝叶斯理论，但是抛开这些复杂的计算过程，其本质是在常规的自动编码器的基础上加入了高斯噪声。当重构损失远大于正则项时，说明模型没有训练好，需要降低噪声（增大正则项比例），使拟合变得容易；当正则项大于重构误差时，说明模型训练得较好，要提高模型的生成能力，需要增加噪声（减小正则项比例），使拟合变得困难。

（二）概率模型角度

VAE 实际上是一个隐向量模型，将概率模型与神经网络相结合后，可以看出编码器实际上是一个推断网络$Q_\phi(z|x)$（见图8-6）。通常情况下，推断网络用条件概率分布表示，在 VAE 中可以表示为：

$$P_\theta(z|x) = \frac{P_\theta(x|z)P_\theta(z)}{P(x)} = \frac{P_\theta(x|z)P_\theta(z)}{\int P_\theta(x|z)P_\theta(z)\mathrm{d}z} \tag{8-2}$$

因为隐向量z的分布是用高斯分布去逼近的，它的后验概率无法求得，所以这里引入了近似分布$Q_\phi(z|x)$代替$P_\theta(z|x)$。这样模型的好坏就取决于$Q_\phi(z|x)$是否能很

好地近似后验分布$P_\theta(z|x)$，即优化目标为最小化KL散度。

另外，从图8-6中可以看出，解码器是一个生成网络，其生成方法是从数据中学习联合概率分布来实现的，所以生成网络可以表示为$P_\theta(z)P_\theta(x'|z)$。隐向量$z$从先验分布$P_\theta(z)$中采样得到，然后数据$x'$从以$z$为条件的分布$P_\theta(x'|z)$中产生。生成网络定义了生成数据与隐向量的联合概率分布$P_\theta(x',z)=P_\theta(z)P_\theta(x'|z)$。

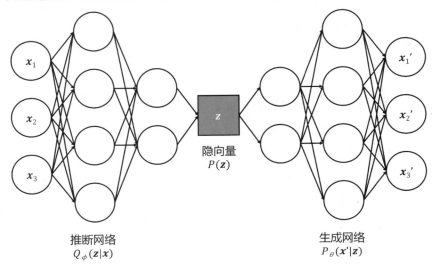

图8-6　VAE的推断网络与生成网络

综上所述，优化目标为最小化KL散度，可以得到：

$$D_{\mathrm{KL}}\big(Q_\phi(z|x)\big\|P_\theta(z|x)\big)=E_{Q_\phi(z|x)}\big[\ln Q_\phi(z|x)-\ln P_\theta(x,z)\big]+\ln P(x) \quad (8\text{-}3)$$

在计算时，仍然会涉及$P(x)$，所以为了方便计算，引入了变分下界函数$\mathrm{ELBO}(\phi,\theta;x)$，令：

$$\mathrm{ELBO}(\phi,\theta;x)=-E_{Q_\phi(z|x)}\big[\ln Q_\phi(z|x)-\ln P_\theta(x,z)\big] \quad (8\text{-}4)$$

因为$\ln P(x)=D_{\mathrm{KL}}\big[Q_\phi(z|x)\big\|P_\theta(z|x)\big]+\mathrm{ELBO}(\phi,\theta;x)$，KL散度不小于0，所以$\mathrm{ELBO}(\phi,\theta;x)$不大于$\ln P(x)$。

从式（8-3）中可以看出，$\ln P(x)$是输入数据的原始分布，不受参数θ的影响，为定值，那么最小化KL散度，实际上就是最大化下界函数，因此，目标函数转化成了最大化$\mathrm{ELBO}(\phi,\theta;x)$。整合推断网络与生成网络，可以得到最终优化的目标函数：

$$
\begin{aligned}
\mathrm{ELBO}(\phi,\theta;x)&=-E_{Q_\phi(z|x)}\big[\ln Q_\phi(z|x)-\ln P_\theta(x,z)\big]\\
&=E_{z\sim Q_\phi(z|x)}\big[\ln P_\theta(x'|z)\big]-D_{\mathrm{KL}}\big(Q_\phi(z|x)\big\|P_\theta(z)\big)
\end{aligned} \quad (8\text{-}5)
$$

式（8-5）与式（8-1）相比，只相差一个符号，因此，最大化 $\text{ELBO}(\phi, \theta; x)$ 与最小化损失函数本质上是一样的。

至此，概率模型清楚地解释了损失函数各项的意义，即最小化近似后验分布 $Q_\phi(z|x)$ 与模型后验分布 $P_\theta(z|x)$ 之间的 KL 散度。但是，在进行参数优化时仍然存在一个问题，即训练模型时需要使用反向传播算法来计算网络中每个参数与损失函数之间的关系，隐向量从高斯分布中采样得到，而采样操作在数学上是不可求导的，那么该如何进行参数优化呢？

针对这个问题，又引进了重参数化技巧（reparameterization trick）的概念。所谓重参数化就是指从均值为 μ 和标准偏差为 σ 的正态分布中采样得到的 z，等价于将 σ 与从标准正态分布中采样得到的 ϵ 相乘再加上 μ，即进行下列变换：

$$z = \mu + \sigma\epsilon \tag{8-6}$$

因为 ϵ 的分布已知，不需要学习，所以 ϵ 的采样操作不参与梯度下降，就能使模型完成反向传播。VAE 的重参数化过程如图 8-7 所示。

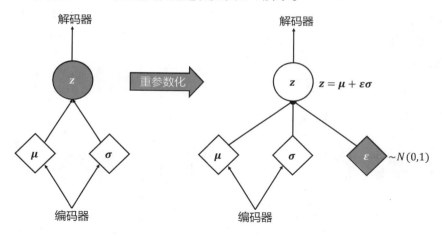

图8-7　VAE重参数化过程

变分下界函数可以简化为：

$$\text{ELBO}(\phi, \theta; x) = -\frac{1}{2}\sum\left(-\ln\sigma_i^2 + \mu_i^2 + \sigma_i^2 - 1\right) + \ln P_\theta(x_i'|z_i) \tag{8-7}$$

引入 ϵ 使隐向量 z 与 μ、σ 的关系由采样计算变成简单的数值计算。式（8-7）中的 $\ln P_\theta(x_i'|z_i)$ 可以直接通过神经网络计算得到。至此，变分下界函数的每一项都可以直接计算得到。VAE 完整的损失函数计算过程如图 8-8 所示。

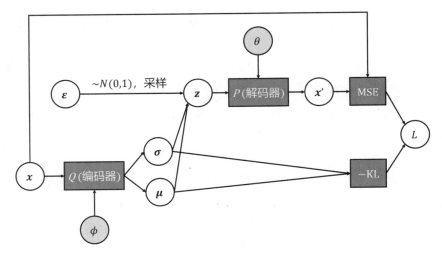

图8-8　VAE损失函数计算过程

如图8-9所示，VAE的编码器部分由两个神经网络组成，一个用于计算均值μ，另一个用于计算标准差σ。编码器会先对每个样本计算均值μ与标准差σ，生成专属的正态分布，并计算出正则项；然后利用重参数化的方法采样得到隐向量z，解码器将z还原成x'，与x对比计算重构误差。

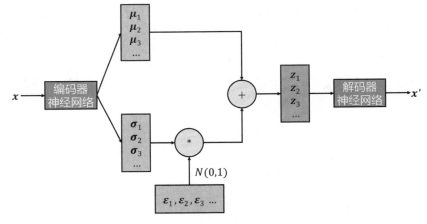

图8-9　重参数示意

值得注意的是，计算均值和方差的网络参数对于所有样本都是共享的。若隐向量z为D维，则每个样本生成的正态分布参数μ和σ都是D维向量。VAE的结构模块如图8-10所示。

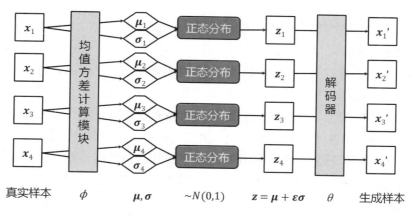

图8-10 VAE结构模块示意

由于损失函数和下界函数之间只相差一个符号，所以损失函数可以表示为：

$$L(\phi,\theta;x)=-\text{ELBO}(\phi,\theta;x)=\frac{1}{2}\sum\left(-\ln\sigma_i^2+\mu_i^2+\sigma_i^2-1\right)-\ln P_\theta\left(x_i'|z_i\right) \quad (8\text{-}8)$$

式（8-8）中，等式右边第一项为KL散度，即正则项；第二项为重构误差。如图8-7所示，要使重构误差最小就是使偏差σ与ϵ的乘积最小，偏差由机器自动学习得到，为使重构误差最小，σ会趋于0，但是这会使VAE失去生成模型的作用，因此，要加入正则项对其进行约束。正则项为$\frac{1}{2}\sum\left(-\ln\sigma_i^2+\mu_i^2+\sigma_i^2-1\right)$，以$x=\ln\sigma_i^2$为横坐标，正则项可以表示为$\frac{1}{2}\sum\left(\mu_i^2+\exp(x)-(x+1)\right)$，$\mu_i^2\geq0$，$y=\exp(x)-(x+1)$的曲线最低点为$x=0$时，此时$\sigma_i^2=1$。因此，$\ln\sigma_i^2$越接近0，即$\sigma_i^2$接近1，正则项越小。综上所述，重构误差会使得$\sigma$趋于0，而正则项会使得$\sigma$趋于1。VAE的训练过程就是在寻找合适的$\sigma$值。

变分自动编码器通过引入变分下界，避免了复杂的似然概率计算及采样的同时，也引入了参数变换的概念。VAE是在输入数据特征中加入噪声，在还原输入数据的同时生成与输入数据相似的新数据，因此，生成的新数据无法独立于原始数据，通俗来说，VAE是在模仿，而不是创造。

VAE是主流的深度生成模型之一，研究人员在VAE的基础上进一步开发了多种变体。不同类型的VAE能根据不同的任务需求，生成不同的新数据，不同程度地提高生成样本的质量。

三、生成式对抗网络

生成式对抗网络（GAN）是医药领域常用的一种深度生成模型，自2014年被提出后就引起了广泛关注，以下将介绍GAN模型的结构及原理。

（一）GAN的基本结构

对抗式生成网络，是生成网络的一种，其训练过程处于一种对抗博弈状态。GAN由一个生成器 G（generator）和一个判别器 D（discriminator）组成（见图8-11）。为了方便理解，以模拟生成手写数字图片为例，可以把生成器看作一个造假者，它在学习了手写数字的图片之后想要生成新的手写数字图片，生成新图片之后将其混合在真实存在的数字图片中，并交给判别器，这时判别器就相当于一个辨别真假的专家，它可以辨别出哪些是真实的数字图片，哪些是造假者生成的图片。专家的目的是尽量识别出生成的假图片，而造假者会根据专家返回的结果不断调整方案，最终制作出专家识别不出的图片。但要注意的是，这个过程是一个共同进步的过程，专家在分辨真假样本的过程中也能得到进步，判别的结果也会更加准确。所以简单来说，生成式对抗模型的训练是一个生成器和一个判别器对抗博弈的过程。

对于生成器而言，其输入的是一个 n 维度的向量，以小分子生成任务为例，这里的生成器可以是任意可以生成分子的模型，比如最简单的全连接神经网络，或者是反卷积神经网络，也可以是VAE的解码器。如图8-11所示，在训练时生成器部分的输入是随机生成的向量，该随机向量一般满足常见的分布，比如均值分布、高斯分布等。判别器中一般使用的是常见的分类器，其输入为分子的表征，输出为分子的真伪标签。

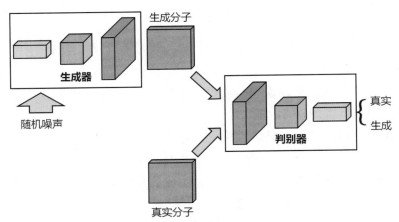

图8-11　GAN的模型框架示意

（二）GAN的训练过程

生成器和判别器可以分别选用常见且合适的生成网络以及判别网络，以下将介绍GAN的模型训练优化过程。

生成器和判别器的训练实际上是交替进行的，一般先固定其中一者的参数，对另一者进行训练优化。首先，随机初始化判别器 D 的参数 θ_D 和生成器 G 的参数 θ_G。

从真实样本中随机采 m 个样本，再从先验分布中随机采 m 个噪声样本，通过随机初始化的生成器参数获得 m 个生成样本。将真实样本与生成样本混合，固定生成器的参数 θ_G，先训练判别器 D 使其能够尽可能准确地判别出真实样本和生成样本，使真实样本和生成样本的区别最大化。当判别器参数更新 k 次后，固定判别器的参数 θ_D，开始训练生成器。使用较小的学习率来更新生成器的参数，尽量缩小生成样本和真实样本之间的差距，即尽量生成能够使判别器无法分辨的样本。不断重复上述迭代更新的过程，最终期望判别器无法判别生成样本和真实样本，即真实样本和生成样本经过判别器判别后为真实样本的概率均为0.5。可以通过图8-12直观地理解生成器和判别器的训练过程。

如图8-12所示，（a）是训练开始前的状态，此时生成器生成的分布与真实的数据分布相差较大，并且可以看出判别器的判别能力很差，判别结果上下浮动较大。首先训练判别器使模型达到（b）状态，判别器可以较好地区分生成样本和真实样本。然后再训练生成器，使其达到（c）状态，（c）中生成样本分布已经比较接近真实样本的分布。在经过多次迭代步骤之后，模型的目标达到（d）的理想状态，此时生成样本的分布与真实样本完全一致，并且判别器输出的概率均为0.5，即判别器完全无法区分生成样本和真实样本。

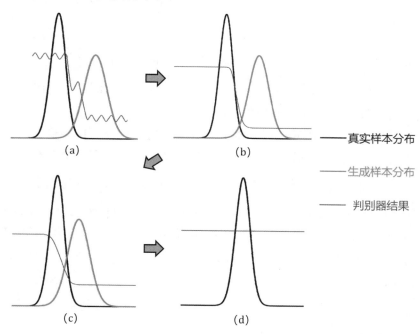

图8-12　GAN训练过程示意

由上述过程可以看出，判别器的好坏对模型生成样本的好坏具有决定性的作用，但是目前对判别器好坏的判定还没有一个较好的方法和标准，这也是限制对抗式生成网络发展的重要原因。

（三）GAN 的损失函数

以上内容介绍了 GAN 的大致训练流程，接下来将展开介绍 GAN 的损失函数。常见的 GAN 的损失函数表达形式为：

$$\min_G \max_D V(D, G) = E_{x \sim p_{\text{data}}}\big(\ln D(x)\big) + E_{z \sim p_z(z)}\Big(\ln\big[1 - D(G(z))\big]\Big) \tag{8-9}$$

式（8-9）中，x 为样本，D 为判别器网络，G 为生成器网络，z 为生成器的输入，V 为损失函数。

由于 GAN 的判别器可以是任意合适的分类器，交叉熵是分类任务中常见的损失函数，所以常使用交叉熵来表示判别结果的差异，交叉熵公式如下：

$$H(p, q) = -\sum_i p_i \ln q_i \tag{8-10}$$

式（8-10）中 p_i、q_i 分别表示真实样本的分布和生成样本分布。对于一个二分类的问题，交叉熵可以表示为：

$$H\Big((x_i, y_i)_{i=1}^N, D\Big) = -\sum_{i=1}^N y_i \ln D(x_i) - \sum_{i=1}^N (1 - y_i) \ln\big[1 - D(x_i)\big] \tag{8-11}$$

式（8-11）中，N 为样本数，$D(x_i)$ 为判别器判别样本来自真实样本的概率，$\big[1 - D(x_i)\big]$ 对应的则是判别样本来生成样本的概率。对于 $y_i = 1$ 的样本，式（8-11）右边第二项值为 0，当 $D(x_i) = 1$，将样本预测为 1 时交叉熵最小。对于 $y_i = 0$ 的样本，式（8-11）右边第一项值为 0，当 $D(x_i) = 0$，将样本预测为 0 时交叉熵最小。GAN 中的损失函数与二分类中有些相似。

样本点 x_i 来自真实样本或生成样本，将式（8-11）转变为期望形式时，就能得到式（8-9）中 GAN 损失函数（判别器最大化交叉熵与最小化损失函数之间存在一个符号的转变）：$E_{x \sim p_{\text{data}}}\big(\ln D(x)\big) + E_{z \sim p_z(z)}\Big(\ln\big[1 - D(G(z))\big]\Big)$。首先固定生成器 G 的参数，则 $G(z)$ 为一个固定值，第一项中的 x 为真实样本，$D(x)$ 为判别器将 x 预测为真实样本的概率，当 $D(x) = 1$，即将真实样本预测为 1 时，第一项为 0，而 $D(G(z)) = 0$，即判别器将生成样本预测为 0 时，第二项为 0，因此，判别器实际上是最大化真实样本和生成样本的差距；然后固定判别器 D 的参数，则第一项为固定值，对于生成器来说，当 $D(G(z)) = 1$，即生成样本尽量骗过判别器使其被预测为 1 时，第二项为 0，损失函数最接近 0。

式（8-9）损失函数的左边项 $\min_G \max_D V(D, G)$ 中，$V(D, G)$ 表示真实样本和生成样本的差异程度，$\max_D V(D, G)$ 是固定生成器 G，使判别器尽可能准确地判别出样本的来源，即最大化两者之间的差异。然后将 $\max_D V(D, G)$ 作为一个整体 L，左

边项可以看作 $\min\limits_{G} L$，其含义为在固定判别器 D 的条件下得到生成器 G，要求 G 能够最小化真实样本与生成样本之间的差异。

（四）GAN的优缺点

GAN的生成器和判别器可以根据任务目标和数据特征进行选择，即理论上所有可微分函数都可以用于构建生成器和判别器，并且可以针对不同任务设计损失函数，与深度神经网络结合成深度生成模型。另外，GAN的最大优势在于，生成器是根据判别器的反馈进行反向传播更新参数的，这简化了生成器的训练过程，可以被应用到各种具有挑战性的问题上。但是，对于GAN的判别器，目前没有一个较好的定量指标来确定其是否训练完成，即没有一个很好的评估收敛指标来判别模型是否已收敛，需要借助人工检验生成数据的保真度来进行。通俗地说，当训练完成后，若判别器无法很好地判别生成样本与真实样本，那么机器就无法判断是因为生成器质量较高还是判别器模型没有训练好。如果判别器未训练好，则判别器判别为真实样本的样本，可能是生成器生成的完全不符合要求的样本。

最简单的GAN的生成器和判别器使用的都是全连接神经网络，这种结构类型适用于相对简单的数据生成任务。随着研究的不断进展，目前已经出现了很多GAN的新型衍生模型，如图8-13所示，主要分为两类：一类是基础模型改进，也就是基于目标函数的改进，比如正则化与非正则化；另一类是应用模型改进，也就是对模型的结构做出调整。

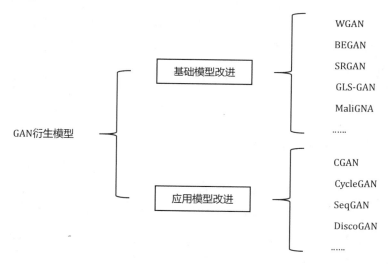

图8-13　GAN的衍生模型

在原始GAN的生成过程中，采用随机噪声作为输入就可以开始训练模型，不需要假设的先验数据分布，这使其生成的数据不可控。为了解决这个问题，研究人员给GAN加入了一些约束条件，于是便开发了条件生成式对抗网络（conditional generative adversarial networks，CGAN）。CGAN使用额外信息对模型增加限制条件，用来指导数据的生成过程。

第二节 · 强化学习

心理学中的行为主义理论，描述的是机体在环境给予的奖励或惩罚的刺激下，逐渐形成对刺激的预期，产生能获得最大奖励的习惯性行为。以种花为例，养好花需要定期浇水、施肥、除草、杀虫，而且只有经过一段时间后才能知道花养得好不好。在不断尝试各种养花方法之后，就能总结出在花的何种状态下采取怎样的行动能让养出来的花更美，这就是生活中一种"强化学习"的思想。

机器学习算法大致可分为三类，即监督学习、无监督学习和强化学习（reinforcement learning）。强化学习并不是某一种特定的算法，而是一类算法的统称。强化学习强调如何根据环境的反馈采取行动，使预期利益最大化。著名的AlphaGo程序即为成功的强化学习应用实例，以下围棋为例，机器通过观察某时刻棋盘的局势做出判断，决定下一步棋子该落在何处才能改变棋盘的局势，并观察新的局势继续做出判断，这样重复下去直至最后分出胜负，并把胜负的信号通过奖惩的方式反馈给机器。经过不断尝试下棋之后，机器就能学习到对于特定的棋局，怎样的落子位置对于机器赢得比赛更有利，最后甚至能打败顶尖棋手。目前，强化学习已经被成功应用于游戏设计、智能机器人、自动驾驶等多个领域，在医药领域也已经展示出其巨大的潜力。

一、强化学习导论

（一）马尔可夫决策过程

马尔可夫性质（Markov property）是概率论中的一个概念，其定义为：若一个随机过程中，在给定现在状态及所有过去状态情况下，其未来状态的条件概率分布仅取决于当前状态，那么此随机过程就具有马尔可夫性质。

马尔可夫决策过程（Markov decision process，MDP）是序贯决策的数学模型，用于在系统状态具有马尔可夫性质的环境中，模拟智能体可实现的随机性策略与回报。MDP基于一组交互对象（智能体和环境）进行模拟，其要素包括状态（state）、动作（action）、策略（policy）和奖励（reward）。在MDP的模拟中，智能体会观察当前的系统环境状态S_t，按照一定策略对环境采取动作A_t，从而改变环境的状态并得到奖励R_t，整个过程如图8-14所示。

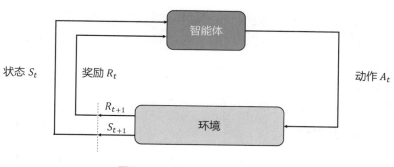

图8-14　马尔可夫决策过程

注：t为不同时间点。

（二）强化学习的概念

强化学习是基于MDP进行建模的，其中也包括智能体、环境、状态、行动、奖励五个要素。智能体观察环境的当前状态S_t，通过采取行动A_t改变环境状态，从环境中获取反馈R_t（奖励或者惩罚），并根据改变后的环境状态S_{t+1}决定自身的下一步行动A_{t+1}。其目标就是通过不断尝试，学习到能获得最多累计奖励的"策略"。强化学习算法流程如图8-15所示。基本的强化学习算法包括以下五个要素：

（1）环境状态的集合S。

（2）动作状态的集合A。

（3）环境状态之间转换的规则。

（4）状态转换后智能体采取动作的规则。

（5）智能体观察环境状态的规则。

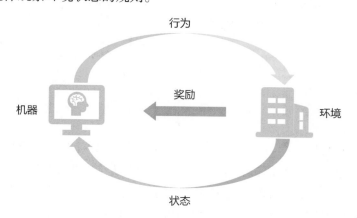

图8-15　强化学习算法示意

强化学习算法与监督学习、无监督学习算法有本质区别，主要有以下几点：

（1）监督学习算法根据标签和预测结果之间的差异进行反馈，无监督学习算法无反馈，而强化学习算法只有在执行一定动作之后才会得到反馈。

（2）强化学习是一个"学习+决策"的过程，有与环境进行交互的能力，而监督学习和无监督学习均不具备交互能力。

（3）强化学习的目标与监督学习的目标不同，强化学习注重一系列行为取得的长期收益，而监督学习则关注的是模型输出与标签的差异。

（三）强化学习的分类

强化学习可分为基于模型（model-based）和不基于模型（model-free）两大类，如图8-16所示。两类方法的主要差异为，智能体是否能完整了解或学习到所在环境的模型。基于模型的算法包括"值迭代"和"策略迭代"两类方法，它们对环境进行建模，即构建一个能模拟环境行为的模型。与不基于模型的方法相比，基于模型的方法多了一个为真实环境建模的过程，构建了一个虚拟环境。在此虚拟环境中的任意环境状态 S 下，智能体采取动作 A 使环境状态变为 S' 的概率 P 都是已知的，所获得的奖励也已知。基于模型的方法存在一个普遍的问题，即针对不同的环境需要建立不同的模型，这在很多情况下都是无法实现的。本节将重点介绍不基于模型的强化学习方法。

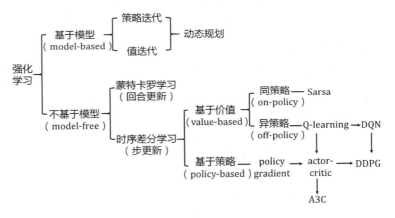

图8-16　强化学习算法分类

不基于模型的强化学习算法需要让智能体与环境不断进行交互，得到一些经历（样本），然后通过这些经历进行策略评估与更新，最终得到最优策略。不基于模型方法无法从不带反馈信号的样本中进行学习，而样本的反馈本身就具有稀疏性，因此，不基于模型的方法样本利用率通常很低。按照学习模式的不同，不基于模型的强化学习方法可分为蒙特卡罗学习（Monte-Carlo learning）和时序差分学习（temporal-difference learning），前者根据每个回合进行策略更新，后者根据每一步进行更新。时序差分学习又可以分为基于策略（policy-based）和基于价值（value-based）两类，前者包括策略梯度（policy gradient）方法，后者包括 Sarsa、Q-learning、深度 Q 网络（deep Q network，DQN）等方法。基于策略的方法又称策略搜索法，直接优化策略，根据观察到的状态得到所有行为的概率，即使概率很小的行为也可能会被执行；基于价值的方法又称值函数法，通过评估每种行为的得分来采取得分最高的行为，其行为比较固定。

二、蒙特卡罗学习与时序差分学习

（一）蒙特卡罗学习

蒙特卡罗法又称统计模拟方法，它使用随机数（或伪随机数）来解决一些计算问题。如图8-17所示，整个矩形的面积很容易计算得到，但是曲线下方的面积计算时是比较困难的，需要通过积分计算得到。为了计算该面积，可以在矩形上均匀地撒小球，然后统计该区域的小球数占总小球数的比例，就可以估算出曲线下方的面积了，这里就用到了蒙特卡罗法。

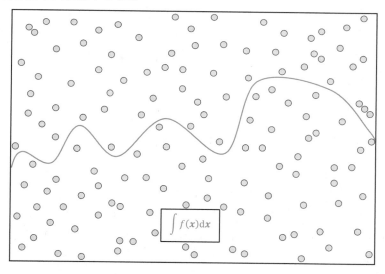

图8-17　蒙特卡罗法示意

蒙特卡罗学习是指在无法得知MDP中状态转移概率以及即时奖励的情况下，直接通过完整的一段经历（称为一个episode，比如下完一盘围棋为一个episode）来学习状态价值。一个特定状态s的价值，是智能体可以预期的未来奖励积累总值，其需要经过完整的episode才能得到。但是根据蒙特卡罗学习的思想，可以通过随机采样进行尝试，求取所有采样episode中该特定状态的s的收获值的平均值G作为该状态的价值v，最后估计的状态价值$V(s_t)$会接近真实的状态价值v，这就是蒙特卡罗学习的核心思想。保存所有该状态的收获值之和最后取平均值，这样会浪费太多的存储空间，一个较好的方法是迭代计算收获均值，即每次保存上一轮次迭代得到的收获均值，计算当前轮次的收获均值。可以通过下面的公式进行理解：

$$\mu_t = \frac{1}{t}\sum_{j=1}^{t} x_j = \frac{1}{t}\left(x_t + \sum_{j=1}^{t-1} x_j\right) = \frac{1}{t}\left[x_t + (t-1)\mu_{t-1}\right]$$

$$\downarrow$$

$$\mu_t = \mu_{t-1} + \frac{1}{t}(x_t - \mu_{t-1}) \tag{8-12}$$

t时刻的收获均值与$t-1$时刻的收获均值关系见式（8-12）。蒙特卡罗学习的更新方法见式（8-13），其中，$V(s_t)$表示t次经历该相同状态的价值均值，$V(s_{t-1})$表示$t-1$时刻该相同状态的价值均值，$N(s_t)$表示经过该特定状态的次数，G_t表示第t次经历该特定状态时的收获均值。某个特定状态的价值是智能体可以预期的未来奖励的总值，所以G_t需要经过完整的episode才能得到。若每个状态在一个episode中只会经历一次，则t也等于出现过该状态的episode的个数。

$$V(s_t) = V(s_{t-1}) + \frac{1}{N(s_t)}\left[G_t - V(s_{t-1})\right] \tag{8-13}$$

把式（8-13）中的$\frac{1}{N(S_t)}$看作一个超参数α，可以代表学习率，则式（8-13）可变为：

$$V(s_t) = V(s_{t-1}) + \alpha\left[G_t - V(s_{t-1})\right] \tag{8-14}$$

对于动作价值函数$Q(s_t, a_t)$，类似地有：

$$Q(s_t, a_t) = Q(s_{t-1}, a_{t-1}) + \alpha\left[G_t - Q(s_{t-1}, a_{t-1})\right] \tag{8-15}$$

此时，G_t表示第t次经历该状态-动作元组(s_t, a_t)时的收获均值。

每次采样都获得一条状态轨迹，为了获得更准确的价值函数估计，需要使用多条不同的状态轨迹。如果按照相同的策略执行动作只能得到相同的轨迹，因此，需要采用ε-贪婪法，即以ε的概率随机选取一个动作，以$1-\varepsilon$的概率选取值函数最高的动作，这样对于相同的初始状态也可以采样得到不同的状态轨迹。蒙特卡罗学习需要基于完整的状态序列进行学习，如果没有完整的状态序列，或者很难拿到较多完整的状态序列，这时蒙特卡罗学习就不适用了，但时序差分学习可以解决这个问题。

（二）时序差分学习

在时序差分学习中，某一个状态s_t的价值由离开该状态时的即时奖励r_t与下一个状态s'_t的预估价值组成，其更新公式为：

$$V(s_t) \leftarrow V(s_t) + \alpha\left[r_t + \gamma v(s'_t) - V(s_t)\right] \tag{8-16}$$

式（8-16）中，γ为折扣因子，对于动作价值函数$Q(s_t, a_t)$，类似地有：

$$Q(s_t, a_t) \leftarrow Q(s_t, a_t) + \alpha\left[r_t + \gamma Q(s'_t, a'_t) - Q(s_t, a_t)\right] \tag{8-17}$$

式（8-17）中，$\delta = r_t + \gamma Q(s_t, a_t) - Q(s_t, a_t)$ 称为时序差分误差，也叫 TD 误差。

所以，时序差分学习中每采取一步行动，就可以更新一次动作价值函数，是一种步更新算法。其计算成本比蒙特卡罗学习更低，实际使用范围也更广。以下内容将着重介绍时序差分学习中的强化学习算法。

三、基于价值的强化学习

（一）Sarsa算法

在时序差分学习中，需要知道当前的状态 s，当前状态下采取的动作 a 和获得的奖励 r，还有采取动作后转变的状态 s' 以及该状态下将采取的动作 a'，这五个要素合在一起就是 Sarsa 算法名字的由来。

假设正在进行的一个决策，当前状态为 s_1，可以采取的动作有 a_1 和 a_2 两种，根据动作的价值建立状态-动作的价值表，即 Q 值表，找到对应的动作价值分别为 $Q(s_1, a_1) = -1$ 和 $Q(s_1, a_2) = 1$，选择价值更高的 a_2，并且获得的奖励为 r，状态随之变成 s_2；在 s_2 状态下，同样有两种动作 a_1 和 a_2 可以选择，对应的动作价值分别为 $Q(s_2, a_1) = 2$ 和 $Q(s_2, a_2) = -2$，但是因为采用了 ε-贪婪法，此时选择的动作不一定是价值更高的 a_1，而是选择了 a_2。根据时序差分学习的更新式（8-17），可得到 Sarsa 算法更新 Q 值表的过程，如图 8-18 所示。Sarsa 算法在选择真实的 s_1 状态下的动作和假设的 s_2 状态下的动作时，都使用了 ε-贪婪法，所以被称为"同策略"（on-policy）。Sarsa 算法的一种变体 Sarsa(λ)可以加快学习速度。与"同策略"相对应的还有一种"异策略"（off-policy），其在选择 s_1 状态的执行动作时使用了 ε-贪婪法，但是在更新 Q 值时假设的 s_2 状态下的动作却使用了"原始贪婪策略"，即确定性地选择所有动作中价值最高的动作进行更新。"异策略"的代表性方法为 Q 学习法（Q-learning）。

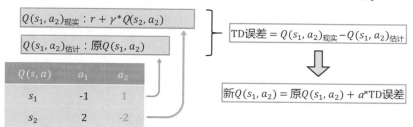

图8-18　Sarsa算法更新Q值表原理

（二）Q-learning算法

同样，假设正在进行一个决策，当前状态为 s_1，可以采取的动作有 a_1 和 a_2 两种，对应的动作价值分别为 $Q(s_1, a_1) = -1$ 和 $Q(s_1, a_2) = 1$，根据 ε-贪婪法，大概率会选择价值更高的 a_2，并且获得的奖励为 r，状态随之变成 s_2；在 s_2 状态下，同样有两种动作（a_1 和 a_2）可以选择，对应的动作价值分别为 $Q(s_2, a_1) = 2$ 和 $Q(s_2, a_2) = -2$，此处与 Sarsa 算法有所区别，采用"原始贪婪策略"，即此时确定选择动作价值更高的 a_1。根据时序差分学习的更新，可得到 Q-learning 算法更新 Q 值表的过程如图 8-19 所示。虽然 Q-learning 用了 $\max Q(s_2, a')$ 来估计下一个状态，但是还没有在 s_2 状态做出任何动作，即 $\max Q(s_2, a')$ 不一定是真实采取的动作，这就是与 Sarsa 算法的本质区别。如果将式中的 $\max Q(s_2, a')$ 用相应的 $\max Q(s_3, a')$ 来表示，则可认为机器根据当前 s_1 状态下采取的 a_2 动作，预见了未来所有步骤来更新 $Q(s_1, a_2)$，这赋予了智能体一定的预见未来的能力。

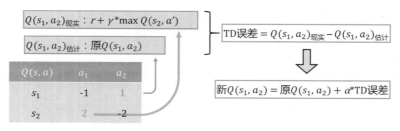

图8-19　Q-learning算法更新Q值表原理

Q-learning 和 Sarsa 算法的伪代码如图 8-20 所示，以便读者更好地理解这两种算法。

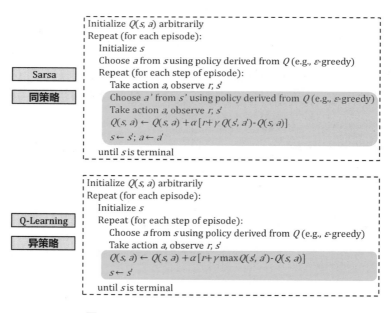

图8-20　Q-learning和Sarsa的伪代码

（三）深度Q网络

Q-learning算法存在一个致命的缺陷，即无法解决太复杂的问题。在Q-learning算法中，$Q(s, a)$的值是用一张大表来存储的，如果状态和动作的数量都达到百万级甚至千万级，在计算机内保存这张大表就会占据大量内存。因此，Sarsa和Q-learning算法都不适合用于具有巨大的状态空间或者连续动作空间的问题。此时，神经网络就可以发挥出其巨大的作用。将神经网络与Q-learning算法结合的方法称为深度Q网络（DQN），由DeepMind公司的Volodymyr Mnih等研究员于2015年在 *Nature* 上发表的论文中提出，DQN在某些游戏上具备超越人类的表现。

DQN 与 Q-learning 算法的区别是，将 Q-learning 算法的 Q 值表变成了 Q-network，即用神经网络的方法来求$Q(s, a)$。DQN模型的示意如图8-21所示。DQN的主要特色包括经验回放、当前值网络和目标值网络的引入。

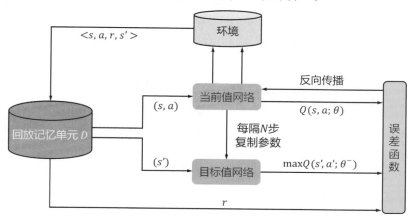

图8-21　深度Q网络模型示意

经验回放（experience replay）是指将智能体探索环境的结果储存起来，然后从中进行随机采样用于更新神经网络参数。在学习过程中，将训练的四元组$<s, a, r, s'>$存进一个回放记忆单元（replay memory）D中，在学习过程中，小批量读取数据来训练网络。经验回放的优点是：①原始数据样本是连续的，数据之间的相关性强，直接从中学习是无效的，对样本进行随机采样可以破坏数据的相关性，这是训练良好神经网络的前提（神经网络要求训练数据满足独立同分布）。②经验中的每个步骤都可能被重复执行，从而提高了数据的使用效率。在实际学习过程中，算法仅将最近的N个经验元组存储在回放内存中，并在执行更新时从D中随机均匀采样。

整个模型具有两个神经网络：当前值网络（evaluation net）和目标值网络（target net）。当前值网络用于计算Q（evaluation），每一步都要更新参数；目标值网络用于计算Q（target），相当于Q-learning中的Q（现实），每隔N步更新一次。目标值网络的参数为N次更新之前的当前值网络的参数，即当前值网络的参数每更新N

次，会把参数复制给目标值网络，并在下次复制参数之前，目标值网络的参数都是固定不变的。这种采用两种不同的网络的方式在一定程度上也破坏了样本之间的相关性。对于采样出的$<s, a, r, s'>$四元组，将s作为当前值网络的输入，通过网络参数θ计算得到输出值$Q(s, a|\theta)$；将s'作为目标值网络的输入，通过网络参数θ^-计算得到输出值$\max Q(s', a'|\theta^-)$，则：

$$Q(估计) = Q(\text{evaluation}) = Q(s, a|\theta)$$

$$Q(现实) = Q(\text{target}) = r + \gamma * \max Q(s', a'|\theta^-)$$

根据时序差分学习的更新公式，当网络的参数收敛时，继续更新后网络的参数变化不大，即新$Q(s, a) \approx$ 原$Q(s, a)$，此时TD误差$\delta = r_t + \gamma Q(s_t, a_t) - Q(s_t, a_t)$接近于零。所以，在训练模型时，可以定义式中的TD误差的平方为需要最小化的损失函数，即：

$$
\begin{aligned}
\text{Loss} &= [Q(\text{target}) - Q(\text{evaluation})]^2 \\
&= E_{(s, a, r, s') \sim U(D)}[(r + \gamma \max Q(s', a'|\theta^-) - Q(s, a|\theta))^2]
\end{aligned}
\tag{8-18}
$$

整个DQN模型的训练过程如图8-22所示，可以描述为：

（1）设定一个回放记忆单元D会记录每一次马尔可夫决策过程，即$<s, a, r, s'>$。在一开始时，会先收集记录，当记录达到一定数量时，开始学习。

（2）每次从D中随机选择一个min-batch大小的记忆块，这些记忆块中包含了多个经验元组，且都是随机选择的。

（3）将这些经验中的s作为输入，传入当前值网络计算出Q（估计），将s'传入目标值网络计算得到Q（现实）。

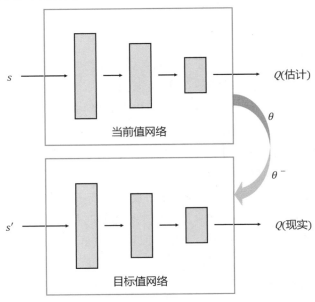

图8-22　DQN模型训练过程示意

（4）计算损失函数，利用梯度下降法优化当前值网络参数，并固定目标值网络参数。

（5）当前值网络每进行 N 次参数更新后，将训练好的当前值网络参数赋给目标值网络，并冻结一段时间，直至下次重新赋值，如此重复操作直至模型收敛。

四、基于策略的强化学习

（一）策略梯度

策略梯度方法的原理是，根据当前环境状态，使用策略网络（policy network）计算各种动作的概率。基于价值的强化学习算法本质上是一个接近于确定性输出的算法，只有采用 ε-贪婪法后，智能体的行为才存在一定程度的不确定性。但是在很多情况下，某个特定状态下可以选择很多种动作。比如要从正方形的左上角出发到达右下角，可以先向右再向下，也可以先向下再向右，两种策略的最终结果是一样的。

策略梯度的目的是，通过优化策略网络参数，最大化整体奖励 R_θ 的数学期望。即如果进行了 τ 次 episode，每个 episode 得到的整体奖励分别为（R_1，R_2，R_3，$\cdots$，R_τ），则希望通过优化参数最大化所有 R 的均值。这个过程相当于在 episode-R_τ 的集合中采样，希望尽可能采样得到整体奖励值较大的 episode，即尽可能增大奖励高的 episode 被采样的概率，故 R_θ 的数学期望可表示为：

$$\bar{R}_\theta = \sum_\tau R(\tau) P(\tau|\theta) \tag{8-19}$$

$P(\tau|\theta)$ 表示 episode 被采样的概率。用梯度上升法更新参数的公式为：

$$\theta \leftarrow \theta + \eta \cdot \nabla \overline{R_\theta} \tag{8-20}$$

每个 episode 得到的整体奖励 R_θ 都是由其中的每一个状态-动作对得到的奖励 r 组成的，因此很容易想到，如果某一个动作所得的奖励 r 比较多，那么就希望其出现的概率增大，反之则使其出现的概率减小。但是，直接用动作得到的奖励来评判动作好坏是不准确的，因为整体奖励 R 是基于大量的动作得到的。举例来说，假设在玩击落敌机的游戏，包括左移、右移和开火三种动作，移动不会带来奖励，只有开火击落敌机才能获得奖励，如果仅用动作得到的奖励来评判，就不需要移动，一直开火即可获得很高的奖励，但其结果是不移动将导致被敌机撞毁，最终游戏失败，整体奖励为零。所以，如果能够构造一个准确的动作评判指标 $f(s,a)$ 来判断动作的好坏，智能体就可以通过改变动作的出现概率来优化行动策略。

因此，可以构造如下的目标函数：

$$\overline{R_\theta} = \sum \ln p(a|s,\theta) f(s,a) \tag{8-21}$$

训练的目的就是最大化目标函数 $\overline{R_\theta}$，也就是最小化 $-\overline{R_\theta}$。以策略梯度学习下围棋更新为例，其更新过程如图8-23所示，给定一组参数θ，用此参数下N盘围棋，到n个episode，每个episode产生一组有T个状态-动作对的$<s_1, a_1, s_2, a_2, \cdots, s_T, a_T>$序列，记为$\tau$，即得到$n$组$\tau$。因为下围棋过程中无法得知每一步的评分，所以只能用最终的胜负来评价动作的好坏。对于第n个episode，同一回合的每一步都给予相同的评分$R(\tau^n)$。如果取得胜利，$f(s, a) = R = 1$，那么这盘棋中的每一个动作都被认为是好的，机器会希望这盘棋中出现的每一步概率在下次选择时都增大；如果输了，$f(s, a) = R = -1$，那么其中的每一步都被认为是不好的，其被选择的概率将减小。因此，策略梯度算法按照最大化以下目标函数来更新参数：

$$\overline{R}_\theta = \frac{1}{N} \sum_{n=1}^{N} \sum_{t=1}^{T_n} \ln p(a_t^n | s_t^n, \theta) R(\tau^n) \tag{8-22}$$

最大化$\overline{R}_\theta$时需要用梯度上升法，等效于用梯度下降法最小化$-\overline{R}_\theta$。用$\overline{R}_\theta$对θ求导，等效于用$\ln p(a_t^n | s_t^n, \theta)$对$\theta$求导，即

$$\nabla \overline{R}_\theta = \frac{1}{N} \sum_{n=1}^{N} \sum_{t=1}^{T_n} \nabla \ln p(a_t^n | s_t^n, \theta) R(\tau^n) \tag{8-23}$$

若$R(\tau^n) > 0$，则θ朝着使$\ln p(a|s, \theta)$变大的方向更新，即增大动作出现的概率；若$R(\tau^n) < 0$，则θ朝着使$\ln p(a|s, \theta)$变小的方向更新，即减小动作出现的概率。

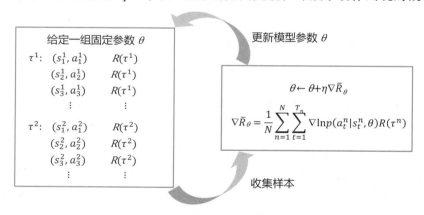

图8-23 策略梯度算法参数更新原理

（二）演员-评论家

演员-评论家（actor-critic）是一种同时基于策略和基于价值的算法，结合了策略梯度算法和值函数逼近方法。actor-critic算法与策略梯度算法的差别在于，用TD误差作为评价函数$f(s, a)$来代替式（8-22）中的$R(\tau^n)$。actor是演员的意思，策略梯度算法扮演了演员的角色；critic是评论家的意思，值函数逼近方法扮演了评论家的角色。actor和critic都是神经网络，其训练过程可概括为：

（1）actor根据当前的状态s，计算所有动作的概率，并选择一个动作a。

（2）critic根据该动作得到的奖励和状态的变化对actor刚才的动作进行打分。

（3）actor依据critic的打分，调整神经网络参数来优化执行策略。

（4）critic根据减小TD误差的平方来调整神经网络参数，优化打分策略。

critic神经网络训练时，用奖励r，状态s和下一个状态s'输入critic神经网络，计算TD误差作为损失函数并更新网络参数，其损失函数为：

$$\text{Loss} = \text{TD}_{error}{}^2 = \left[r_t + \gamma V(s_t) - V(s_t) \right]^2 \tag{8-24}$$

actor神经网络训练时，用状态s下采取行为a的概率以及计算得到的TD误差来计算损失，并更新actor神经网络的参数，其损失函数为：

$$\text{Loss} = -\sum \ln p(a \mid s, \theta) \text{TD}_{error} \tag{8-25}$$

actor-critic算法是实际中最常用的框架，目前最受欢迎的几种算法都是基于actor-critic算法框架的，比如AlphaGo。深度确定策略梯度（deep deterministic policy gradient，DDPG）在actor-critic算法中融合了DQN，解决actor-critic算法在高维度和连续动作空间中难收敛的问题。异步优势actor-critic算法（asynchronous advantage actor-critic，A3C）引入了"平行世界"的概念，多线程同步训练，拥有多个环境和智能体，降低了样本的相关性。

第三节 · 生成模型与强化学习在医药领域的应用

一、强化学习辅助从头药物设计的流程

药物设计的目标是设计出具备特定性质、符合特定标准的药物，主要包括有效性、安全性、合理的化学和生物特性、结构新颖性等。近些年，借助深度生成模型和强化学习算法进行从头药物设计被认为是一种有效的药物研发手段，其能够避开传统基于经验的药物设计模式的弊端，让计算机自己学习药靶和分子特征，能更快、更好地生成符合特定要求的化合物。

早期的从头药物设计方法几乎都是基于蛋白质结构的，无论是直接根据蛋白质结构设计新分子，还是根据已知配体的性质进行合理推断，都是根据靶蛋白结合口袋的空间和电位约束来设计相应配体，以得到具有特定属性的分子。这些早期方法的一个巨大局限在于，产生的新分子不具备化学可及性，即其结构实际上是无法合成或制备难度极高，或者分子的成药性很差，例如，药代动力学性质不佳导致难以成药。另外，许多从头药物设计方法利用已知特性分子的片段进行分子组装，使用

大型分子碎片库来生成分子，在保证分子可合成的前提下，设计出具有新颖结构的分子。但是，这种方法依赖于化学知识来替换或添加分子片段，会局限搜索空间而忽略某些潜在的分子结构。用深度生成模型生成新分子，并以强化学习算法对模型进行定向优化，可以比较理想地解决上述传统方法的问题。

深度生成模型在生成分子的过程中，不需要预先输入明确的化学知识，在从头药物设计中有巨大的优势。其能够在广阔的未知化学空间内搜索，突破现有分子骨架的限制，自动设计新颖分子骨架。目前，被广泛应用于从头药物设计的深度生成模型，主要包括基于RNN的生成模型、变分自动编码器、对抗自动编码器和生成式对抗网络等。用生成模型设计分子的过程中随机性较强，生成的分子结构差异性大且质量参差不齐。强化学习可以通过微调模型参数，指导生成模型进行定向优化，使生成的分子具备特定的药物分子属性。

深度生成模型结合强化学习的研究方法，已经被广泛应用于多种分子生成任务，主要包括两个阶段：

（1）使用参考化合物对深度生成模型进行训练，学习该类化合物的特征。

（2）使用强化学习算法对模型参数进行联合优化，定向优化分子性质。

以从头设计某个特定靶点的抑制剂为例，首先需要进行分子数据收集与预处理，即收集该靶点已知的抑制剂分子，并对这些分子进行清理、表征等预处理操作。然后构建合适的深度生成模型，利用这些分子数据对模型进行训练，得到的模型能够根据随机向量生成一些结构新颖的分子。最后根据不同任务设置奖励函数，这一步是强化学习的关键。因为不仅需要生成的分子具有良好的理化性质，还需要对该研究的靶标具有高活性、高选择性等特点，所以如何设置有效的奖励函数是强化学习中的一个重大挑战。强化学习算法基于奖励函数对生成的新分子进行评估，并将评估结果反馈给深度生成模型来定向优化模型参数，指导其生成具有特定性质的新分子。至此，生成模型设计新分子的过程完成了，其结果可能是生成大量的新分子，所以还需要计算机用传统的分子评估方法对这些分子进行评分和排序。药物化学专家对排名靠前的分子进行适当的结构优化，并对其进行化学合成和一系列临床前活性研究。强化学习辅助从头药物设计的流程如图8-24所示。

整个流程中生成模型和强化学习算法的交互过程如图8-25所示。首先深度生成模型学习已知的活性分子特征，并生成一些新分子，强化学习算法中的奖励函数会对这些新分子进行评估，比如对分子的成药性、安全性、分子骨架新颖性等进行评估。这些分子的奖励得分反馈给生成模型，能够微调模型参数使其生成分子的奖励得分最大化，不断重复上述过程，最终优化的深度生成模型能自动生成具有特定药学属性的新分子。

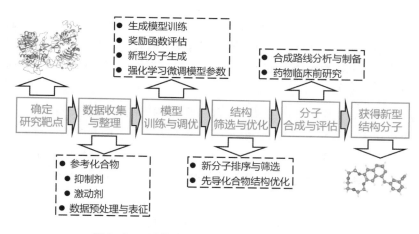

图8-24　强化学习辅助从头药物设计的流程

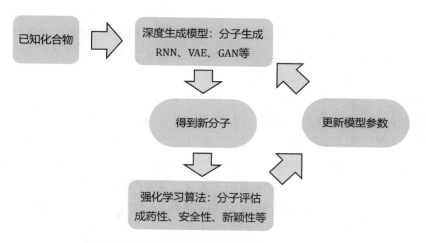

图8-25　生成模型和强化学习算法的交互过程

二、生成模型与强化学习在医药领域的应用案例

（一）基于RNN的生成模型的应用

　　基于RNN的生成模型可以生成与参考化合物具有相似生物活性但拥有全新骨架结构的化合物，其训练过程中先使用大型化学数据库来训练RNN模型，使其学习如何生成正确的化学结构，然后使用强化学习算法微调RNN参数，使生成的化学结构能够映射到指定的化学空间。强化学习能够使基于RNN的生成模型生成具有良好药学性质的新分子，同时确保生成分子的结构多样性。单一的强化学习奖励机制往往会导致生成的分子结构相对简单，所以需要选择合适的、多角度的奖励函数来指导分子生成。

Olivecrona 等研究人员开发了一套基于序列进行分子从头设计的方法，名为 REINVENT。该研究结合了基于 RNN 的生成模型和基于策略的强化学习算法，以 SMILES 的形式生成目标分子[1]。首先，研究人员收集了 ChEMBL 数据库中满足特定要求的 150 万个分子，用这些分子的 SMILES 训练 RNN 模型，使其学习到活性分子的特征并生成新分子。然后，使用强化学习算法对生成的新分子进行打分，微调 RNN 参数，使其能够生成对特定靶标具有活性的新化合物。研究中该方法被应用于几种不同分子的生成任务，包括无硫分子、塞来昔布药物的结构类似物，以及多巴胺受体 D2 的新型抑制剂分子。

REINVENT
模型源代码

此外，有研究人员开发了一种名为 ReLeaSE 的模型，该模型有一个具有堆栈扩充内存的 RNN 模型作为生成器，以及一个定量构效关系模型来预测强化学习要优化的分子性质[2]。该方法首先用监督学习算法分别训练生成模型和预测模型，然后用强化学习算法将这两个模型进行联合训练，使模型生成的新化学结构具有所需物化性质或者生物学性质。该模型被应用于从头生成 Janus 蛋白激酶抑制剂。

基于 RNN 的生成模型在药物设计中的另外一种应用方式是先导化合物优化。在先导化合物的优化过程中，通常会在分子结构上施加骨架约束。如果不加强这种约束，用所需骨架生成分子的概率就会非常低。为了解决该问题，研究人员提出了一种新的基于骨架约束的分子生成算法[3]，基于 RNN 生成模型生成新分子的 SMILES 序列，并采用改进的采样程序来实现骨架约束生成分子。该研究中同样采用了基于策略的强化学习算法，优化模型探索相关的化学空间并生成特定性质的分子。研究人员从多个角度证明了模型骨架约束生成的能力，包括设计从 SureChEMBL 数据库中提取的骨架周围的新分子及生成多巴胺受体 D2 的新抑制剂分子。还有许多研究也采用了类似策略生成特定靶点的活性分子，比如腺苷 A_{2A} 受体和 κ-阿片受体[4]。此外，DeepFMPO 模型[5]使用了 actor-critic 强化学习算法，其中 actor 网络和 critic 网络均由 LSTM 构成。DeepFMPO 根据分子的多种性质自动设计化合物，从一组初始的先导化合物开始，通过替换它们的一些片段来改进这些先导分子的结构。最终生成的分子中有 93% 是化学有效的，超过 1/3 的分子符合要求。

DeepFMPO
模型源代码

基于片段的分子生成也是分子设计中常用的一种手段。有研究人员利用深度 Q 网络算法来设计靶向新型冠状病毒 SARS-CoV-2 中 $3CL^{pro}$ 靶点的共价抑制剂[6]。该工作中开发了一种名为 ADQN-FBDD 的模型，利用深度 Q 网络和基于分子片段的思路来设计小分子，成功生成了 47 种有高奖励值的分子，并通过共价对接研究挑选出一个最佳的先导化合物，基于该先导化合物框架优化出一系列针对新型冠状病毒 $3CL^{pro}$ 靶点的候选药物。该研究利用一种基于模型的强化学习算法，一些基本的化学键知识和化学反应规则来对环境进行建模，并且设置了一个相应的奖励函数，在此基础上使用深度 Q 网络来进行分子设计，其智能体通过观察当前的分子结构判断下一步在何处添加何种分子片段，使最终得到的分子奖励值最大化。

（二）VAE 的应用

VAE 作为一种深度生成模型，经常被用于各种生成任务中，包括小分子的从头设计以及多肽序列的生成[7]。有研究人员构建了一种基于条件变分自动编码器的分子生成模型，用于从头分子设计，模型中的编码器和解码器均为三层的 RNN。实验证明，它可以设计出具有五种目标性质的类药分子，还能够在不影响其他性质的前提下调整单个分子性质。

Insilico Medicine 公司于 2019 年发表了一项用 VAE 快速从头设计有效的 DDR1 激酶抑制剂的研究，在短短 21 天时间里发现了几种对 DDR1 激酶有抑制活性的新化合物，并进行了化学合成和实验验证，证明了该方法具有快速、有效的分子设计的潜力[8]。研究人员构建了 GENTRL 模型，主要包括 VAE 和策略梯度强化学习算法两部分，其主要框架如图 8-26 所示。其中 VAE 用于生成新分子，而强化学习微调模型参数使 VAE 生成的新分子性质更优。VAE 用于将已知分子编码成隐向量，解码器基于隐向量空间进行采样并将隐向量解码成新分子。强化学习算法在训练过程中用于指导 VAE 定向优化。GENTRL 模型训练的过程可以分为两步：①预训练 VAE；②以多角度的分子评分为奖励函数，用策略梯度算法指导 VAE 中的隐向量进行采样的过程。在应用强化学习进行优化的过程中，首先从隐向量的分布中随机采样并通过解码器生成新分子；然后利用分子评分标准计算这些分子得到的奖励；最后，根据获得的奖励微调 VAE 隐向量的分布，从而改变各分子被采样的概率，使奖励大的分子被采样的概率增大，奖励小的分子被采样的概率减小，最终模型能够生成性质良好的一系列分子。研究人员用 GENTRL 模型生成了四种在生化分析中具有活性的新化合物，两种在细胞实验中得到验证，其中一种先导化合物在小鼠体内进行了测试，且结果显示具有良好的药代动力学性质。该研究有力地这证明了强化学习结合深度生成模型能加速从头药物设计的进程，能加快化合物空间中对活性分子的搜索速度，为从头药物设计提供了新思路，并有助于缩短药物的研发周期。

GENTRL
模型源代码

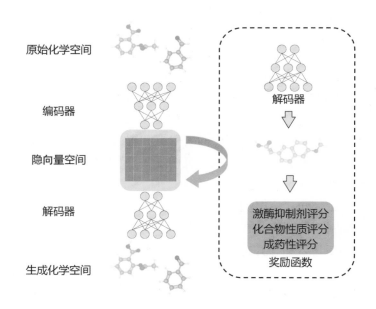

图8-26　基于VAE的分子生成模型GENTRL框架

（三）GAN的应用

GAN能够生成与真实数据分布相似的新样本，其在图像和语言领域具有很好的优势。医药领域中将GAN与特征学习、强化学习等技术融合，使其在蛋白质功能预测、小分子生成等方面起到重要作用。

基于GAN构建的分子生成模型有很多种，比如Mol-CycleGAN[9]、ORGANIC[10]、RANC[11]等。ORGANIC是其中比较著名的分子生成模型，已成为目前分子生成模型的对比基线模型，其结合了GAN模型和强化学习算法，能生成新型有效的分子。RANC模型的分子生成性能在多方面超过了ORGANIC，包括生成新分子结构的能力和分子的类药性等方面，可以设计出针对不同生物靶标的活性新分子，并覆盖广阔的化学空间。

ORGANIC
模型源代码

有研究人员提出了一种新的基于生成对抗网络的方法FFPred-GAN，用于蛋白质的功能预测[12]。FFPred-GAN框架主要包括三个部分：①特征提取器。基于原始氨基酸序列提取蛋白质生物物理信息，将每个输入的蛋白质序列转变成258维特征来描述例如二级结构、氨基酸组成等13种蛋白质的生物物理信息。②生成器。用于生成训练蛋白的特征样本。③判别器。判别样本是真实样本还是生成样本。FFPred-GAN使用的是Wasserstein生成对抗网络来学习训练数据集中的蛋白质分布，解决了GAN的梯度消

FFPred-GAN
模型源代码

失和梯度爆炸问题。FFPred-GAN能够准确地学习基于蛋白质序列的生物物理特征分布，并生成高质量的合成蛋白质。实验结果表明，合成的蛋白质特征样本通过增强原始训练蛋白质特征样本，成功提高了蛋白质功能的预测精度。

此外，Harel等人提出了一种分子模板驱动的神经网络，结合了VAE、CNN和RNN生成化学结构，生成与模板分子具有类似性质且结构多样的分子。研究人员发现，通过调节VAE的采样过程，生成新分子中有效分子的比例能够得到显著提升[13]。

结　语

深度生成模型与强化学习的有机结合为医药人工智能领域注入了新的活力，其结合了深度学习的强大表示能力与强化学习的推理能力，为药物研发提供了一种全新的研究范式。本章介绍了多种深度生成模型的框架及强化学习算法的原理，并通过医药领域的应用案例，为读者介绍强化学习算法是如何与深度生成模型结合使用的。读者在后续的学习过程中，可以尝试构建深度生成模型和强化学习算法，深入理解各种模型和算法的原理。

理论练习与上机实验

测试题01：简述变分自动编码器和生成对抗网络的区别。

测试题02：将强化学习算法进行分类，并描述分类原理。

测试题03：强化学习中基于策略和基于价值算法的差异是什么？

测试题04：时序差分学习中TD误差是指什么？其公式如何表达？

测试题05：简述Sarsa和Q-learning算法的区别。

测试题06：深度Q网络模型中最重要的思想是什么？并简述其原理。

测试题07：策略梯度算法中为什么不能用每一步的奖励 r 评估动作？

测试题08：actor-critic算法的actor和critic分别有什么作用？

参考文献

[1] Olivecrona M, Blaschke T, Engkvist O, et al. Molecular de-novo design through deep rein-forcement learning[J]. Journal of Cheminformatics, 2017, 9(1): 48.

[2] Popova M, Isayev O, Tropsha A. Deep reinforcement learning for de novo drug design[J]. Science Advances, 2018, 4(7): eaap7885.

[3] Langevin M, Minoux H, Levesque M, et al. Scaffold-constrained molecular generation[J]. Journal of Chemical Information and Modeling, 2020, 60(12): 5637-5646.

[4] Pereira T, Abbasi M, Ribeiro B, et al. Diversity oriented deep reinforcement learning for tar-geted molecule generation[J]. Journal of Cheminformatics, 2021, 13(1): 21.

[5] Stahl N, Falkman G, Karlsson A, et al. Deep reinforcement learning for multiparameter opti-mization in de novo drug design[J]. Journal of Chemical Information and Modeling, 2019, 59(7): 3166-3176.

[6] Tang B, He F, Liu D, et al. AI-aided design of novel targeted covalent inhibitors against SARS-CoV-2[J]. Biomolecules, 2022, 12(6): 746.

[7] Dean S N, Alvarez J A E, Zabetakis D, et al. PepVAE: variational autoencoder framework for antimicrobial peptide generation and activity prediction[J]. Frontiers in Microbiology, 2021(12): 725727.

[8] Zhavoronkov A, Ivanenkov Y A, Aliper A, et al. Deep learning enables rapid identification of potent DDR1 kinase inhibitors[J]. Nature Biotechnology, 2019, 37(9): 1038-1040.

[9] Maziarka L, Pocha A, Kaczmarczyk J, et al. Mol-CycleGAN: a generative model for molecu-lar optimization[J]. Journal of Cheminformatics, 2020, 12(1): 2.

[10] Sanchez-Lengeling B, Outeiral C, Guimaraes G L, et al. Optimizing distributions over mo-lecular space. An objective-reinforced generative adversarial network for inverse-design chemistry (ORGANIC)[J]. ChemRxiv, 2017.

[11] Putin E, Asadulaev A, Ivanenkov Y, et al. Reinforced adversarial neural computer for de novo molecular design[J]. Journal of Chemical Information and Modeling, 2018, 58(6): 1194-1204.

[12] Wan C, Jones D T. Protein function prediction is improved by creating synthetic feature samples with generative adversarial networks[J]. Nature Machine Intelligence, 2020(2): 540-550.

[13] Harel S, Radinsky K. Prototype-based compound discovery using deep generative models [J]. Molecular Pharmacology, 2018, 15(10): 4406-4416.